医学细胞生物学
——基础与临床

Medical Cell Biology
—From Bench to Bedside

曲 静　张洪涛　主编

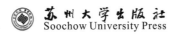
苏州大学出版社
Soochow University Press

图书在版编目(CIP)数据

医学细胞生物学:基础与临床 / 曲静,张洪涛主编
. —苏州:苏州大学出版社,2021.12(2023.12重印)
ISBN 978-7-5672-3810-7

Ⅰ.①医… Ⅱ.①曲… ②张… Ⅲ.①医学-细胞生物学-教材 Ⅳ.①R329.2

中国版本图书馆 CIP 数据核字(2021)第 257706 号

书　　名:	医学细胞生物学——基础与临床
	Yixue Xibao Shengwuxue—Jichu Yu Linchuang
主　　编:	曲　静　张洪涛
责任编辑:	吴　钰
助理编辑:	张亚丽
装帧设计:	刘　俊
出版发行:	苏州大学出版社(Soochow University Press)
社　　址:	苏州市十梓街1号　邮编:215006
网　　址:	www.sudapress.com
邮　　箱:	sdcbs@suda.edu.cn
印　　装:	苏州市古得堡数码印刷有限公司
邮购热线:	0512-67480030　销售热线:0512-67481020
天　猫　店:	https://szdxcbs.tmall.com
开　　本:	787 mm×1 092 mm　1/16　插页:14　印张:18.5　字数:510 千
版　　次:	2021 年 12 月第 1 版
印　　次:	2023 年 12 月第 2 次印刷
书　　号:	ISBN 978-7-5672-3810-7
定　　价:	68.00 元

凡购本社图书发现印装错误,请与本社联系调换。服务热线:0512-67481020

Foreword 前言

医学细胞生物学是生命科学领域最重要的前沿学科之一,其基础理论知识以及对细胞重要生命活动现象的阐述和探讨已经逐渐与基础医学和临床医学的多个学科,如生物化学、分子生物学、遗传学、组织胚胎学、生理学、病理学、内科学、外科学等,相互渗透,互相推动。到目前为止,与医学细胞生物学领域相关的诺贝尔奖已经有数十种之多,包括利用胚胎干细胞在小鼠中进行特异的基因修饰(基因敲除技术)的发明、泛素介导的蛋白质降解途径的发现、细胞周期的关键调控因子的发现、神经系统的信号转导机制的阐述、G蛋白的结构和功能的研究等。特别是近十年来,医学细胞生物学相关研究领域发展迅猛,取得了一系列突破性的进展和令人瞩目的成果,如疾病发生相关的细胞生物学机制的研究,包括神经退行性疾病的研究,肿瘤的发生、转移、诊断与治疗的研究及干细胞(组织工程)和再生医学的研究等,其中有些研究成果已经获得国家临床转化准入的许可,并在临床上得到推广和应用。

目前,在我国的医学教育体系中,医学细胞生物学的学科地位日益重要,各种各样的相关教材百花齐放,一派繁荣。我们作为从事医学细胞生物学和外科学一线教学工作近 30 年的老教师,所学的专业又都是医学院校的临床医学,因此一直有一个愿望,就是编写一本与临床医学知识密切结合的医学细胞生物学教材,该教材不仅要深入浅出、图文并茂和通俗易懂,而且要尽量贴近国际医学细胞生物学的科研水平。目前的医学教育仍面临一系列的问题与挑战,如医学院校课程体系的构架与临床工作的实际需求脱节、基础医学与临床医学分割脱离、医学教育理念相对落后等,希望我们编写的这本教材在基础与临床相结合方面有所突破。此外,在多年的教学实践中,我们注意到大多数实验教材是与理论教材分开的,而实验课的教学内容又与相关理论知识密不可分,因此,我们在本教材第十五章编写了 15 个经典的医学细胞生物学实验供教师和学生在教学实践中参考使用。鉴于医学细胞生物学研究的迅猛发展,新的甚至是颠覆现有知识的科研成果不断快速涌现,再加上编者水平有限,书中可能有不妥或疏漏之处,希望读者多提宝贵意见和建议,以逐步修改和完善教材内容,在此我们深表诚挚谢意!

本教材在编写过程中得到了苏州大学苏州医学院基础医学与生物科学学院细胞生物学系和苏州大学附属第一医院骨科全体老师的热情帮助和大力支持,以及杨惠林教授、张焕相教授、叶荣教授等同志的关心指导和宝贵建议,在此一并表示感谢。

曲静　张洪涛
2021 年 10 月于苏州

Contents 目录

第一章 绪论 ········· 001
  第一节 医学细胞生物学的主要研究内容 ········· 002
  第二节 细胞的起源与进化 ········· 004
  第三节 细胞生物学在医学科学中的地位与作用 ········· 007

第二章 细胞的分子基础和结构特征 ········· 010
  第一节 细胞的分子基础 ········· 011
  第二节 细胞的结构特征 ········· 017
  第三节 细胞的生命特征 ········· 019

第三章 医学细胞生物学的研究方法 ········· 021
  第一节 显微镜技术 ········· 022
  第二节 细胞的分离与纯化 ········· 024
  第三节 细胞组分的分离和研究 ········· 026
  第四节 细胞的体外培养 ········· 028
  第五节 细胞工程和基因工程 ········· 030

第四章 细胞膜 ········· 036
  第一节 膜结构功能概述 ········· 037
  第二节 细胞膜的化学组成与生物学特性 ········· 042
  第三节 细胞膜与疾病 ········· 045

第五章 物质的跨膜运输 ... 049
第一节 离子和小分子物质的跨膜运输 ... 050
第二节 生物大分子和颗粒物质的跨膜运输 ... 059
第三节 跨膜运输异常与疾病 ... 061

第六章 细胞内膜系统与线粒体 ... 065
第一节 内质网 ... 067
第二节 高尔基复合体 ... 070
第三节 溶酶体 ... 074
第四节 过氧化物酶体 ... 076
第五节 线粒体 ... 078
第六节 细胞内膜系统与疾病 ... 081
第七节 线粒体与疾病 ... 085

第七章 蛋白质分选和囊泡运输 ... 088
第一节 信号假说与蛋白质分选信号 ... 089
第二节 不同细胞器的蛋白质分选机制 ... 091
第三节 蛋白质分选的类型与基本途径 ... 096
第四节 囊泡运输 ... 098

第八章 细胞骨架 ... 105
第一节 微管 ... 106
第二节 微丝 ... 110
第三节 中间丝 ... 115
第四节 细胞骨架与疾病 ... 117

第九章 细胞核与遗传信息表达调控 ... 121
第一节 核膜 ... 122
第二节 染色质和染色体 ... 125
第三节 核仁和核基质 ... 131
第四节 遗传信息表达调控 ... 134
第五节 细胞核与疾病 ... 143

第十章 细胞周期 ············ 148
第一节 细胞分裂 ············ 149
第二节 细胞周期 ············ 155
第三节 细胞周期的调控 ············ 157
第四节 细胞周期与医学的关系 ············ 163

第十一章 细胞分化与干细胞 ············ 166
第一节 胚胎发育中的细胞分化 ············ 167
第二节 细胞分化的分子机制 ············ 168
第三节 影响细胞分化的因素 ············ 174
第四节 干细胞生物学 ············ 176
第五节 干细胞的临床应用及其与肿瘤的关系 ············ 178

第十二章 细胞衰老与细胞死亡 ············ 182
第一节 细胞衰老 ············ 183
第二节 细胞死亡 ············ 186
第三节 细胞自噬 ············ 191
第四节 细胞衰老、死亡与疾病 ············ 193

第十三章 细胞与环境的相互作用 ············ 198
第一节 细胞连接 ············ 199
第二节 细胞黏附 ············ 204
第三节 细胞外基质的组成与功能 ············ 209
第四节 细胞微环境与疾病 ············ 218

第十四章 细胞的信号转导 ············ 222
第一节 信号转导系统的基本要素 ············ 223
第二节 G蛋白偶联受体及其相关信号通路 ············ 226
第三节 酶联受体介导的信号转导 ············ 231
第四节 细胞信号转导与医学的关系 ············ 235

第十五章　医学细胞生物学实验 ······ 238

  实验一　普通光学显微镜的使用方法及细胞形态观察 ······ 239

  实验二　动物细胞基本形态与显微测量 ······ 242

  实验三　细胞中 DNA 和 RNA 的显示 ······ 244

  实验四　细胞中线粒体的活体染色 ······ 246

  实验五　细胞中微丝的染色及形态观察 ······ 248

  实验六　微管的间接免疫荧光显示与观察 ······ 250

  实验七　酸性蛋白质与碱性蛋白质的定位 ······ 252

  实验八　细胞的吞噬活动 ······ 254

  实验九　细胞膜的通透性 ······ 256

  实验十　细胞的凝集反应 ······ 259

  实验十一　细胞的原代培养 ······ 260

  实验十二　细胞的传代培养 ······ 263

  实验十三　细胞的冻存与复苏 ······ 265

  实验十四　大鼠骨髓间充质干细胞的培养及其体外诱导分化 ······ 268

  实验十五　胚胎干细胞的培养 ······ 271

  附录：实验报告的具体要求 ······ 273

参考文献 ······ 277

中英文名词对照索引 ······ 280

第一章
绪　论

关键知识点

※　医学细胞生物学的主要研究内容
※　原核细胞和真核细胞的结构特点
※　细胞生物学在医学科学中的地位与作用

第一节　医学细胞生物学的主要研究内容

细胞生物学(cell biology)是研究细胞的结构、功能及其重要生命活动的科学,由最初的细胞学(cytology)发展而来。随着分子生物学和新技术方法的发展,现代细胞生物学已经将对细胞的研究在细胞整体水平(显微)、亚细胞水平(超微)和分子水平三个层次上有机地结合起来。细胞生物学是生命科学中最活跃、最有发展前景的基础前沿学科,其从细胞角度研究生命的发生与分化、发育与生长、遗传与变异、疾病与健康、衰老与死亡等基本生物学规律。细胞生物学研究发展迅速并与其他学科交叉渗透,形成了许多分支学科,如分子细胞生物学、细胞遗传学、细胞生理学等。

除病毒、类病毒等不具有细胞结构的生命体以外,其他生命有机体的结构和功能的基本单位都是细胞。细菌、酵母等微生物以单细胞的形式存在,而高等动植物是由多细胞构成的。例如,人体大约由37.2万亿个细胞组成,这些细胞又进一步构成不同的组织、器官和系统。医学细胞生物学(medical cell biology)是从细胞角度研究人类个体的发生与分化、发育与生长、遗传与变异、疾病与健康、衰老与死亡等生命现象发生机制的科学,是医学科学的重要组成部分。

细胞的发现

细胞在300多年前被发现,得益于显微镜的发明和应用。显微镜是在放大镜和望远镜的基础上发展起来的,是一种观察微观世界的工具。据说,世界上第一台显微镜于1590年由荷兰眼镜商汉斯·詹森(Hans Janssen)和他的儿子扎卡莱亚斯·詹森(Zacharias Janssen)制造,这台显微镜由两个透镜组成,长度超过1.83 m,由于其放大倍数不超过10倍,光学性能比较差,制造者并没有用它做过很多重要的观察。在接下来的几十年里,显微镜技术得到了迅速发展,其光学性能得到了显著提高,实用性也大大增强。到19世纪中叶,复式显微镜的结构和性能逐渐稳定。

随着显微镜技术的不断发展,显微镜被越来越多地应用于科学研究。1665年,英国物理学家罗伯特·虎克(Robert Hooke)出版了《显微图谱》一书,书中介绍了他采用自制的复式显微镜观察软木(栎树皮)以及一些其他植物的组织,发现它们都是由许多微小孔隙所构成的蜂窝状结构。罗伯特·虎克将观察到的微小孔隙命名为"cell",后有人将其翻译为"细胞"。"细胞"一词来源于拉丁文"*celluale*",指蜂巢中六边形的小孔。但其实,罗伯特·虎克当时所观察到的微小孔隙是细胞死亡(cell death)后残留下来的细胞壁构成的孔,不是真正意义上的细胞。尽管如此,罗伯特·虎克的发现在科学上仍然具有里程碑式的意义,将人们对生物个体的认识提高到了微观水平,"细胞"一词也被沿用至今。

1674年,荷兰布商列文·虎克(Anton van Leeuwenhoek)为了检查布的质量,亲自磨制透镜,装配了高倍显微镜,其最高放大倍数约300倍。列文·虎克通过其亲自磨制的高倍显微镜观察到了血细胞、池塘水滴中的原生动物、人类和其他哺乳类动物的精子,这是人类第一次观察到完整的活细胞,此项发现不仅得到了英国皇家学会的充分肯定,也很快被世人接受。列文·虎克一生都在改进和装配显微镜,他亲自磨制了550多个透镜,装配了247台显微镜,其中保留下来的有9台,现存于荷兰尤特莱克特大学博物馆,有1台的放大倍数为275倍,分辨力为1.4 μm。据推测,列文·虎克可能曾制造过放大倍数约为500倍的显微镜。

19世纪以后,人们认识到光学显微镜的分辨力受限于数值孔径和所用光的波长,放大倍数很难大于2 000倍,这使我们只能看清细胞的基本结构,因此人们积极地探索具有更高分辨力的显微镜技术。1931年,恩斯特·鲁斯卡(Ernst Ruska)研制出了电子显微镜,这是细胞生物学研究史上一项重要的科学进展,电子显微镜能将物体放大几百万倍,并能观察到细胞质中更细微的结构。1986年,恩斯特·鲁斯卡被授予诺贝尔物理学奖,以表彰他在电子光学的基础研究和设计电子显微镜方面做出的杰出贡献。随后,多种多样的电子显微镜、场发射离子显微镜、原子探针场发射离子显微镜、超声显微镜、扫描式隧道显微镜、磁力显微镜、原子力显微镜等逐渐研制成功。2018年,中国造的散裂中子源"超级显微镜"通过验收并对用户开放,它能探测样品原子核的位置和运动状况,而且能帮助科学家看清蛋白质的内部结构。

细胞生物学的发展阶段

在列文·虎克之后,许多学者对不同的生物体进行了观察。1838年,德国植物学家施莱登(M. J. Schleiden)发表了《植物发生论》,指出"所有植物体都是由细胞及其产物组成的"。1839年,德国动物学家施旺(M. J. Schwann)发表了《关于动植物的结构和生长的一致性的显微研究》,指出"所有动物体都是由细胞组成的"。关于动物和植物这一相似观点的发表,标志着细胞学说(cell theory)的正式形成。

细胞学说的提出和应用,将当时的生物学研究从宏观水平和大体水平逐渐引入微观水平,特别是在19世纪下半叶,多种显微镜相关技术如油镜的使用,显微镜标本制备中的切片、固定和染色等技术的发展,使细胞的许多内部结构在一个相当短的时期内被先后发现,而且许多相关知识和技术一直被沿用至今。例如,1831年,罗伯特·布朗(Robert Brown)在观察了植物细胞内的不透明斑点后,第一次提出了"细胞核"的概念;1839年,浦肯野(J. E. Purkinje)把填满细胞的胶状液体命名为原生质;1841年,雷马克(Remark)发现了鸡胚细胞的直接分裂;1894年,高尔基(Golgi)发现了高尔基复合体,同年线粒体也被正式命名;1892年,德国胚胎学家和细胞学家奥斯卡·赫特维希(Oskar Hertwig)在《细胞和组织》一文中提出"各种生命现象都建立在细胞的基础上"。至此,细胞的概念有了进一步发展,细胞学说的具体内容可以概括为:①细胞是所有生物体的形态和功能的基本单位。②生物体的特性决定于构成生物体的各个细胞。③地球上现存的细胞均来自已有的细胞,用以保持遗传物质的连续性。④细胞是生命体的最小单位。

20世纪40年代,随着生物化学、微生物学与遗传学的相互渗透和结合,分子生物学开始萌芽。1953年,沃森(Watson)和克里克(Crick)用X射线衍射法发现了DNA分子的双螺旋结构模型,这一划时代的成就奠定了分子生物学的基础。1956年,科恩伯格(Kornberg)从大肠杆菌提取液中获得了DNA聚合酶,并以大肠杆菌的DNA单链片段为引物,在离体条件下第一次成功合成了DNA片段的互补链。1958年,梅塞尔森(Meselson)等利用放射性同位素与梯度离心法分析了DNA的复制过程,证明了DNA复制是半保留复制,同年克里克创立了遗传信息传递的中心法则(central dogma)。以上分子生物学的新成就、新概念、新技术逐步渗入到细胞学的各个领域，基因的结构、表达及表达的调控、基因产物如何控制细胞的活动也有了越来越多的阐明。细胞内信号转导（signal transduction）、物质在细胞内的转运、细胞增殖（cell proliferation）的调控以及细胞衰老（cell aging）与死亡机制相关知识的不断积累，使有关细胞的研究进入了新的时代，人们开始从分子水平、亚细胞水平和细胞整体水平结合来研究生物个体的生命活动，如生长、发育、分化、遗传、变异、代谢等。

综上所述，细胞生物学主要经历了以下四个发展阶段：①显微生物学时代（1665—1830年）。显微生物学时代是细胞发现以及细胞知识的积累阶段，人们通过对大量动植物的显微观察，逐渐意识到不同的生物都是由形形色色的细胞所构成的。②细胞学说的诞生阶段（1830—1930年）。细胞学说的诞生确立了细胞（真核细胞）是多细胞生物的结构和生命活动的基本单位，开辟了一个新的研究领域，在显微水平研究细胞的结构与功能是这一时期的主要研究内容。③电镜技术的发展应用阶段（1930—1970年）。电镜技术的发展应用使人们开始对细胞的亚显微结构有了一定的认识，细胞学因此发展为细胞生物学。在电镜技术发展应用阶段的40年间，人们不仅发现了细胞的各类超微结构，还认识了线粒体、叶绿体等多种细胞器的基本结构和功能，同时，分子生物学、分子遗传学的快速发展使人们了解到遗传密码、中心法则以及原核生物中基因表达（gene expression）的调控机制等基本问题，这些成果极大地促进了细胞生物学的发展。④分子细胞生物学时代（1970年至今）。随着基因重组技术的出现，细胞生物学与分子生物学的结合越来越紧密，细胞内分子结构及其在生命活动中的作用成为细胞生物学研究的主要内容之一。

医学细胞生物学的发展

医学科学（medical science）是一门以人类疾病发生发展机制为研究对象，诊断、治疗和预防疾病的综合性学科。高等医学院校的细胞生物学课程和细胞生物学科学研究是基础医学和临床医学的重要基础。医学细胞生物学以人类细胞为主要研究对象，以疾病研究为中心，进而为探讨疾病的发病机制、早期诊断、特异性诊断、预后评估和临床干预方法奠定基础。

细胞是生命的基础，人们对生命的认识是一个从个体到细胞再到分子逐渐深入的过程。细胞是产生和决定生命活动的中心和枢纽环节，几乎所有疾病问题都能在细胞层面上寻得根源和答案。细胞不仅是人体结构和功能的基本单位，也是人体疾病发生和发展的基本单位，是疾病治疗的重要靶点。医学细胞生物学通过细胞解读生命，在医学学科领域中具有举足轻重的地位。

第二节 细胞的起源与进化

除了病毒外，地球上其他生物都是由细胞组成的。简单的低等生物只由一个细胞组成，复杂的高等生物由执行特定功能的多种细胞组成。根据生物进化论的观点，所有生物的细胞都是从一个共同的原始细胞进化而来的，原始细胞经过无数次的分裂、突变和选择，其后代逐渐分化，显示出生命的多样性。构成生物体的细胞可以分为原核细胞（prokaryotic cells）和真核细胞（eukaryotic cells）两大类。原核细胞结构简单，没有真正的细胞核；真核细胞高度复杂,出现了细胞核和各种细胞器。

生命由细胞开始

细胞的发生包含两个过程,一个是原始生命物质进化为原始细胞,另一个是原始细胞进化为原核细胞。目前认为最古老的细胞化石出现在距今 34 亿～39.5 亿年前形成的岩石中。据此推测,原始细胞的进化时期在距今约 35 亿年前。

细胞膜的形成是原始细胞出现的重要前提。细胞膜是细胞外的一层质膜,能将细胞内容物与外界分隔开来。细胞膜由磷脂和蛋白质组成,厚度约 7 nm。因为细胞膜的磷脂分子是以尾对尾的方式排列的,所以其横截面呈明显的三层结构。在试管中混合磷脂和水,可以制造出一种看起来非常像天然膜的人工膜,有人认为,在生命出现之前的原始海洋中,磷脂分子可以自发地组装成这样的膜。当这种自发组成的膜包裹了能自我复制的核酸和蛋白质的混合物后,再经过自然选择就出现了第一个原始细胞。核酸和蛋白质一旦被密封在闭合的膜内,就可以启动细胞的进化和表达。因此,原始细胞的出现是生命进化过程中一次质的飞跃。

原始细胞可能是以原始海洋表面的有机物为营养物质的异养型原始生物。原始细胞具有可以变形的细胞膜,含有遗传信息系统和蛋白质合成系统,由核酸和核糖体的整合系统组成。由于早期地球表面的大气层是没有游离氧的还原态大气,因此原始细胞是厌氧的,只能依靠无氧呼吸获取能量。但当原始海洋的有机物耗尽后,异养生物就无法维持正常的生命状态了。在新的环境条件下,随着细胞的进化,含有质体的蓝藻类原核生物的产生使原始生命从异养走向自养。当被细胞膜包裹的原始细胞具有储存遗传信息的 DNA、指导蛋白合成的 RNA 和制造蛋白质的核糖体后就变成了原核细胞。

氧与代谢的关系在细胞进化过程中起到了重要作用。现存的绝大多数生物依然保留着进化过程中保存下来的糖的无氧分解(酵解)代谢。在自养型原始生命出现之前,原始海洋中合成的原始有机物被耗尽后,自然选择使那些可以利用大气中的二氧化碳和氮来制造有机物的细胞得以生存。这些细胞主要通过光合作用合成有机物,并将氧气作为代谢物释放到大气中。所以现在人们认为,氧气是在生物能够进行光合作用之后才出现在大气中的。随着光合作用的出现,大气中氧气的含量增加到对许多早期生物(如厌氧菌)有害的程度,但通过自然选择,一些细胞已经进化到可以利用氧气对葡萄糖进行有氧氧化。随着氧气在大气中积累,一些厌氧菌逐渐被淘汰,另一些厌氧菌则与需氧型细胞结合在一起共生生存并逐渐形成第一代真核细胞。

原核细胞和真核细胞

20 世纪 60 年代初,著名生物学家里斯(H. Ris)根据结构的差异将细胞分为原核细胞和真核细胞,整个生物界被分为原核生物(prokaryote)和真核生物(eukaryote)。几乎所有的原核生物都是单一的原核细胞,真核生物可分为单细胞真核生物和多细胞真核生物。事实上,原核细胞和真核细胞的差别不仅在于有无细胞核,还在于遗传信息的传递、基因表达信号的转导和代谢。

原核细胞的进化状态是比较原始的,因为没有典型的核结构而命名,主要代表是细菌。原核细胞很小,直径从 0.12 μm 到 10 μm 不等,被质膜包围,质膜外有一层坚硬的细胞壁。原核细胞的细胞壁由一种称之为胞壁质的蛋白多糖所组成,这种蛋白多糖在真核细胞的细胞壁中是不存在的。此外,有些原核细胞在其细胞壁中还含有其他多糖和类脂;有些原核细胞的细胞壁还分泌一层黏质,如蓝藻外的胶质鞘;有些原核细胞依靠鞭毛运动,但其鞭毛结构比真核细胞简单(图1-1)。有的原核生物(细菌)在细胞壁上有丝状突起(菌毛),这些突起是细胞表面的附属物。

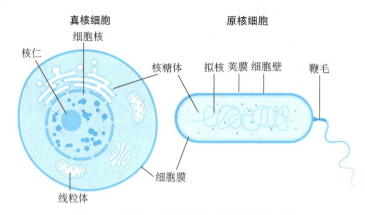

图1-1　原核细胞和真核细胞的比较示意图

原核细胞最主要的特征是DNA区域没有核膜包围,这一区域称为拟核(nucleoid)。原核细胞的DNA通常是一个没有组蛋白结合的裸露的环状DNA。与真核细胞相比,原核细胞的基因组非常小,仅由$10^6 \sim 10^7$ bp(碱基对)组成。在有些原核细胞中,除基因组DNA外,还有一些小的环形DNA,称为质粒(plasmid)。质粒的长度为1 000～3 000 bp,它可以在细胞质中自我复制,通常包含抗性基因,可使细胞对抗生素(antibiotic)(如氨苄西林、四环素等)不敏感。

原核细胞的另一个特征是缺乏线粒体、内质网、高尔基复合体和溶酶体等膜性细胞器以及非膜性结构的细胞骨架。然而,原核细胞的细胞质中含有大量的核糖体和一些特殊的细胞膜结构,如间体。间体是质膜内陷折叠形成的囊状结构,常见于分裂期细菌的隔或横壁旁。间体可能在DNA复制中起支点作用。间体中含有细胞色素和琥珀酸脱氢酶,因此其可能与能量代谢有关。原核细胞由5 000～50 000个核糖体组成,沉降系数为70S,由大亚基(50S)和小亚基(30S)组成。

原核细胞经过一个漫长的进化过程发展成为真核细胞。原始的真核细胞出现于12亿～16亿年前。真核细胞的出现是生命进化和发展的又一次飞跃。真核细胞是具有大量遗传信息、结构和功能的复杂细胞,有许多更为复杂的功能单位。

在亚显微结构水平上,真核细胞可分为三个基本结构系统。

(1) 以脂质及蛋白质为基本结构的生物膜系统

真核细胞中有双层核膜包围的真正的细胞核,它使真核细胞的基因表达得以准确调控。真核细胞的各种重要的膜性细胞器,如内质网、高尔基复合体、溶酶体等被膜分离,形成了更精细的结构和更特异的功能。原核细胞没有核膜包围的细胞核和膜性细胞器,这是真核细胞和原核细胞的主要区别之一。

(2) 以核酸与蛋白质为主要成分的遗传信息载体与表达系统

真核细胞遗传信息的复制、转录和翻译的装置和程序较原核细胞更加复杂。真核细胞中遗传信息的存储、传递和表达系统是一个由 DNA、RNA 和蛋白质组成的复杂系统,DNA 与组蛋白等结合形成染色质,染色质的结构、DNA 修饰酶和转录因子(transcription factor,TF)等共同调控基因的转录。真核细胞的转录和翻译有严格的阶段性与区域性,而原核细胞的转录和翻译可以同时进行,这是两类细胞的另一个主要区别。

(3) 由特异蛋白质组装构成的细胞骨架系统

真核细胞的骨架系统是由一些特异的蛋白质组装而成的网络系统,在细胞形态和细胞器定位方面起着支架作用,在细胞的物质运输、信号转导、分裂、分化和迁移等方面也起着重要的作用。

真核细胞和原核细胞的主要区别详见表 1-1。

表 1-1 原核细胞和真核细胞的主要区别

特征	原核细胞	真核细胞
细胞大小	较小,直径 1~10 μm	较大,直径 10~100 μm
细胞壁	主要由肽聚糖构成,不含纤维素	主要由纤维素构成,不含肽聚糖
细胞核	无核膜、核仁(拟核)	有核膜、核仁(真核)
遗传物质	单个环形 DNA,裸露	若干个 DNA,与组蛋白结合
核糖体	70S(50S+30S)	80S(60S+40S)
膜性细胞器	简单	复杂
细胞骨架	无	有
转录与翻译	均在细胞质	转录在细胞核,翻译在细胞质
细胞分裂	无丝分裂(直接分裂)	有丝分裂,减数分裂

第三节 细胞生物学在医学科学中的地位与作用

细胞与人体的生长发育

人体生长发育的每时每刻都存在细胞活动。生物的个体发育可认为是受精卵经过细胞分裂、组织分化和器官形成,最终发育为性成熟个体的过程,包括胚胎发育(embryonic development)和胚后发育(post embryonic development)两个阶段。胚胎发育是指受精卵在卵膜或母体内发生发展形成幼小个体的过程;胚后发育是指幼体从卵膜孵化出或从母体分娩出以后,经历生长、成熟、衰老和死亡的过程。细胞分裂和分化是受精卵发育为个体的关键,是胚胎发育的核心和基础。细胞经过分裂,数量增加;经过分化,产生各种各样形态功能各异的细胞。不同类型的细胞最终会组成生物个体中特定的组织、器官和系统。

细胞与人类疾病

人类生命是一个从受精卵开始,经过胎儿、新生儿、幼年、成年和老年阶段,最终死亡的过程,这个过程是以细胞为单位进行的。细胞正常结构的损伤和功能紊乱,必然导致人体组织器官的病变，并由此引发疾病。换言之，疾病的发生发展必然是机体细胞出现异常的结果。例如，细胞癌变后会分裂失控，无限增殖，严重危害人类健康；动脉内皮细胞的特性及微环境的改变会导致心脑血管疾病的发生；神经元选择性变性死亡会导致神经退行性疾病的发生。因此，人们对临床疾病的研究，归根到底要回归到细胞层面上进行，这就是细胞生物学对于医学科学进步的价值体现。

医学要解决的问题，包括对疾病进行预防、诊断和治疗。在疾病的预防和诊断上，母体若受到环境或遗传等因素的影响，会引起下一代基因组发生有害改变，增加发生疾病的潜在可能性。疾病发生的潜在可能性可通过实验室的基因诊断和基因检测得到确认，并采取有效措施加以干预，最终达到预防疾病发生的目的。基因诊断是指依据目前人类对基因组的认识和分子遗传学数据，检查分子的结构水平和表达水平，从而对普通遗传病或家族遗传病做出诊断。目前，科学家们应用单克隆抗体技术已研究出了数百种体外检测试剂盒，使很多疾病的诊断简单而精确，显著提高了多种复杂疾病的疗效。

进入21世纪，细胞治疗作为一种安全有效的治疗手段，在当代医学领域掀起了一阵研究热潮。目前，细胞治疗技术已被广泛地应用于各种临床前研究和临床治疗中，并显现出较为理想的临床应用价值。细胞治疗可分为体细胞治疗和干细胞（stem cell）治疗。干细胞移植治疗技术有望用于治疗晚期白血病、心脏病、遗传疾病、神经退行性疾病、免疫性疾病、感染性疾病以及恶性肿瘤等多种难治性疾病、多发病和常见病。例如，临床已有应用自体或异体造血干细胞移植有效治疗多种血液病的案例，也有用自体肌干细胞移植有效促进心肌再生的研究报道。干细胞治疗和基因治疗技术相结合可用于治疗多种遗传性疾病。科学家们希望未来能利用干细胞在实验室中培养出完整且有生理功能的器官，并移植到病人体内发挥修复和治疗作用。利用干细胞治疗疾病有着广阔的临床应用前景，细胞治疗技术未来有望成为人类治疗疾病的关键技术之一。

细胞与医学科学

细胞生物学是研究细胞生命活动规律及其机制的基础性学科。细胞生物学与医学各学科相互联系、相互渗透，在医学各学科的发展中起着先导和纽带的作用，医学各学科的研究归根结底都需要从细胞、亚细胞或分子水平上加以解决。德国病理学家鲁道夫·魏尔肖（Rudolf Virchow）早在1858年就指出："一切病理现象都是基于细胞的损伤。"医学中许多重要的病理现象都与细胞生物学密切相关，现代细胞生物学研究主要从分子水平揭示生物在生理或病理状态下细胞层面上所表现出的特征和行为。由此可见，医学细胞生物学的新理论、新技术已成为现代医学重要的基础理论之一，两者相互交融，相辅相成，共同推动着医学科学研究持续向前发展，不断地开辟出新的研究领域，提出新的研究课题，致力探索人类个体生老病死的机制，研究疾病的发生、发展和转归的规律，力图为疾病的预防、诊断和治疗提供新的理论、思路和方案，为最终战胜疾病、保障人类健康做出贡献。

细胞生物学与医学各学科存在密切的联系，其发展直接影响着当代医学科学的某些热点研究领域，如细胞信号转导、细胞分化与干细胞、细胞周期调控、细胞的衰老与死亡、蛋白质的分选和运输、染色质的结构和功能、细胞骨架体系的组装与去组装、细胞极性与细胞迁移、受精与生殖、细胞社会学、细胞与组织工程、3D生物打印等。细胞生物学相关研究进展的迅猛发展，必会成为推动医学理论与实践进步的重要动力。

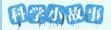

散裂中子源——窥探物质结构的"超级显微镜"

2018年8月23日是个令人难忘的日子,经过10余年的筹备和6年半的建设,中国散裂中子源(CSNS)项目在这一天顺利通过国家验收,填补了国内脉冲中子领域的空白,使我国成为全世界第4个拥有脉冲式散裂中子源的国家。

早在20世纪末,我国的科学家们便意识到,中国必须拥有自己的"火眼金睛",而不是依赖别人的"眼睛"去探索微观世界。1999年9月,中国科学院高能物理研究所与中国原子能科学研究院向科技部提交了建设散裂中子源的建议。经过10余年的筹备,中国散裂中子源项目于2012年在东莞破土动工,工程总指挥陈和生院士带领近400人的科研团队,历经6年半的不懈努力和自主创新,逐一攻破各大技术挑战,突破了国外大公司对核心技术的封锁,显著提升了我国在高功率散裂靶、磁铁、电源、探测器等领域的技术水平,最终研制成功的CSNS的综合性能达到了国际先进水平,为我国科学家提供了极为优质的技术平台。

散裂中子源就像"超级显微镜",是研究物质材料微观结构的理想探针。散裂中子源可通过散裂反应产生中子,由于中子不带电,不易被带电的质子和电子阻挡,因此散裂中子源比其他探测方法更容易穿透物质。通过散裂中子源测量中子的散射轨迹以及能量和动量的变化,可以准确地推导出物质的微观结构和动力学。CSNS使中国科学家对微观世界的探索越来越走向深入。

自此,中国散裂中子源的研究人员并没有停止努力,而是在朝着更高的目标迈进,他们计划2030年的时候争取使中国的中子散射技术和应用科学全面进入世界先进行列。

第二章
细胞的分子基础和结构特征

关键知识点

※ 组成细胞的基本元素及生物小分子
※ 生物大分子在细胞生命活动中的重要作用
※ 细胞的基本特征

第一节 细胞的分子基础

地球上的生物体多种多样,细胞的类型也千差万别。从化学角度来看,所有细胞都是由一定的化学物质所组成的,这些化学物质通过精密的组装构成细胞,细胞所产生的各种复杂的生理现象,都是特定化学分子有序反应的结果。

生物体内的生理反应遵循化学和物理原理,原因有以下五条:①生物体内的生理反应完全建立在碳化合物的基础上。②生物体内的生理反应完全依赖于地球上较窄温度范围内的水溶液中所发生的化学反应。③生物体内的生理反应极其复杂,最简单细胞的生理反应也远比其他任何已知的化学体系复杂。④生物体内的生理反应被众多的聚合物分子所支配,以使细胞和生物能够进行生长繁殖以及实现生命体所特有的活动。⑤生物体内的生理反应是被严格调控的,细胞内具有一系列的调控机制,以确保相应的化学反应发生在适当的时机和地点。

组成细胞的基本元素

不同细胞在化学成分上虽有差异,但化学元素的组成基本相同。组成细胞的化学元素有 50 多种,其中最重要的是 C、H、O、N,其次是 S、P、Cl、K、Na、Ca、Mg、Fe,以上 12 种化学元素占细胞化学元素总量的 99.99% 以上(前 4 种约占 90%)。此外,细胞中还含有数量极少的微量元素,如 Cu、Zn、Mn、Mo、Co、Cr、Si、F、Br、I、Li、Ba 等。组成细胞的化学元素不是单独存在的,而是以无机化合物或有机化合物的形式结合在细胞中。无机化合物包括水和无机盐;有机化合物是构成细胞的基本成分,包括有机小分子和生物大分子,生物大分子是由有机小分子构成的。

有机小分子是相对分子质量在 100~1 000 Da 之间的碳化合物,每个化合物含有 30 个左右的碳原子。有机小分子在细胞质溶液中通常是游离的,一些有机小分子在细胞中充当单体,形成聚集的大分子,如蛋白质、糖和多糖等;一些有机小分子在细胞中被分解成能量源,并在细胞内的代谢过程中转化为其他小分子。有机小分子只占细胞中有机物的 10%,远远没有有机大分子丰富。据粗略统计,1 个细胞中可能有 1 000 种不同的有机小分子,其中最重要的分别是糖、脂肪酸、氨基酸和核苷酸。

最简单的糖是单糖,单糖是化学式为 $(CH_2O)_n$ 的化合物,其中 n 通常等于 3、4、5 或 6,如葡萄糖的化学式是 $C_6H_{12}O_6$。从化学式看,糖是由 C、H、O 三种元素组成的,所以糖和由糖组成的化合物也被称为碳水化合物。然而,分子式并不能清楚地表明分子的特征,同一组 C、H、O 可以通过不同形式的共价键结合在一起,形成不同的结构,如葡萄糖可以通过简单地改变 1 个羟基相对于分子其余部分的方向转化为乳糖或木糖。每一种糖都有两种形式,分别是 D-型和 L-型,它们在结构上互为镜像,这个特性对糖的多样性很重要。单糖可以通过糖苷键连接形成较大的糖,如 1 个葡萄糖与 1 个果糖可以组成 1 个蔗糖(二糖)。较大的糖聚合物包括低聚糖(如三糖、四糖等)和多糖(由数千个单糖组成)。

脂肪酸是由 C、H、O 三种元素组成的一类化合物,是脂肪、磷脂和糖脂的组成成分。根据碳链长度的不同,脂肪酸可以分为短链脂肪酸(碳链上的碳原子数小于 6)、中链脂肪酸(碳链上的碳原子数为 6~12)和长链脂肪酸(碳链上的碳原子数大于 12)。食物中所含的脂肪酸大多是长链脂肪酸。根据碳氢链饱和情况的不同,脂肪酸可分为饱和脂肪酸(碳氢链上没有不饱和键)、单不饱和脂肪酸(碳氢链上有 1 个不饱和键)和多不饱和脂肪酸(碳氢链上有 2 个及以上不饱和键)。细胞中有许多不同的脂肪酸,它们具有不同的化学性质,这取决于它们碳氢链的长度以及所含不饱和键的数量和位置。例如,在细胞内,3 条脂肪酸链与 1 个甘油分子可结合形成三酰甘油(也称甘油三酯)。

脂肪酸在细胞膜的形成中起着重要作用。细胞膜主要由磷脂构成,磷脂是类似于三酰甘油的小分子,主要由脂肪酸与甘油组成。磷脂中甘油与 2 个脂肪酸相连,而三酰甘油中甘油与 3 个脂肪酸相连。磷脂具有强烈的两性分子特性,每个磷脂分子由 1 个疏水尾部(2 条脂肪酸链)和 1 个亲水头部(磷酸基团)组成,是形成细胞膜的结构基础(第四章进行详细介绍)。

氨基酸是含有碱性氨基和酸性羧基的有机化合物。自然界中有 300 多种氨基酸,生物界中有 20 多种氨基酸。氨基酸有一个共同的基本结构,就是氨基直接连接在 α 碳原子上,称为 α 氨基酸。一个氨基酸的羧基通过脱水缩合反应与另一个氨基酸的氨基相连形成肽键。氨基酸是蛋白质的基本组成单位,蛋白质是由肽键连接许多氨基酸组成的线性聚合物。有些氨基酸是极性和亲水性的,有些氨基酸是非极性和疏水性的。氨基酸的侧链特性是构成蛋白质功能多样性的基础。生物体内 20 多种氨基酸所提供的化学多样性是蛋白质功能所必需的。

核酸具有储存遗传信息的功能,分为核糖核酸和脱氧核糖核酸,含有核糖的核苷酸称为核糖核苷酸(RNA),含有脱氧核糖的核苷酸称为脱氧核糖核苷酸(DNA)。DNA 携带控制细胞生命活动的遗传信息,RNA 与信息的表达有关。

构成细胞的六类化合物

据研究,有六类化合物在细胞的组成中占有非常重要的地位,它们分别是水、无机盐、糖类、脂类、蛋白质和核酸,其中水和无机盐是无机化合物,其他四类是有机化合物。

(1) 水

水是细胞中含量最多的成分,约占细胞总重量的 70%,是一种很好的溶剂。细胞中的各种代谢反应都是在水溶液中进行的。细胞中的水除了以自由形式存在外,还可以通过氢键与蛋白质分子结合成为结合水,构成细胞的各种结构。

(2) 无机盐

无机盐以离子形式存在于细胞中,约占细胞总重量的 19%,包括阳离子(如 Na^+、K^+、Ca^{2+}、Mg^{2+}、Fe^{2+} 等)和阴离子(如 Cl^-、SO_4^{2-}、PO_4^{3-}、HCO_3^- 等)。无机离子有利于维持细胞内外液体的渗透压和 pH 值的平衡,保证细胞的正常生理活动,还可以与蛋白质或脂类结合,形成功能性结合蛋白(如血红蛋白、磷脂)。

(3) 糖类

除单糖外,寡糖和多糖也广泛分布于细胞中。糖的线性大分子和支链大分子可以由简单或重复的单位组成,短链称为寡糖,长链称为多糖。例如,糖原是一种完全由葡萄糖构成的多糖。细胞中的寡糖和多糖大多是非重复的,由许多不同的单糖组成。寡糖和多糖通常与蛋白质或脂质连接,形成细胞表面的一部分。寡糖和多糖主要以糖蛋白(glycoprotein)、蛋白聚糖

(proteoglycan)、糖脂(glycolipid)和脂多糖(lipopolysaccharide)的形式存在,这些复合产物也称为复合糖。

糖蛋白是共价结合糖的蛋白质,其糖肽和肽链以规则的方式连接,常见的连接方式是N-糖肽键和O-糖肽键。N-糖肽键是糖碳原子上的羟基与组成肽链的天冬酰胺残基上的酰氨基脱水而形成的,O-糖肽键是糖碳原子上的羟基与组成肽链的氨基酸残基上的羟基脱水而形成的。可形成糖蛋白的氨基酸有丝氨酸、苏氨酸、酪氨酸、羟赖氨酸和羟脯氨酸等。

(4) 脂类

细胞中的脂类主要有脂肪、磷脂、糖脂和固醇等。脂肪是由3分子脂肪酸与1分子甘油连接形成的甘油三酯,甘油三酯不溶于水,在细胞质中聚集成脂肪滴,细胞需要能量时,脂肪酸能从甘油三酯中释放出来,经氧化分解后释放能量。磷脂和固醇是构成细胞中膜结构的重要脂类,磷脂包括甘油磷脂和鞘磷脂,它们的分子具有一端亲水而另一端疏水的属性,能够组装成脂质双分子层,脂质双分子层是构成生物膜的基本骨架。此外,鞘磷脂还参与细胞识别和信号传递。

糖脂是含有糖类的脂质,分为鞘糖脂、甘油糖脂、磷酸多萜醇衍生糖脂和类固醇衍生糖脂。哺乳动物细胞中主要存在的糖脂是鞘糖脂。在鞘糖脂中,含中性糖类的称为中性鞘糖脂。有些中性鞘糖脂还含有唾液酸或硫酸化的单糖,其中含唾液酸单糖的鞘糖脂称为神经节苷脂,含硫酸化单糖的鞘糖脂称为硫苷酯。

细胞中的糖有各种各样的功能。多糖可通过一系列反应分解成小分子,释放能量供细胞使用(能量可以ATP和NADH的形式被利用和储存),是细胞主要的能量来源。多糖也是细胞的重要支撑物质和细胞壁的主要结构成分。一些多糖在潮湿的环境下可变得光滑,是黏质、黏液和软骨的主要成分。小分子低聚糖可以与蛋白质共价结合形成糖蛋白,或与脂质共价结合形成糖脂。糖蛋白和糖脂存在于细胞膜上,覆盖细胞膜的糖聚合物大多为糖蛋白和糖脂。糖蛋白和糖脂的侧链可以被其他细胞选择性地识别,例如,人红细胞表面糖的细微差异是产生不同血型的分子基础。

(5) 蛋白质

蛋白质是构成细胞的主要成分,占细胞干重的50%以上。蛋白质的分子结构是由氨基酸残基连接而成的多肽链进一步螺旋折叠而形成的。组成蛋白质的氨基酸通过肽键连接,肽键是由一个氨基酸的羧基与另一个氨基酸的氨基脱去一分子水形成的,由肽键将氨基酸组合连接成的链状结构称为肽链。两个氨基酸脱去一分子水缩合形成二肽,三个氨基酸脱去两分子水缩合形成三肽,以此类推,多个氨基酸通过肽键组成多肽(也称多肽链)。组成多肽链的氨基酸数量从几个到几千个不等。多肽链的一端是氨基端,通常称为N端;另一端是羧基端,通常称为C端。蛋白质有四级分子结构,其中一级结构是蛋白质的基本结构,二、三、四级结构是蛋白质的空间结构。

蛋白质的一级结构(primary structure)是以肽键为主键和少量二硫键为副键的多肽链,每条肽链都有其特定的氨基酸类型和序列。虽然组成蛋白质的氨基酸只有20多种,但由于氨基酸的种类、数目和排列顺序的不同,20多种氨基酸可以组成无数种蛋白质。蛋白质多样性的特征是生物世界中细胞分化和物种进化发展的基本物质条件。蛋白质的不同一级结构决定其特定的空间结构和功能,因此一级结构是蛋白质的基本结构。如果蛋白质的一级结构发生变化,即使是单个氨基酸的变化,也可能导致蛋白质的空间结构发生变化,形成结构异常的蛋白质,这将严重影响蛋白质的特性,使其无法执行正常的生理功能。例如,正常的人类血红蛋白包含 4 条多肽链,分别是 2 条 α 链和 2 条 β 链,其中每条 α 链包含 141 个氨基酸,每条 β 链包含 146 个氨基酸,如果 β 链第 6 位的谷氨酸被缬氨酸取代,就会引发镰刀型细胞贫血症。

蛋白质的二级结构(secondary structure)是在一级结构的基础上形成的,它是肽链主链上氨基酸残基之间有规则地形成氢键的结果。蛋白质的二级结构有 3 种基本构象:α 螺旋、β 折叠和 π 螺旋。α 螺旋是肽链以右手螺旋盘绕而成的空心筒状构象。在 α 螺旋中,多肽链沿着螺旋轨道盘旋,每 3.6 个氨基酸盘旋 1 周,相邻的 2 个螺旋之间借由肽键的亚氨基(—N—H—)的氢原子与羰基(—C=O—)的碳氧原子形成氢键,氢键与螺旋长轴平行。细胞内的多肽链在合成之后可自发地形成 α 螺旋,这是多肽链最稳定的构象。β 折叠是 1 条肽链自身回折而成的平行排列构象,主要靠平行链之间的氢键维持。有的蛋白质中有部分肽段为 β 折叠,有的蛋白质(如免疫球蛋白轻链)几乎全由 β 折叠构成。π 螺旋是胶原蛋白特有的结构,主要靠氢键维持。胶原蛋白是动物体内一种重要的纤维蛋白,能增强骨骼、肌腱和韧带的强度。胶原蛋白分子中的多肽链是一种大而松散的螺旋,是由 3 条多肽链进一步相互绞合成的稳定的右手超螺旋,即 π 螺旋。

在蛋白质二级结构的基础上,多肽链进一步折叠形成蛋白质的三级结构(tertiary structure),蛋白质三级结构是由不同侧链相互作用形成的。除了氢键和二硫键外,氨基酸侧链之间形成的疏水键和离子键也是维持蛋白质三级结构的化学键。只有 1 条多肽链的蛋白质在三级结构水平上就具有生物活性。然而,有些蛋白质的结构较为复杂,由多条多肽链组成,这就需要形成蛋白质的四级结构(quaternary structure)才能表现出生物活性。蛋白质的四级结构是由具有独立三级结构的 2 条或多条肽链(也称亚基或结构域)相互作用和聚集而形成的更为复杂的空间结构。从蛋白质四级结构中分离出来的亚基虽然具有三级结构,但不具有生物活性。只有亚基以一定的方式结合在一起形成完整的蛋白质分子,才能表现出复杂的生物活性。一般来说,组成蛋白质四级结构的亚基可以是相同的,也可以是不同的。例如,组成过氧化氢酶的 4 个亚基是相同的,而组成血红蛋白的 4 个亚基则不同。

蛋白质是细胞结构的主要成分,各种生物现象都是通过蛋白质实现的。蛋白质的功能主要有:①作为结构成分。例如,胶原蛋白是结缔组织和皮肤的主要蛋白,膜蛋白是细胞膜结构的重要组成部分。②运输和传导。例如,血红蛋白可以携带氧气和二氧化碳,细胞膜上的受体蛋白参与传递化学信号。③收缩运动作用。例如,肌细胞中的肌动蛋白和肌球蛋白可以通过多肽链之间的不断断开和交联而伸长和收缩,进而使肌肉松弛和伸张。④免疫保护作用。例如,免疫球蛋白是一类特异抗体,它能识别病原物质并与之结合,然后使病原物质失活,以保护细胞及机体免受损伤。此外,机体内的许多激素(如调节血糖浓度的胰岛素)都是蛋白质。⑤作为生物催化剂——酶。酶与其他催化剂的不同之处是能在生物体内温和的条件下有效地发挥催化作用,从而调节细胞内的各种代谢活动,使细胞呈现出复杂的生命现象。

(6) 核酸

核酸是控制生物性状发育的遗传物质,任何物种的特征都是以遗传信息的方式储存在核酸分子内的。核酸由许多核苷酸聚合而成。一个核苷酸戊糖的 3′ 碳原子上的羟基与另一个核苷酸戊糖的 5′ 碳原子上的磷酸中的氢结合,除去 1 个水分子,形成 3′,5′-磷酸二酯键,许多核苷酸都是通过这种方式聚合成核酸分子的。因此,核酸分子具有方向性,在戊糖 3′ 碳原子上连有游离羟基的一端称为 3′ 端或尾端,另一端称为 5′ 端或首端。核酸分为脱氧核糖核酸(DNA)和核糖核酸(RNA),两类核酸的比较详见表 2-1。

表 2-1 DNA 和 RNA 的比较

类别	核苷酸组成	核苷酸种类	结构	分布	功能
DNA	磷酸 脱氧核糖 碱基(A、T、C、G)	磷酸脱氧腺苷(dAMP) 磷酸脱氧鸟苷(dGMP) 磷酸脱氧胞苷(dCMP) 磷酸脱氧胸苷(dTMP)	双链	主要分布于细胞核中	储存遗传信息
RNA	磷酸 核糖 碱基(A、U、C、G)	磷酸腺苷(AMP) 磷酸鸟苷(GMP) 磷酸胞苷(CMP) 磷酸尿苷(UMP)	单链或假双链	主要分布于细胞质中	传递遗传信息

DNA 的主要功能是储存、复制和传递遗传信息。构成 DNA 的线性核苷酸序列中包含着大量的遗传信息。DNA 分子中虽然只有 4 种核苷酸,但是核苷酸的数量非常多,而且是随机排列的,因此 DNA 分子具有复杂性和多样性。1 个 DNA 分子如果由 n 个核苷酸构成,那么该 DNA 分子可能的序列数是 4^n,如此多的排列顺序展示了遗传信息的多样性,即物种的多样性。DNA 分子中的遗传信息通过 DNA 复制传递给后代。DNA 复制始于 2 个互补 DNA 链的部分分离,具体方式是以每条 DNA 单链为模板,在 DNA 聚合酶作用下,将脱氧核糖核苷酸加在 DNA 单链模板的 3′ 末端,所添加的脱氧核糖核苷酸与模板链(template strand)上的碱基互补,从而产生与模板链序列互补的 DNA 子链,这样遗传信息被完全复制并最终形成 1 个完整的双链 DNA 分子。新形成的双链 DNA 分子与作为模板的亲代 DNA 分子在碱基序列上是相同的。由于每条亲代 DNA 单链会成为子代 DNA 双链中的一条链,所以 DNA 复制又称半保留复制(semiconservative replication)。

以 DNA 为模板合成 RNA 的过程称为转录(transcription)。DNA 转录不同于 DNA 复制,它需要 DNA 单链的特定部分作为模板来制造互补的 RNA 链。RNA 合成后,DNA 转化为双螺旋结构,释放 RNA,新合成的 RNA 随后被翻译成携带遗传信息并决定细胞生物学行为的蛋白质。

来自 DNA 的 RNA 分子也是由 4 种核苷酸组成,由 3′,5′-磷酸二酯键连接。组成 RNA 分子的 4 种核苷酸分别是腺苷酸、鸟苷酸、胞苷酸和尿苷酸。RNA 与 DNA 的主要的区别是 RNA 中的尿嘧啶取代了 DNA 中的胸腺嘧啶,RNA 中的戊糖是核糖而不是脱氧核糖。大多数 RNA 分子以单链形式存在,但在 RNA 分子的某些区域,基于碱基互补的原理,有些单链也可以折叠形成局部的双螺旋结构,这种局部的双螺旋结构叫作发夹结构(hairpin structure),称为 RNA 的发夹结构。RNA 的结构和功能是近年来发展迅速的一个研究领域,新的 RNA 特别是不编码蛋白质的非编码 RNA(non-coding RNA,ncRNA)不断地被发现。动物细胞中主要 RNA 的种类及功能详见表 2-2。

表 2-2　动物细胞中主要 RNA 的种类及功能

RNA 种类	存在部位	功能
编码 RNA		
信使 RNA(mRNA)	细胞核与细胞质，线粒体(mt mRNA)	蛋白质合成模板
非编码 RNA		
持家性 ncRNA		
核糖体 RNA(rRNA)	细胞核与细胞质，线粒体(mt rRNA)	核糖体的组成成分
转运 RNA(tRNA)	细胞核与细胞质，线粒体(mt tRNA)	转运氨基酸，参与蛋白质合成
小核 RNA(snRNA)	细胞核	参与 mRNA 前体的剪接、加工
小核仁 RNA(snoRNA)	细胞核	参与 rRNA 的加工、修饰
调节性 ncRNA		
微小 RNA(miRNA)	细胞核与细胞质	基因表达调节
小干扰 RNA(siRNA)	细胞核与细胞质	介导 RNA 干扰，沉默基因转录
piRNA	哺乳动物的睾丸	参与基因表达调节，调节精子发育成熟
长链 ncRNA	细胞核与细胞质	基因表达调节，调节蛋白质活性，改变蛋白质定位等
核酶(有酶活性的 RNA)	细胞核与细胞质	催化 RNA 剪接

RNA 分子主要有 3 种：信使 RNA(messenger RNA，mRMA)、转运 RNA(transfer RNA，tRNA)和核糖体 RNA(ribosomal RNA，rRNA)。另外还有 1 种由 20 多个核苷酸组成的小 RNA(microRNA，miRNA)。

mRNA 由 1 条多核苷酸链构成，相对分子质量为 150～2 000 kDa。RNA 的大小一般用沉降系数(S)表示，mRNA 的沉降系数为 6～25S，占细胞内 RNA 总量的 1%～5%。mRNA 含量虽少，但种类很多且大小不一，例如，哺乳动物每个细胞内均含有数千种大小不同的 mRNA，而且不同组织细胞中的种类相差很大。mRNA 的功能是将细胞核内 DNA 分子的遗传信息转录到细胞质内的核糖体中，作为合成蛋白质的模板，信使 RNA 也是因此而得名的。mRNA 分子中每 3 个相邻的碱基组成 1 个密码子(codon)，mRNA 也可以看成是由许多串联排列的密码子组成的。蛋白质中氨基酸的排列顺序由密码子确定。

rRNA 在细胞中的含量较丰富，占细胞内 RNA 总量的 80%～90%，相对分子质量是 3 种主要 RNA 中最大的。rRNA 通常呈单链结构，主要功能是参与核糖体的形成。核糖体是合成蛋白质的细胞器，由大小两个亚基组成。原核生物的核糖体为 70S，大小亚基分别为 50S 和 30S。真核生物的核糖体为 80S，40S 的小亚基含有 18S rRNA，60S 的大亚基含有 28S、5.8S 和 5S 3 种 rRNA。rRNA 约占核糖体总量的 60%，其余的 40% 为蛋白质。

tRNA 占细胞内 RNA 总量的 5%～10%，分子较小，由 70～90 个核苷酸组成。tRNA 化学组成的最大特点是含有稀有碱基(rare base)。tRNA 是单链结构，含有部分折叠成假双链的发夹结构，整个分子呈三叶草型。tRNA 靠近顶部的一端，即游离的 3′ 端有 CCA 3 个碱基，它们能以共价键与特定氨基酸结合。tRNA 与柄部相对应的一端呈球形，称为反密码环，反密码环上的 3 个碱基组成反密码子(anticodon)，反密码子能与 mRNA 上的密码子互补结合。

因此，每种 tRNA 只能转运 1 种特定的氨基酸参与蛋白质合成。

miRNA 是一类长 21～25 nt(碱基)的非编码 RNA，其前体为 70～90 nt，具有发夹结构。研究显示，近 1% 的哺乳动物基因可用于编码 miRNA。miRNA 通常用 miR-# 表示，其中"miR"表示 miRNA，"#"代表序号，斜体的"*miR-#*"表示相应的基因。例如，在造血组织细胞中发现的 miRNA 是 miR-181，其基因记作"*miR-181*"。miRNA 在生物界中是普遍存在的，并且高度保守。miRNA 的表达具有组织、时间和空间的特异性，可在动物的发育、分化、细胞增殖、凋亡(apoptosis)及脂肪代谢过程中发挥重要的调节作用。2005 年，美国的研究人员发现人类基因组(human genome)中约有 1/3 编码蛋白质的基因都是由 miRNA 调控的。

snRNA 是真核细胞的细胞核中一类独特的 RNA，分子较小，由 70～300 个核苷酸组成，含量不及细胞内 RNA 总量的 1%，但拷贝数多得惊人，如海拉细胞的 snRNA 分子可达 100 万到 200 万个。现已发现的 snRNA 至少有 20 种，其中有 10 多种富含尿苷酸，含量高达总核苷酸量的 35%，故而这些富含尿苷酸的 snRNA 也被称为 U-snRNA。U-snRNA 的一级结构也是单股多核苷酸链，二级结构也含若干个发夹结构。U-snRNA 分子中还含有少量的甲基化稀有碱基，并且都集中在多核苷酸链的 5′ 端，形成 U-snRNA 5′ 端特有的帽子结构。U-snRNA 的主要功能是参与基因转录产物的加工。

核酶(ribozyme)是具有特殊催化作用的 miRNA。1981 年，美国科罗拉多大学的切赫(Cech)和奥尔特曼(Altman)等人首次通过研究四膜虫 26S 前体 rRNA 的剪接，发现去除反应体系中的所有蛋白质后，剪接过程仍然可以完成，因此提出了核酸的概念。核酶的发现对酶是蛋白质这一传统观点提出了新的挑战，并为探索生命起源提供了新的见解。切赫和奥尔特曼等人有关核酸的发现获得了 1989 年的诺贝尔化学奖。已知的具有催化活性的天然核酶有 5 种类型：自体催化剪切型、异体催化剪切型、第一组内含子(intron)的自我剪接、第二组内含子的自我剪接以及锤头状核酶。其中，锤头状核酶可以人工合成并表现出良好的功能。应用靶向突变基因的核酶可能为临床肿瘤和其他疾病的治疗提供新的途径和手段。

第二节　细胞的结构特征

细胞结构的组装

构成细胞的大分子不是随意地堆积在一起的，而是按规则和分层的方式组装成复杂的细胞结构。细胞结构体系的组装一般要通过四级装配：第一级装配是各种化学元素组成细胞小分子(如氨基酸、碱基、葡萄糖及脂肪酸等)。第二级装配是基础的小分子物质组装成生物大分子，例如，氨基酸通过肽键组装成蛋白质，核苷酸通过 3′,5′-磷酸二酯键组装成核酸，葡萄糖聚合后成为多糖，等等。第三级装配是生物大分子组装成亚细胞结构(如细胞膜、染色质、细胞骨架等)。第四级装配是亚细胞结构组装成具有空间结构和生物学功能的细胞器(如内质网、高尔基复合体、溶酶体、线粒体、核糖体、中心体等)，多种不同的细胞器最后组装成完整的细胞。

生物大分子如何组装成有功能的细胞结构？研究者对此提出了一些假设：①模板装配，是指由模板指导，在一系列酶的催化作用下合成新的、与模板完全相同的 DNA 或 RNA 的组装。②酶效应组装，是指同一单体分子在不同的酶系的催化作用下生成不同的产物。

例如，葡萄糖既能合成纤维素，也能合成淀粉。③自组装，是指生物大分子借助本身的力量自行装配成高级结构的组装。自组装不需要模板和酶的催化，但需要一类被称为分子伴侣的蛋白质，例如，核小体的组装需要核质素的介导。实验证明，细胞内的蛋白质与蛋白质、蛋白质与核酸、蛋白质与磷脂先组装成特定的大分子复合物，这些复合物再一步构成细胞的结构基础和功能单位。例如，组成染色质的基本结构单位核小体就是由 DNA 和蛋白质组装成的。

细胞的基本结构

构成生物有机体的细胞种类繁多，形态结构与功能各异，但作为生命活动的基本结构单位和功能单位，必须满足以下条件：①所有细胞表面都有脂质双分子层与镶嵌蛋白构成的细胞膜。细胞膜的存在使细胞与周围环境隔离，保持相对独立，既能为细胞创造出相对稳定的内部环境，又能使细胞与周围环境进行物质交换和信号转导。②所有细胞都有两种核酸，即 DNA 和 RNA，它们是细胞遗传信息储存、复制与转录的载体；而非细胞形态的生命体——病毒只有一种核酸，即 DNA 或 RNA，它们是病毒遗传信息的载体。③所有细胞都有核糖体，核糖体作为合成蛋白质的细胞器存在于一切细胞内，是任何细胞（除个别特化的细胞）都不可缺少的基本结构。核糖体能根据 mRNA 的指令，按照一定的顺序将氨基酸合成多肽链。④所有细胞都是以一分为二的方式进行分裂增殖的。细胞分裂是细胞繁殖的基础和保证。

支原体是迄今为止人们发现最小、最简单的细胞，直径只有 0.01 μm，能独立生存，具有细胞应有的基本结构，具有作为生命活动基本单位的主要特征。许多支原体能寄生在细胞内繁殖。类胸膜肺炎病原体是最早发现的支原体，随后，研究人员从动物和人体污染的环境中分离出大量支原体，其中很多是致病性病原体，尤其是慢性疾病（如呼吸道疾病、胸膜肺炎、关节炎等）的病原体。

细胞是地球上主要的生命形式，但并非唯一的生命形式。病毒也是活的生物体，但它没有细胞结构，是迄今为止人们发现最小、最简单的生物。病毒颗粒可以在电子显微镜下被观察到，直径在 10~100 nm 之间，比细胞小得多。病毒主要由核酸分子（DNA 或 RNA）与蛋白质构成，分为 DNA 病毒和 RNA 病毒。病毒不能独立生存，只能在活细胞内繁殖。病毒的增殖周期包括五个基本过程：①吸附，是指病毒的蛋白外壳与宿主细胞表面的特殊受体结合，细胞被病毒感染的过程。受体分子是宿主细胞膜或细胞壁的正常成分，因此病毒的感染具有特异性。②侵入，是指病毒附着在宿主细胞表面并将其核酸注入宿主细胞的过程。病毒感染细菌时，会用酶穿透细胞壁并注入核酸。病毒感染动物细胞是通过内吞作用完成的，在此过程中病毒被完全吞噬。③复制。病毒核酸进入细胞后有两种去向，一种是病毒的遗传物质整合到宿主的基因组中形成溶原性病毒，另一种是病毒的 DNA 或 RNA 利用宿主的酶系进行复制和表达。病毒的基因一旦被表达，就可以合成组装病毒所需要的蛋白质外壳并将病毒的遗传物质包裹在其周围，最终形成成熟的病毒颗粒。④释放。病毒颗粒一旦组装好，就可以从被感染的细胞中释放出来，到细胞外去感染新的细胞。有些病毒颗粒释放时会将被感染的细胞裂解，有些则是通过分泌的方式排出细胞。

英国学者彼得·梅达沃（Peter Medawar）曾说，病毒就像是"一个包裹在蛋白质中的坏消息"。实际上，大多数病毒只感染细菌，对人类影响不大。据推断，病毒有数 10 万种，但可能只有 586 种会感染哺乳动物。

第三节 细胞的生命特征

细胞不仅是生物体形态和结构的基本单位,也是生物体生命活动的基本单位。一切生命活动都是细胞内物质运动的反应,因此生命活动是一种比非生命性质的简单运动更高级、更复杂的特殊运动形式。所有细胞都有生命过程,如新陈代谢、能量消耗、生长、发育、分化、增殖、遗传、衰老和死亡等。

细胞的共性主要包括:①结构上的复杂性和组织性,例如,生物膜(细胞膜)由磷脂双分子层和镶嵌的蛋白构成,DNA 和 RNA 是遗传信息储存、复制与转录的载体,核糖体存在于一切细胞内并作为蛋白质合成机器,等等。②功能上的自主性、协调性和有序性,例如,通过细胞分裂实现细胞的增殖,代谢过程需要利用能量,合成蛋白质,对内外环境刺激的应答,自我组装、调控,等等。

新陈代谢是细胞的基本生命特征

新陈代谢(metabolism)是细胞生命的基本特征,是一切生命活动的基础。新陈代谢是活细胞为了维持生命而发生的所有有序化学反应的总称。新陈代谢是生物和非生物之间最根本的区别。细胞的新陈代谢包括物质代谢和能量代谢。与新陈代谢密切相关的两种物质是 ATP 和酶。

物质代谢包括相互关联的同化作用(assimilation)和异化作用(dissimilation),前者又称合成代谢(anabolism),后者又称分解代谢(catabolism)。新陈代谢的整个过程都是在酶的参与下进行的。在新陈代谢过程中,构成细胞的各种物质不断地在细胞内外周围环境中进行交换,能量的代谢和信息的交换也同时进行。细胞通过新陈代谢从周围环境中获取营养物质,分解成自身的大分子前体,再聚合成自身的大分子(如蛋白质、核酸、脂类等),同时提供生命活动所需的全部能量。细胞正是在物质流、能量流和信息流的过程中实现其化学成分的自我更新。

遗传和进化是细胞的重要生命特征

任何细胞都包含一套完整的遗传信息(基因组),并储存在 DNA 或 RNA 分子中,所以所有细胞在遗传上都是全能的。有机体是按照基因组编码的信息构建的。在生长发育的一定阶段,生物体产生与自己相似的新个体的过程,称为繁殖(reproduction)。繁殖过程就是遗传信息传递的过程。原核生物和真核生物都是通过细胞分裂进行繁殖的,细胞分裂通过 DNA 复制、转录、翻译和调控来完成。通过 DNA 复制,细胞在分裂时将遗传信息传递给后代,所以所有的子细胞都有与母细胞相同的遗传物质,确保了生命的延续。因此,遗传是细胞的一个重要生命特征。

进化是生物从共同的祖先到更高的祖先,从简单到复杂的逐渐转变。原核生物是地球上最早和最简单的生命形式,出现于约 35 亿年前。生命的多样化实际上发生在距今 35 亿～6

亿年前的元古代，在这段时间里，单细胞真核生物出现了，而第一个多细胞生物又过了大约14亿年才出现。单细胞生物向多细胞生物的转变是生物由低级向高级演化的重要阶段。多细胞生物是由多种分化细胞组成的生物，其每一种细胞都有不同的形式和功能。生物体与许多分化的细胞密切配合，执行一系列复杂的生命活动。

从生命的起源到人类的出现，在漫长的生物进化历史中，先后发生了细胞的出现、原核细胞到真核细胞的进化、单细胞生物到多细胞生物的进化等重要事件，这些都是细胞从简单到复杂，从低级到高级进化的关键突破。细胞进化过程是一个细胞不断适应环境变化的漫长过程，细胞生命活动的多样性是生命适应环境的结果。

科学小故事

中国科学家为15种肿瘤细胞"画像"

2021年2月，一篇由北京大学肿瘤医院季加孚课题组和北京大学生物医学前沿创新中心张泽民课题组合作的研究论文发表在国际学术期刊《细胞》上，该论文从单细胞水平对胃癌、结直肠癌、肝癌、肺癌、乳腺癌等15个癌种内肿瘤浸润的髓系细胞图谱进行了系统性刻画。

肿瘤在机体内具有复杂的生态系统，癌细胞通过与多种其他类型的细胞相互作用形成复杂的微环境调控网络。其中，髓系细胞在调节肿瘤炎症反应以及血管生成等方面发挥着重要作用，因而成为继淋巴细胞之后癌症治疗临床研究的又一热门靶细胞。以上研究团队比较了肥大细胞、树突状细胞以及肿瘤相关巨噬细胞（tumor-associated macrophage，TAM）等髓系细胞类群在不同癌种内的生物学特性，为靶向不同癌种内髓系细胞的免疫治疗提供了重要实验依据。

我国是胃癌高发国家。以上研究团队在研究中发现，胃癌肿瘤组织中的肥大细胞比例比癌旁的正常组织高，表明肿瘤组织中的肥大细胞累积在胃癌的发生和进展过程中起着重要作用。胃癌肿瘤组织中存着上调促血管生成的相关信号通路的巨噬细胞类群，表明巨噬细胞类群在胃癌肿瘤微环境中也起着重要作用。

以上研究团队通过进一步整合团队产出的单细胞转录组测序数据及已发表的公共数据，构建了包括胃癌在内的15个癌种的髓系细胞图谱，并系统比较了各髓系细胞类群在不同癌种间组成、发育及功能上的异同，这项成果对癌症的治疗和研究具有重要价值。

第三章
医学细胞生物学的研究方法

关键知识点

※ 光学显微镜、电子显微镜的基本原理和使用
※ 细胞培养的概念和基本方法
※ 细胞工程和基因工程技术在医学研究中的应用

第一节 显微镜技术

由于细胞体积小、结构复杂，人们对细胞内部结构、细胞组分的功能及其相互关系的了解主要取决于勘察时所采用的方法和技术。细胞生物学的发展很大程度上依赖于研究技术的进步和仪器设备的改进。人眼的生理结构限定了其分辨力约为 100 μm，而典型的动物细胞直径为 10~20 μm，细胞中许多重要的复合物和分子的直径在 1~100 nm 范围内，如核糖体、抗体和 ATP 等。因此，人们要观察细胞的生命活动，就必须使用显微镜来缩小最小的分辨间隔，使细胞内部的精细结构呈现出来，甚至实时呈现活细胞内部分子之间的相互作用过程。

光学显微镜技术

光学显微镜（light microscope）简称光镜，是最早和最重要的研究细胞结构的工具。在细胞生物学中常用的光学显微镜有普通光学显微镜、荧光显微镜、相差显微镜、激光共聚焦显微镜、微分干涉差显微镜、暗视野显微镜和超分辨光学显微镜等。

光学显微镜的光学部分主要由聚光镜、物镜和目镜三部分组成。评定显微镜成像能力的主要指标是它的分辨力，即可分辨的相邻两点的最小距离。能够区分的两点距离越小，显微镜的分辨力越高。普通光学显微镜可以观察到的细胞中最小的结构是线粒体，其大小约为 0.5 μm。一般将光学显微镜可以观察到的结构称为显微结构。由于普通光学显微镜以可见光为光源，不能直接观察到近乎无色透明的生物体的组织和细胞，而且大多数生物体系组织太厚，必须将待测样品的组织标本切成薄片并染色后置于显微镜下观察才可见。光镜可观察到的切片厚度一般为 1~10 μm。此外，固定后的组织细胞仍然很柔软，在切片前还需要用支持剂（蜡或树脂）进行包埋。光学显微镜技术应用广泛，但由于可见光波长的限制，分辨力不高，只能用于观察生物体组织和细胞的一般显微结构。

荧光显微镜（fluorescence microscope）是在传统光学显微镜的基础上发展起来的，其基本结构由光源装置、滤色系统（包括激发光的滤光片和阻断滤光片）和光学系统组成。荧光显微镜的光源装置采用高压汞灯，高压汞灯能发射强光，这种光通过激发光的滤光片后可以得到特定波长的激发光（如紫外光、蓝紫光）。一定波长的激发光通过标本后，可激发细胞内的荧光物质并发出一定颜色的荧光，然后再通过物镜和目镜的放大，以及置放在目镜中的阻断滤光片将激发光过滤掉，就可以观察到细胞中的荧光。不同的荧光物质需要不同的激发光波长，实际观察中应根据不同荧光物质选择合适的滤光片。

异硫氰酸荧光素（FITC）、Alexa568、Cy3、Cy5 是常见的荧光染料，可以被一定波长的光激发后发出特定颜色的荧光。这些荧光染料常被用作标记抗体或其他特定类型的蛋白质，可以定性或定量分析能与标记的抗体结合的蛋白质的存在情况，还可以进一步对同一个细胞进行多种染色。此外，利用绿色荧光蛋白（GFP）、红色荧光蛋白（RFP）及蓝色荧光蛋白（BFP）等荧光蛋白的基因转染活细胞，可实现对细胞的标记，在一定的情况下还可以实现对某些特定分子在细胞中活动行为的示踪。

1932年,荷兰物理学家泽尼克(F. Zernike)发明了相差显微镜(phase contrast microscope),使观察活细胞成为可能,泽尼克也因此于1953年获得了诺贝尔物理学奖。活细胞是几乎无色透明的细胞,当光波通过活细胞时其波长和振幅的变化都不大,因此普通显微镜无法观察到活细胞。而相差显微镜的基本原理是利用光的衍射和干涉特性,在物镜后焦面上添加一个相板,并在聚光镜上增加环状光阑,由此把透过标本不同区域的光波的光程差(相位差)转变成振幅差(明暗差),从而提高细胞内各种结构之间的对比度,使细胞即使不染色也能清晰可见。用相差显微镜观察细胞时通常将光源放置在载物台上方,而物镜置于载物台下方,与一般光学显微镜相反,所以也将其称为倒置相差显微镜。相差显微镜特别适用于观察体外培养的活细胞的结构和活动,如果安装了成像记录设备,可以在相差显微镜下拍摄并记录体外培养的活细胞的生长和活动情况,如细胞分裂、细胞迁移运动等。

微分干涉差显微镜(differential interference microscope)是在相差显微镜原理的基础上发明的,其基本特点是能显示微细结构的三维投影构象,在其拍摄的图像中,细胞核、核仁及线粒体等较大的细胞器呈现出较强的凸起感。微分干涉显微镜常用于基因转移、核移植和转基因生物等生物工程的显微操作实验,也可用于细胞定量研究,如细胞的厚度和干重的测算等。

暗视野显微镜(dark-field microscope)主要用于无色透明标本(如活细胞)的观察,其聚光器的通光孔中央有一个圆形的遮光板,能将照明光源的中央部挡住,只允许被标本反射和衍射的光线进入物镜,因而这种显微镜视野的背景是暗的,但被观察物体的边缘却是亮的,可以显示被观察物体的形状和变化。由于具有较高的分辨力,暗视野显微镜可以看到直径4 nm的小颗粒,这是普通显微镜分辨力的50倍。暗视野显微镜主要用于观察物体的轮廓,适合观察活细胞内的细胞核、线粒体以及液体介质中的细菌和真菌等。

自从1873年德国物理学家恩斯特·阿贝(Ernst Abbe)提出光学显微镜存在分辨力极限(也称阿贝极限)后,人们一直认为光学显微镜的分辨力极限为200 nm,而融合了多种超分辨分子成像技术的超分辨显微成像(super-resolution microsopy imaging)则将光学显微镜的分辨力提高到30~50 nm的水平,使其成为生命科学研究的新工具。超分辨显微成像可以较为清楚地观察到完整的细胞器、单个DNA分子和蛋白质分子及其复合物的分子结构,还可以追踪特定蛋白质分子在细胞中的运动。

电子显微镜技术

由于传统光学显微镜的分辨力为$0.2\ \mu m$,故将细胞中直径小于$0.2\ \mu m$的结构称为亚显微结构(submicroscopic structure),将接近于分子水平的结构称为超微结构(ultramicroscopic structure)。细胞亚显微结构的观察主要依赖各种电子显微镜(electron microscope)的使用。电子显微镜简称电镜,它以电子束为光源,电磁场为透镜,分辨力和放大率远优于光学显微镜,其放大率可达100万~150万倍。电镜一般分为透射电子显微镜(transmission electron microscope)和扫描电子显微镜(scanning electron microscope)。在此基础上,还有一些具有特殊功能的新型电子显微镜,如分析电子显微镜、高压电子显微镜、透射扫描电子显微镜和免疫电子显微镜等。

透射电子显微镜简称透射电镜,主要用于观察组织细胞的内部微细结构。透射电镜用电子枪发射的高速电子束(电子流)代替照明用光线,用特殊的电极或磁极(静电透镜和磁透镜)

代替光学显微镜的聚光镜目镜和物镜,以达到聚焦和放大的目的(图 3-1-B)。电子束的穿透能力较弱,所以透射电镜的观察样品须做成超薄切片,厚度一般为 40～50 nm。

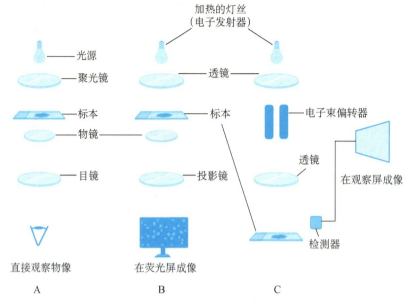

A. 光学显微镜 B. 透射电镜 C. 扫描电镜
图 3-1　几种显微镜的成像原理示意图

扫描电子显微镜简称扫描电镜,其分辨力不及透射电镜,一般在 3 nm 左右,但其形成的图像具有很强的三维感,而且样品制备简单,不需要做超薄切片,一般只需要将样品固定、脱水、干燥并在表面喷涂一层金属膜(涂膜可增加二次电子产生明亮图像)即可观察。在扫描电子显微镜中,电子枪发射的电子束经过磁性透镜后,浓缩成一束非常细的、长度约 0.5 nm 的电子束(实际上是一个电子探针)。电子束在扫描线圈的控制下,在荧光屏上对样品的整个表面进行扫描观察,二次电子被收集转换成光信号,当光信号被放大时,荧光屏上的样品发射出更多电子的对应点并变得更亮,反之亦然。最后,样品表面的立体图像显示在荧光屏上(图 3-1-C)。扫描电子显微镜已被广泛应用于观察样品表面精细的三维结构。

第二节　细胞的分离与纯化

想要了解某一种细胞的生命活动过程,常常需要大量的同种细胞,因此需要从组织中分离和纯化目的细胞,并在体外进行培养。细胞的分离、纯化与培养是细胞生物学的基本研究技术,也是细胞生物学前沿领域(如干细胞、细胞工程等)研究和应用的实验基础。

利用细胞的物理学和生理学特性,并基于不同的实验目的,可以将目的细胞从实体组织或悬液组织中分离出来。从实体组织中分离活细胞的第一步是将实体组织制备成游离的细胞悬液。通常先将实体组织剪成小块,然后采用机械法(如细切、通过筛网、用力吹打)和酶解法就可以得到游离的细胞悬液。酶解法主要是用胰蛋白酶和胶原酶去除细胞间连接和细胞外基质,用金属离子螯合剂(如 EDTA 和 EGTA)去除细胞黏着所依附的钙离子。当实体组织的结构变得松散后,采用离心分离技术、免疫磁珠技术、流式细胞技术、激光捕获显微切割技术等实验手段,就能获得单细胞悬液。离心分离技术利用细胞的物理学和生物学特性,可以方便有效地分离和筛选细胞;免疫磁珠技术可以获得高纯度的细胞类型;流式细胞技术可以准确地分离带荧光标记的细胞,若进一步利用激光捕获显微切割技术,可以从组织切片中精确地分离单一细胞。

离心分离技术

细胞具有贴壁生长或悬浮生长的特点。有些类型的细胞只有黏附在培养皿表面才能生长增殖良好,有些细胞只有悬浮在培养皿中才能生长繁殖良好。不同类型细胞,如上皮细胞、内皮细胞、成纤维细胞和骨骼肌细胞等,可以有效地从血细胞和手术过程中形成的死亡细胞中分离出来。利用细胞悬浮生长的特点,可有效分离血液、腹水或胸膜液中的细胞。

不同的细胞还可以通过它们的密度特性被有效分离。例如,在离心力的作用下,细胞可以沉降到与自身密度相同的密度平衡点,此时若利用形成细小密度梯度的介质(如胶体硅),可以对密度差很小的细胞进行精确分离。离心技术是分离纯化细胞、细胞成分和生物活性分子常用的方法之一。悬浮液中的颗粒(如细胞、细胞器、大分子)在离心位置的沉降速率不仅与它们的质量密度和体积有关,还与悬浮介质的密度和黏度有关。因此,如果采用包含不同离心力场和介质的离心方案,悬浮液中的颗粒会以不同的方式沉降。常用的离心分离技术有差速离心法(differential centrifugation)、移动区带离心法(moving zone centrifugation)、等密度离心法(isodensity centrifugation)等。

免疫磁珠技术

免疫磁珠是一种人工合成、大小均匀、内含磁性氧化物核心的高分子免疫微球,微球的中央是 Fe_2O_3 或 Fe_3O_4 颗粒,外包一层聚苯乙烯或聚氯乙烯高分子材料,能包被不同类型的单克隆抗体(monoclonal antibody, McAb)。在外部磁场作用下,免疫磁珠可以迅速从介质中分离出来;撤去外部磁场后,免疫磁珠又可重新浮于介质中,而且无磁性残留。包被特定单克隆抗体的免疫磁珠能与靶细胞特异结合,因此利用免疫磁珠技术能够快速地识别、分离目的细胞。免疫磁珠技术简便且特异性强,具有较高的细胞回收率,磁珠颗粒对细胞无影响,目的细胞纯度通常可达 95%~99%。

流式细胞技术

流式细胞技术的原理是采用带有荧光染料的特异性抗体标记细胞悬液中的某种特定细胞,然后利用流式细胞仪将被标记的细胞分离出来。流式细胞仪也被称作激光激活细胞分选器。当细胞悬液通过流式细胞仪时,悬液中的细胞可单行排列,按顺序依次通过激光检测器。激光检测器使每个细胞都变为一个微小的液滴,并且能检测出其中的荧光强度,还能使含有荧光细胞的小液滴充电,具有荧光抗体标记的细胞带上负电,不具有荧光抗体标记的细胞带上正电。当这些细胞液滴通过高压偏转板时,带电的小液滴会偏离原来的流动方向。因此,通过收集带正、负电的小液滴就可以得到想要分离的细胞。流式细胞仪能以每秒 2 万个的速度对细胞进行分选,且分选出的细胞纯度可超过95%。

激光捕获显微切割技术

激光捕获显微切割技术不能用于分离活细胞,但能够从组织切片中精确地分离目标细胞。首先,制备常规组织切片,将其贴在特殊的覆盖膜上,在电脑控制下用激光束切割所需的细胞区域。激光束经过的地方覆膜熔化,并与下面的细胞紧密连接。然后,用另一激光束将切割的细胞目标区域弹出到细胞收集管中。激光捕获显微切割技术常用于细胞生物学、肿瘤学、分子病理学和神经生物学研究,能够比较方便地获得组织中不同区域的细胞供分析和比较,最高灵敏度可以达到切割单个细胞。

第三节 细胞组分的分离和研究

细胞生物学研究经常需要对活细胞内的某种细胞器或分子进行功能分析,但细胞器或分子总是存在于细胞内部的多种结构或混合成分之中,因此需要对它们进行分级分离。

细胞具有外膜和内膜,因此人们不能直接获得亚细胞结构和分子,需要对细胞进行裂解。细胞裂解导致的渗透压变化以及多种水解酶的释放会破坏细胞器,使其失活,甚至降解细胞的功能分子。因此,在裂解液中加入渗透压维持剂和蛋白酶抑制剂等成分是细胞裂解的基本原则。

用物理学方法裂解细胞可以避免损伤亚细胞结构。裂解细胞常用的物理学方法有低渗透压、超声冲击、强行通过微孔、机械破碎或研磨等,这些方法能使细胞膜及内质网膜破裂成为断片,断片会立刻形成封闭的小泡,而细胞内的各种亚细胞结构,如细胞核、高尔基复合体、线粒体、溶酶体、过氧化物酶体等基本不受损伤。我们常常把由内质网形成的小泡称为微粒体。膜组分和功能分子如蛋白质、核酸、多糖和离子悬浮在细胞裂解液中形成厚的匀浆。

去垢剂能溶解细胞的膜性结构,并破坏蛋白质分子之间的疏水相互作用,提高蛋白质的溶解性。去垢剂包括离子型(如阴离子去垢剂十二烷基磺酸钠)、非离子型(如 Triton-X100 和 NP-40)和兼性离子型(如 CHAPS)。离子型去垢剂对膜的溶解作用强,细胞裂解充分,但容易引起蛋白质变性;非离子去垢剂性质温和,对细胞裂解不彻底,但在适当浓度下可以选择性地抽提细胞质蛋白质;非离子型和兼性离子型去垢剂不影响蛋白质的等电点,常用于双向电泳样品制备。根据样品来源和实验目的的不同,可以选择单独或联合使用不同类型的去垢剂。

细胞器及细胞组分的分级分离

细胞内各种颗粒成分的大小、形状和密度不同,采用差速离心或密度梯度离心的方法可以将其分离。蛋白质、核酸等细胞的功能分子存在于亚细胞结构的基质或细胞匀浆离心后形成的上清液中,可以利用层析技术或离心技术进一步分离纯化。电泳技术可以对分离纯化得到的终产物进行初步鉴定。各种细胞器和细胞组分都有其特定的亚显微特征和若干种生化标志物(表3-1),因此可以采用电镜形态观察和生化分析方法来鉴定分离物的成分和纯度。

表 3-1　几种细胞器和细胞组分的标志物

细胞器/细胞组分	标志物
细胞核	DNA 聚合酶，NAD 焦磷酸酶
线粒体	细胞色素氧化酶，琥珀酸脱氢酶，单胺氧化酶，犬尿酸羟化酶
溶酶体	酸性磷酸酶，酸性脱氧核糖核酸酶，芳香基硫酸脂酶
高尔基复合体	硫胺素焦磷酸酶，β-半乳糖苷转移酶，核苷二磷酸酶，糖类
过氧化物酶体	过氧化氢酶，D-氨基酸氧化酶，尿酸氧化酶
内质网	葡萄糖-6-磷酸酶，细胞色素还原酶，尿苷二磷酸酶，酯酶
细胞膜	5′-核苷酸酶，碱性磷酸二酯酶，Na^+-K^+-ATP 酶，氨肽酶
胞质	糖酵解的酶类，磷酸葡萄糖变位酶

差速离心法是分离细胞和线粒体等亚细胞结构常用的方法。低速离心时，大的组分如细胞核和未破坏的细胞很快沉降，在离心管底部形成小的沉降团块；较高速度离心时，线粒体沉降成块；更高速度加长时间离心时，可以先收集到微粒体，然后收集到核糖体。如果一次离心所得到的组分分离程度不高，可以再次悬浮小沉降块中的组分，反复离心。

差速离心法只能将大小显著不同的组分分开，而速度沉降法可以进行更精细的分离。速度沉降法的方法是首先在离心管中加入稀盐溶液，然后将细胞的抽提液在稀盐溶液上覆一薄层。为了防止对流混合，需要在离心管中制备由顶部到底部逐渐增加的蔗糖溶液的浓度密度梯度（通常为 5%~20%）。离心后，混合物中的各组分以不同的速度沉降，形成不同沉降带，各沉降带可以分别进行收集。不同组分的沉降速率取决于它们的大小与形状，通常用沉降系数（S）表示，如蛋白质和核酸的沉降系数在 1~200 S 之间。在巨大的离心力下，即使较小的生物分子如 tRNA 和简单的酶分子，都可以根据它们的大小将其分开。

还有一种离心分离方法是平衡沉降法，它取决于细胞成分的浮力密度，与细胞大小形状无关。平衡沉降法的方法是首先在离心管中制备由顶部到底部高浓度差的蔗糖溶液或氯化铯溶液的浓度密度梯度，然后把细胞匀浆均匀分布在该介质中，进行超速离心，匀浆中的不同组分会沉降至与自身等密度处，不再移动，最后分别收集沉降带即可。

蛋白质的分离与鉴定

层析技术是根据蛋白质的形态大小和电荷差异对其进行分类的方法，能纯化并获得非变性的天然状态的蛋白质。柱层析是分离纯化特定蛋白质最常用的方法，操作是将细胞匀浆或经过盐析、有机溶剂沉淀等处理的样品，在常压或高压下通过用固体性颗粒充填所形成的柱，由于不同的蛋白质与颗粒产生的相互作用不同，它们在柱中会被不同程度地滞留，因此可根据其流出柱的时间差异而将其分别收集。

根据所选择的充填颗粒的不同，柱层析可分为四种：①离子交换层析。充填颗粒带有正电或负电，蛋白质按其表面电荷的分布差异被分离。②凝胶过滤层析。充填颗粒为多孔性的凝胶颗粒，可根据蛋白质的大小将其分离。③疏水性层析。该层析将疏水性基团共价结合在充填颗粒上，可根据不同蛋白质表面疏水区域的强弱差异，使其流出柱的时间不同而被分离。④亲和层析。该层析先把能够与蛋白质表面的特定部位进行特异性结合的分子共价连接于惰性多糖类颗粒上,然后根据蛋白质亲和性的不同将其分离。

由于氨基酸带有正电荷或负电荷,所以蛋白质往往带有净正电荷或净负电荷。若将含有蛋白质的溶液加上电场,蛋白质分子就会按照它们净电荷的多少、大小及形状的不同,在电场中移动,这一技术称为电泳(electrophoresis)。用电泳可以分析、鉴定蛋白质。根据支持物或原理的不同,电泳可分为滤纸电泳、琼脂糖电泳、聚丙烯酰胺凝胶电泳(PAGE)、免疫电泳、等电聚焦电泳和双向电泳等。SDS-聚丙烯酰胺凝胶电泳(SDS-PAGE)可以分析和制备蛋白质及其亚基,优点是速度快、分辨率高,精确性和重复性都非常好。SDS(十二烷基硫酸钠)是一种强变性剂,可以结合并解离细胞和组织中的大多数蛋白质,包括膜蛋白、DNA结合蛋白以及紧密结合的蛋白质复合物等,且大多数蛋白质都可溶解于SDS中。在SDS-PAGE中,SDS与样品中的蛋白质结合,在二硫键还原剂的作用下,经过热变性和二硫键还原,蛋白质的三级结构被破坏,形成蛋白质分子的非折叠衍生物以及蛋白质带上相对一致的负电荷。这样,SDS改变了蛋白质在电泳凝胶上天然的迁移性质。当SDS多肽复合物经过聚丙烯酰胺凝胶时,其运动迁移率完全由其相对分子质量决定。蛋白质经过染色后,可以观察到整齐排列的条带。通过使用已知相对分子质量的蛋白质标记物,可以估计多肽链的相对分子质量。

核酸的分离、纯化与鉴定

细胞中的DNA主要存在于细胞核和线粒体中,RNA主要存在于细胞核和细胞质中。DNA是一种长线性分子,相对稳定,可以在纯化过程中通过机械剪切而断裂。线粒体DNA是一种环状分子,一般需要以线粒体为起始物质,才能获得高纯度的线粒体DNA。RNA不稳定且广泛存在,因此在纯化过程中应注意防止RNA酶降解RNA。核酸的高度负电荷磷酸骨架使其比细胞中的其他成分更亲水,可通过选择性沉淀和差速离心分离。

离心、沉淀、分离、纯化的DNA和RNA可以通过凝胶电泳直接判断其纯度、完整性及片段大小。核酸电泳常用的支持体为琼脂糖与丙烯酰胺。与蛋白质电泳相比,核酸电泳更简单,因为核酸分子中的每个单核苷酸都带有一个负电荷,在碱性条件下向阳极移动,故可以按照其碱基数的多少被有效分离。建立在琼脂糖凝胶电泳基础上的印迹杂交技术,如Southern印迹杂交技术和Northern印迹杂交技术,能够定量检测基因表达变化,也是分子细胞生物学研究中常用来鉴定核酸的方法。

第四节 细胞的体外培养

细胞培养(cell culture)是指将组织或细胞从生物体中分离出来,在体外模拟体内的生理环境,使它们能在体外生存和繁殖的一种细胞生物学研究方法。通过细胞培养可以获得大量性状相似的细胞,并以此作为实验样品来研究细胞的生理活动规律。细胞体外培养可以人工改变培养条件和实验环境,观察细胞在这些单因素或组合因素影响下的变化。然而,值得注意的是,从体外培养的细胞获得的结果与在体内获得的结果并不完全相同。

细胞培养条件

细胞培养要求无菌操作,避免微生物及其他有害因素的影响,一般须在细胞培养间的特殊环境中进行。常规的细胞培养实验需要开展清洗、消毒、储藏、无菌操作、制备及孵育等方面的工作,需要准备室和无菌室。准备室主要用于从事清洗消毒、制备蒸馏水、配制培养基等培养细胞的准备工作,应该配备用于清洗各种器皿和器械的水池、浸泡各种玻璃器皿和器械的酸缸、压力蒸汽消毒器、水纯化装置、烘干培养器皿及器械的干燥恒温箱等设备。无菌室包括操作间及缓冲间。操作间的主要设备包括供无菌操作使用的超净工作台、观察培养细胞的倒置性显微镜、复苏细胞及预热培养基的水浴锅、离心细胞所需的小型离心机、4 ℃冰箱、CO_2培养箱等。缓冲间的主要设备包括用于冻存和贮存细胞的液氮罐、CO_2钢瓶和存放已消毒物品的储藏柜等。细胞培养必须在无菌条件下进行,对操作环境也有严格的要求,整个培养室及相关设备必须定期消毒灭菌,否则细胞一旦被污染,很容易生长不良甚至死亡。

培养细胞所需要的氧气和二氧化碳由细胞培养箱和CO_2钢瓶提供,营养物质来自培养基,细胞代谢生成的废物通过适时更换培养基进行清除。目前常用的基础培养基有 MEM、RPMI1640、DMEM 及 F12 培养基等,这些培养基含有细胞生长所需的氨基酸、维生素和微量元素等营养物质,成分均已知和固定,可以用于简单的细胞培养。许多细胞的培养还需要加入一些天然生物成分,如血清、生长因子(growth factor,GF)、动物组织提取液等。

原代培养和传代培养

原代培养(primary culture)是指从新鲜的生物供体中分离出组织或细胞后的第一次体外培养,是建立各种细胞系的第一步。原代培养持续 1~4 周。由于原代培养使用的细胞刚刚离开活体,其特征与供体细胞在各方面相似,适用于药物检测、细胞分化等实验。

当原代培养的细胞增殖到一定数量时,为避免因生存空间不足或密度过大而导致细胞营养不足影响其生长,须及时对细胞进行分离、稀释和分瓶培养。将原代培养的细胞从原培养瓶中分离出来,用培养基稀释后接种到新的培养瓶中进行培养,称为细胞传代(cell subculture)。从接种到下一代的时间称为一代。在一代细胞培养中,通常会发生 2~6 次细胞分裂。哺乳动物细胞平均经过 10~50 次细胞分裂后,增殖速度逐渐减慢,细胞进入衰退期,最终自然死亡。

不同类型的细胞需要采取不同的传代方法。贴壁细胞须用消化剂(通常为 0.25% 胰酶溶液或 0.02% EDTA 溶液)将其相互分离,再从培养容器表面分离,然后离心,加入新培养基,稀释,接种细胞。悬浮细胞的传代过程比较简单直接,吹打或离心后即可传代。由于传代过程涉及多个实验操作步骤,细胞被污染的可能性大大增加,因此必须严格执行无菌操作。

细胞冻存和复苏技术

细胞在体外培养时,随着传代次数的增加,它们的各种生物特性容易发生变化,因此可以将培养的细胞冷冻保存在-196 ℃的液氮中,需要时将细胞复苏后再做培养和实验研究。冻存时应选择处于生长状态良好、对数生长期的细胞。细胞如果直接进行冻存,细胞内外的水分会迅速形成冰晶,使细胞发生机械损伤、电解质紊乱、蛋白质变性等不利变化。因此,冻存细胞时常向培养基中加入适量的甘油或二甲基亚砜(DMSO)等冷冻保护剂。冷冻保护剂的使用,再配合缓慢冷冻的方法,可以使细胞内的水分逐渐渗出细胞外,避免冰晶在细胞内大量形成。

当细胞需要复苏时,将冷冻的细胞从液氮中取出并溶解,以恢复它们的活力。快速融化法可保证胞外结晶在短时间内融化,避免因融化缓慢而使水渗入细胞、重新结晶。成功复苏的细胞仍可以保持活力,可以接种再培养或在体外运输。

细胞建系

原代培养的动物及人的组织细胞在体外经过多次传代培养后,获得的具有稳定生物学特性的细胞群体称为细胞系(cell line)。在体外生存期有限,传代次数一般不超过 50 次的细胞系称为有限细胞系(finite cell line)。能够在体外无限传代,具有无限增殖能力的细胞系称为无限细胞系(infinite cell line)或永久细胞系。有限细胞系通常来自正常的人类和动物组织,而无限细胞系通常来自各种恶性肿瘤组织。正常组织的细胞系在自发或诱导转化后也可以变成无限细胞系。细胞系可以提供大量的遗传稳定的细胞。被细胞生物学命名和鉴定的细胞系都是形态学相对均一、生长增殖和生物学特性稳定的细胞群。

细胞生物学中常用细胞系如表 3-2 所示。

表 3-2 常用细胞系

细胞系	细胞类型及起源	细胞系	细胞类型及起源
3T3	成纤维细胞(小鼠)	COS	肾(猴)
BHK21	成纤维细胞(叙利亚仓鼠)	293	肾(人)
MDCK	上皮细胞(犬)	CHO	卵巢(中国仓鼠)
HeLa	上皮细胞(人)	DT40	淋巴瘤细胞(鸡)
PtK1	上皮细胞(大鼠)	R1	胚胎干细胞(小鼠)
L6	成肌细胞(大鼠)	E14.1	胚胎干细胞(小鼠)
PC12	嗜铬细胞(大鼠)	H1,H9	胚胎干细胞(人)
SP2	浆细胞(小鼠)	S2	巨噬细胞样细胞(果蝇)

第五节 细胞工程和基因工程

细胞工程是将细胞生物学知识与生物工程学技术相结合而形成的综合技术体系,主要通过细胞融合(cell fusion)、核质交换或核移植、染色体或基因转移、细胞培养和筛选,按照人们的设计对细胞的遗传性状进行人为修饰,产生新的细胞,并最终用于生产或医疗实践或进行深层次的研究及开发。

基因工程(genetic engineering)也称遗传工程或 DNA 重组技术。最初,基因工程是泛指所有根据人们的需求,通过对特定基因的直接操作或改造,并在适当的表达系统中进行表达,以获得相应的蛋白质产品或相关产物的技术体系。然而目前,基因工程一般指基于需求对特定基因进行直接操作,并将其在体外培养细胞中或生物体内进行表达,以获得所操作基因的蛋白质产品或其相关产物的技术体系。基因工程的主要目的是通过对优良性状相关基因的重组，以获得具有实用价值的工程化物种。因此，必须从现有生物群体中，根据需要分离出可以用于克隆的兴趣基因（目的基因），然后再采用DNA重组技术将其重组为可在适当细胞中高效表达的载体。

细胞工程在医学中的应用

细胞工程是生物工程的重要组成部分，在医学实践中有着极为广泛的应用。研究人员通过细胞工程技术生产了大量的药品、医学材料，建立了新的疗法。

细胞工程技术可用于单克隆抗体的制备。自从1975年杂交瘤技术创建，单克隆抗体已经成为科学研究和疾病诊疗中不可缺少的重要工具。B淋巴细胞杂交瘤技术将淋巴细胞产生单一抗体的能力和骨髓瘤无限增殖的能力巧妙地结合起来，而且还可以通过进一步的筛选获得所期望的单克隆抗体，它主要的优点是特异性、均质性、灵敏性以及无限制备的可能性。

利用细胞工程技术还可以产生基因工程动物。基因工程动物是指通过遗传工程的手段，对动物基因组的结构或组成进行人为的修饰或修改，并通过相应的动物育种技术，最终获得修饰改造后的基因组在世代间得以传递和表现的工程动物。利用这一技术可以在动物基因组中引入特定外源基因，培育出转基因动物用于各种研究或生产，例如，制作疾病动物模型、动物生物反应器或人类移植用器官等。

用细胞工程技术生产药用蛋白也是细胞工程在医学中重要的应用领域之一。按照工程细胞类型不同，细胞工程的表达系统可以分为细菌、酵母、昆虫以及哺乳动物细胞四大类。动物乳腺是一个自我封闭的系统，乳腺细胞表达的蛋白质绝大部分随乳液分泌，不会进入机体的血液系统中，这样可以避免大量表达的外源性蛋白质干扰宿主动物的生理状况以及可能造成的伤害。此外，转基因的牛、绵羊、山羊、兔、猪等，它们的乳汁产量较高且源源不断，因此可以获得较多的蛋白质产品。除了乳腺以外，血液、尿液也常是收集蛋白产品的原始材料。

组织工程是指应用工程学和生物学的原理和方法，研究正常或病理状况下哺乳动物组织的结构功能和生长机制，进而开发能够修复维持或改善损伤组织的人工生物替代物的一门学科。近几十年来，由于细胞大规模培养技术的逐渐成熟，以及各种具有生物相容性和可降解材料的开发利用，制造由活细胞和生物相容性材料组成的人造生物组织或器官的愿望成为可能。利用这一技术，科学家们已经在体外培养了人工软骨、皮肤、膀胱和血管等多种组织器官类似物。

基因工程在医学中的应用

1972年，博耶（H. Boyer）从大肠杆菌中分离得到了一种限制性内切酶，根据命名原则称其为EcoRⅠ，该内切酶可在特定位置将DNA切开，并形成黏性末端。1974年，美国斯坦福大学教授科恩（S. Coben）成功"裁剪"出一段非洲爪蟾的DNA与大肠杆菌的质粒进行"拼接"，使大肠杆菌产生非洲爪蟾的核糖体核糖核酸，并申报了世界上第一个基因工程的技术专利。两栖动物的基因能在细菌里发挥作用，也能在细菌里不断复制的事实说明，基因工程完全可以不受生物种类的限制，而按照人类的意愿去拼接基因，创造新的生命类型。自博耶和科恩使外源基因在原核细胞中成功表达开始，基因工程正式问世。基因工程打破了不同物种在亿万年中形成的天然屏障，预示着任何不同种类生物的基因都能通过基因工程技术重组到一起,创造新的生命类型。基因的神秘面纱在被逐步揭开。

1980年,科学家培育出世界第一个转基因动物——转基因小鼠。1983年,科学家培育出世界第一个转基因作物——转基因烟草。目前,基因工程不仅可以应用于农业育种、食品工业、药品制造等领域,还可以运用于医学临床研究和诊断。1990年10月,"人类基因组计划"正式启动,其被誉为生命科学的"登月计划"。2000年4月底,中国科学家按照国际人类基因组计划的部署,完成了人类基因组1%的工作框架图,这不仅使中国走进了生物产业的国际先进行列,也使中国可以理所当然地分享人类基因组计划的全部成果、资源与技术,21世纪的中国生物产业也因此一片光明。

自21世纪以来,人类对于生命科学的研究已经进入分子领域,以基因工程为代表的研究项目成为现代生命科学体系的重要组成部分,推动着现代医学的发展。经过几十年的发展,人类在基因工程研究领域已经进入新的历史时期,并将基因技术广泛应用于现代医疗卫生领域,取得了良好的效果,具体体现在基因工程药物、基因诊断和基因治疗等几个方面。

(一) 基因工程药物

基因工程制药是基因工程应用最热门的领域,也是发展最出色的领域。自从1982年美国上市世界上第一个基因工程药物——重组人胰岛素以来,基因工程药物成为世界各国政府和企业投资开发的热点,近20年发展尤为迅速。目前基因工程药物的年销售额已超过千亿美元,并且随着生物技术的快速发展,基因工程药物将拥有越来越广阔的发展前景。我国于1989年研制出第一个拥有自主知识产权的基因工程药物——重组干扰素 α-1b,至今已有20多个品种获准上市,其质量与进口同类品种相当,而价格却仅为进口药的三分之一左右。随着我国生物技术的迅速发展,国产基因工程药物价格不断降低,必将进一步促进基因工程药物的临床应用。

基因工程药物主要包括细胞因子、疫苗、激素、抗体和寡核苷酸药物等,它们在糖尿病、心血管疾病、病毒感染性疾病、类风湿性关节炎(rheumatoid arthritis,RA)、创面修复和抗肿瘤等方面具有广泛的应用前景。下面介绍几类基因工程药物。

(1) 细胞因子类药物

细胞因子是由细胞分泌的能调节生物有机体生理功能,参与细胞增殖、分化和凋亡的小分子多肽类物质。自1957年第一种细胞因子——干扰素(interferon,IFN)被发现以来,已有数百种细胞因子被发现,其中有数十种通过基因工程技术获得表达并用于医学临床试验,目前被批准上市的细胞因子产品已有十多种。根据细胞因子的功能可将其分为干扰素、集落刺激因子(colony stimulating factor,CSF)、白细胞介素(interleukin,IL)、肿瘤坏死因子(tumor necrosis factor,TNF)、趋化因子(chemokine)和生长因子等。细胞因子通过与靶细胞表面的特异性受体结合而发挥作用,具有广泛的生物学活性,其作用特点表现为多相性、网络性和高效性。下面介绍几种基因工程细胞因子的临床应用。

① 干扰素(interferon,IFN)是一类多功能细胞因子,根据结构和来源可将其分为 IFNα、IFNβ 和 IFNγ 三种。美国FDA于1986年批准基因工程 IFNα2a 和 IFNα2b 上市,基因工程 IFNγ 和 IFNβ 也分别于1990年和1993年上市。干扰病毒繁殖、抑制肿瘤细胞生长和免疫调节是干扰素的主要作用。目前,在临床上干扰素已用于治疗白血病、乙型肝炎、丙型肝炎、多发性硬化症和类风湿关节炎等多种疾病。最新研究发现,干扰素的激活途径和系统性红斑狼疮(systemic lupus erythematosus,SLE)相关,抑制 IFNα 的活性是 SLE 的治疗

靶点。IFNα抗原疫苗的临床前实验表明,其对SLE有较好的疗效。目前利用干扰素治疗SLE的研究已经进入临床观察阶段。

②红细胞生成素(erythropoietin,EPO)是一种集落刺激因子,由肾脏和肝脏产生。重组人红细胞生成素是应用基因重组技术,使人的EPO基因在中国仓鼠卵巢细胞(CHO)中表达,并通过细胞培养、蛋白质纯化等方法制备的生物工程产品。其主要功能是刺激造血干细胞分化为红细胞,维持外周血中红细胞的正常水平。目前,EPO在临床上主要用于治疗肾功能衰竭导致的贫血性疾病,也可用于非肾性原因导致的贫血,如慢性感染、炎症、肿瘤和放化疗等导致的贫血。

③白细胞介素(IL)简称白介素,是由多种免疫细胞产生的在白细胞或免疫细胞间相互作用的淋巴因子,它在传递信息、激活与调节免疫细胞、介导T细胞与B细胞活化、增殖与分化及炎症反应中起重要作用。迄今为止,研究者已发现了20多种白介素,多种基因工程白介素产品已上市或进入临床试验。基因工程IL-2于1992年由美国Chiron公司生产并上市,主要用于肾癌、黑色素瘤和非霍奇金淋巴瘤的临床治疗,可明显提高患者的细胞免疫功能,改善其生活质量和预后。

(2)激素

激素是一类由生物体内分泌腺或特异性细胞产生的微量有机化合物,通过体液或细胞外液运送到特定的作用部位,能引起特殊的生理效应。根据激素的化学性质可将其分为多肽蛋白类激素、类固醇类激素、胺类激素和脂肪酸类激素。基因工程类激素主要指通过基因工程方法合成的蛋白质多肽类激素。目前被批准上市的激素类药物有胰岛素(insulin)、人生长激素(human growth hormone)、卵泡刺激素(follicle-stimulating hormone,FSH)等。

(3)基因工程疫苗

基因工程疫苗是使用DNA重组生物技术,把天然或人工合成的遗传物质定向插入细菌、酵母菌或哺乳动物细胞中,使之充分表达,最后将产物纯化而制得的疫苗。应用基因工程技术能制出不含感染性物质的亚单位疫苗、稳定的减毒疫苗及预防多种疾病的多价疫苗。基因工程疫苗主要分为如下几类:基因工程亚单位疫苗、基因工程活载体疫苗、核酸疫苗、基因缺失活疫苗及蛋白工程疫苗。

(二)基因诊断和基因治疗

基因工程技术除了可用于生产预防疾病的疫苗和治疗疾病的药品之外,在疾病的基因诊断和基因治疗方面也发挥着日益重要的作用。基因诊断是指利用重组DNA技术,直接从DNA水平定位病变基因,因而它比传统的诊断方式更加可靠。目前,多种致病基因的诊断和定位方法已被建立。例如,基因探针法、PCR扩增靶序列法、单链构象多态性分析法(SSCP)、多重PCR法、DNA芯片杂交病变图谱法以及高通量测序技术等,都可通过检测患者的DNA或RNA的序列正常与否,从而对人体健康状况和疾病做出诊断。基因诊断的临床意义在于对疾病做出早期确切的诊断,确定患者对疾病的易感性,以及疾病的分期分型、疗效监测和预后判断等,基因诊断是发展精准医疗必不可少的前提。

目前基因诊断主要着眼于遗传性疾病、感染性疾病和肿瘤的基因诊断。遗传性疾病是由于患者体内某种基因完全缺失、部分缺失或存在点突变,使其体内相应的蛋白质的数量和质量与正常人不同,不能执行正常的功能而表现的疾病。基因诊断对明确遗传性疾病的基因定位、基因缺陷的类别和程度以及对遗传相关疾病或有遗传倾向的疾病进行相关基因的连锁分析起辅助诊断的作用。例如，用α-珠蛋白基因探针检测地中海贫血症和用苯丙氨酸转移酶基因探针检测苯丙酮酸症等。下一代测序技术可直接对单基因遗传病的致病基因进行快速测序检测。感染性疾病是指由病毒、细菌或寄生虫等病原体的感染而引起的疾病。由于这些病原体都具有自身特异的基因组，采用核酸分子杂交技术针对病原体特异的核酸序列设计探针进行杂交或采用 PCR 技术对病原体基因的保守序列进行扩增，能够对大多数感染性疾病做出明确的病原体诊断、分类和分型鉴定。肿瘤的发生发展是多因素、多基因、多阶段相互协同作用的癌变过程，其关键是人类细胞基因组本身出现了异常。检测这些基因序列或表达情况的改变，将有利于肿瘤的早期发现和早期治疗，从而提高肿瘤患者的生存率和治愈率。

　　随着分子生物技术的进步，基因治疗逐渐在临床被开展运用。基因治疗是指将外源基因导入目标细胞，以纠正或补偿基因缺陷或异常，达到从根本上治疗疾病的目的。基因治疗作为一种全新的疾病治疗手段，在一定程度上改变了人类疾病治疗的历史进程，使某些难治性疾病的治愈率和治疗效果显著提高。1990 年，被称为"基因治疗之父"的 William French Anderson 医生领衔进行了一项长期临床试验，治疗患有腺苷脱氨酶（ADA）缺乏性重度联合免疫缺陷症（ADA-SCID）的儿童，他使用逆转录病毒将 ADA 基因转移到分离的 T 细胞中，然后将这些基因修饰的 T 细胞回输至患者体内。令人高兴的是，临床试验观察到患者的健康状况得到了显著改善。这是基因治疗技术获得的首次胜利。1991 年，中国复旦大学的研究人员进行了"成纤维残暴基因治疗血友病 B"项目，患者经过治疗后体内凝血因子Ⅸ浓度上升，出血症状减轻，取得了安全有效的治疗效果。此外，我国科学家还开展了针对肿瘤和血液病的基因治疗。

　　用于基因治疗的基因有三大类：第一类是正常基因，它是从健康人体内分离得到的，可通过同源重组的方式置换病变基因或依靠其表达产物弥补病变基因的生理功能，正常基因常用于治疗各种基因缺陷型遗传疾病，如血友病、地中海贫血等。第二类是反义基因，它主要用于治疗获得性分子疾病，反义基因的体内表达产物（RNA）或与病毒激活因子编码基因互补，或与肿瘤基因 mRNA 互补，从而阻断病毒或肿瘤基因的表达。第三类是自杀基因，这是一类编码能杀伤癌变细胞的酶蛋白基因，它们存在于病毒、细菌和真菌中，能将无毒的细胞代谢产物转变为有毒的化学物。基因治疗的策略主要有六种：基因修复、基因代替、基因开放、基因抑制、基因封闭和免疫基因。目前主要开展的基因治疗是基因替代，即将有功能的正常基因转移到疾病细胞或者个体基因组的某个部位，以替代缺陷基因发挥功能；基因修复是最理想的选择，但目前无法实现；基因开放是指开放机体类似功能的基因，以超过或者替代异常基因表达；基因抑制是指导入外源基因以抑制原有的基因，从而阻断有害基因表达；基因封闭是封闭 mRNA，旨在抑制基因表达；免疫基因是指将免疫因子基因导入肿瘤浸润的淋巴细胞，以加强细胞的免疫力。基因治疗被认为是有希望征服肿瘤、心血管疾病、糖尿病、病毒性肝炎和艾滋病（acquired immune deficiency syndrome，AIDS）等疾病的治疗手段。

　　总之，基因工程技术是人类控制、改造微观世界的有力手段，其在医学上的应用有着巨大的价值和广阔的发展前景，但同时也要注意，生命科学技术是把双刃剑，有利必有弊。因此，面对基因工程发展过程中暴露的问题，要严肃对待，提出切实的针对措施；对应用于临床的基因工程技术要严格遵守适应证，同时还应加强医学伦理教育。

科学小故事

"照亮细胞"的绿色荧光蛋白

有些生物具有发光的能力,其中以萤火虫最为有名,中国古代就有"捕萤夜读"的佳话。在海洋里,有些水母、珊瑚和深海鱼也可以发光,它们大多数依靠体内特定的荧光素酶催化底物荧光素产生荧光,这是其他生物难以做到的。

20世纪60年代,日本科学家下村脩(Qsamu Shimomura)潜心研究会发出绿色荧光的维多利亚多管发光水母(Aequorea victoria),想要找到它们的荧光素酶。经过艰苦的努力,下村脩发现维多利亚多管发光,水母具有独特的荧光素/荧光素酶发光系统,并且含有一种能自身发光的绿色荧光蛋白(GFP),这对理解发光原理具有重要意义。

GFP荧光的产生不需要任何外源底物,而且荧光极其稳定。在激发光照射下,GFP的抗光漂白能力非常强。此外,生物材料制备中的固定、脱水剂戊二酸和甲醛等对GFP荧光的影响也很小。利用这些性质,生物学家们可以用GFP来标记几乎任何透明的生物分子和细胞,然后在蓝光照射下进行观察,原来透明的结构或物质会立刻变得清晰可见。因此,GFP作为一种活体生物示踪分子明显优于任何其他酶类报告蛋白。

下村脩的同事普瑞舍(Douglas Prasher)首先获得了GFP的基因。接着,美国哥伦比亚大学的学者开始尝试将GFP表达到线虫和大肠埃希菌中。随后,GFP相继在病毒、酵母、小鼠、植物和人类细胞等多种生物体内成功表达。

在对野生型GFP进行系统研究和化学改造的过程中,华裔美国科学家钱永健大大增强了GFP的发光效率,还发展出了红色、蓝色、黄色等不同的变种,使得GFP家族成为琳琅满目的蛋白质标签工具箱。

第四章 细胞膜

关键知识点

※ 膜脂、膜蛋白和膜糖的分类、结构及功能特点
※ 四种膜结构模型的要点及相互间的区别
※ 膜的主要生物学特性及生理病理意义

细胞膜是包围在细胞最外层由脂质、蛋白质和糖类组成的生物膜,它不仅在结构上是细胞的边界膜,能为细胞提供一个相对稳定的内部环境,而且在细胞与环境之间的物质运输、能量转换和信息传递中起着重要的作用。真核细胞有各种各样被膜包围的细胞器,各种膜性细胞器(如内质网、高尔基复合体、溶酶体、膜泡等)构成真核细胞的内膜系统。细胞的内膜系统和质膜统称为生物膜(biological membrane),它们具有共同的结构特征。本章对质膜结构和功能的描述有助于对整个生物膜的结构和功能有一个基本的认识。

第一节　膜结构功能概述

细胞膜是由脂质双分子层和以不同方式与脂质双分子层结合的蛋白质组成的生物大分子系统。细胞膜不仅是一个机械屏障,为细胞生命活动提供了一个稳定的内部环境,还承担着物质运输、信号传递、细胞识别等多种复杂功能(图 4-1)。正确认识细胞膜的结构和功能,对于揭示生命活动的奥秘具有重要意义。

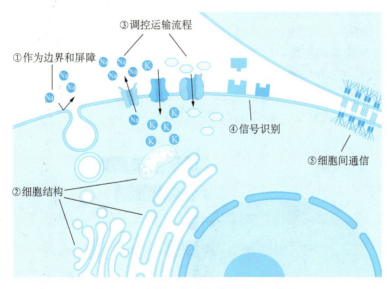

图 4-1　真核细胞生物膜的功能示意图

细胞膜的功能

(1) 分隔功能

细胞膜覆盖整个细胞内容物,各种膜包层有明显不同的内容物。细胞膜的分隔功能可以使特定的细胞活动免受外部条件的干扰,并可以独立地进行调节细胞的活动。

(2) 作为生化反应的场所

细胞膜的结构特点使其为细胞提供了一个框架,形成了一个相对独特的空间,在这里各成分可以有序地进行有效的交互作用。

（3）选择透过性

细胞膜可以防止膜内外物质的无限制交换，也有助于细胞器与细胞之间的通讯。细胞膜就像城堡周围的护城河，是细胞内外之间的一道屏障。细胞膜上有特殊的通道，可选择性地允许某些物质的进出。

（4）跨膜运输溶质

细胞膜上有一些结构负责物质的运输，溶质可通过这些结构从低浓度区域流向高浓度区域。细胞膜的物质运输机制能帮助细胞积累糖、氨基酸等物质，这些物质是细胞代谢和大分子构建所必需的。细胞膜也能主动运输特定的离子，建立离子梯度并逆浓度运输，这种能力对可兴奋细胞（如神经细胞和肌肉细胞）尤为重要。

细胞膜的特点

（1）不对称性

细胞膜的不对称性（membrane asymmetry）决定了细胞膜的功能具有方向性。细胞膜的不对称性指细胞膜中各种成分的分布是不均匀的。细胞膜主要由脂质、糖类和蛋白质组成，这些成分的种类和数量差异很大，这与细胞膜的功能密切相关。细胞膜上的蛋白质是不对称分布的，各种膜蛋白在质膜上都有一定的位置。例如，酶和受体大多位于质膜的外侧。有研究者通过冷冻蚀刻获得了两种生物膜的图谱，从图谱上可以清楚地看到膜蛋白的分布存在显著差异。例如，红细胞膜的冷冻蚀刻标本显示，其内表面细胞质侧的蛋白颗粒数为 2 800 个/μm^2，而外表面非细胞质侧的蛋白颗粒数仅为 1 400 个/μm^2。每个膜蛋白在细胞膜上都有特定的取向，这导致了其分布的不对称性。此外，大量的实验表明，膜脂在脂质双分子层的内外单层中分布是不同的。例如，在人红细胞膜中，鞘磷脂和磷脂酰胆碱大多位于脂质双分子层的外层，磷脂酰乙醇胺、磷脂酰丝氨酸和磷脂酰肌醇则在内层较为丰富（图4-2）。

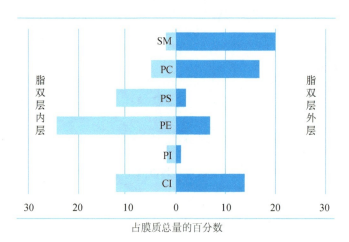

SM.鞘磷脂 PC.磷脂酰胆碱 PS.磷脂酰丝氨酸 PE.磷脂酰乙醇胺 PI.磷脂酰肌醇 CI.胆固醇

图 4-2 人红细胞中几种膜脂的不对称分布示意图

细胞膜结构的不对称性使膜两侧具有不同的功能，有的功能只发生在膜外侧，有的则只发生在膜内侧，这是细胞膜发挥功能不可缺少的特性。例如，调节细胞内外 Na^+、

K^+ 浓度的 Na^+-K^+ ATP 酶，其运转时所需 ATP 是细胞内产生的，所以其 ATP 结合点位于细胞膜的内侧面；许多激素受体是接受细胞外信号的结构，所以其位于靶细胞膜的外侧面。

(2) 流动性

细胞膜具有流动性(liquidity)，这是细胞进行生命活动的必要条件之一。流动性是指细胞膜的膜脂、膜蛋白具有运动的特点。细胞内外的水环境阻止膜脂分子从脂质双分子层逃逸。在温和的温度(37 ℃)下，膜脂分子可以在脂质单层平面上前后移动，并相互交换位置，此时脂质以相对流动的状态存在，这时的膜可以被看作是一个二维流体。脂质双分子层作为生物膜的主体，具有固体的有序性和液体的流动性，这两种特性兼有的、居于晶态和液态之间的状态即液晶态，液晶态是细胞膜极为重要的特性。在生理条件下，膜大多呈液晶态，当温度下降到一定程度(<25 ℃)，到达某一点时，脂双层会从流动的液晶态转变为冰冻的晶状凝胶，这时磷脂分子的运动将受到很大限制；当温度上升至某一点时，晶状凝胶又可以熔融为液晶态。以上临界温度称为膜的相变温度，温度的变化导致膜状态的改变称为相变(phase transition)。

有研究证明，膜脂的单个分子能在脂双层平面内自由扩散，且在高于相变温度的条件下有侧向扩散(lateral diffusion)、翻转运动(flip-flop motion)、旋转运动(rotation motion)、弯曲运动(flexion motion)四种运动方式。侧向扩散是膜脂分子主要的运动方式，在脂双层的单分子层内，膜脂分子沿平面侧向与相邻分子快速交换位置，每秒约 10^7 次。实验表明，在 30 ℃ 时处于液晶态的脂双层中，脂类分子的侧向扩散系数(D)约为 10^{-8} cm^2/s，这个数值说明 1 个磷脂分子可以在 1 s 内从细菌的一端扩散到另一端，或在 20 s 内迁移大约 1 个动物细胞直径的距离。在侧向扩散时，磷脂分子的排列方向始终不变，亲水的头部集团朝向膜的表面，疏水的尾部朝向膜的内部。翻转运动是指磷脂分子从脂双层的一单层翻转至另一单层的运动，一般情况下很少发生，因为当发生翻转运动时，磷脂的亲水头部需要穿过膜内部的疏水层，克服疏水区的阻力才能抵达另一层面，这在热力学上是很不利的。但内质网膜上有一种翻转酶，它能促使某些新合成的磷脂分子从脂双层的胞质面翻转到非胞质面，这种酶对维持膜脂的不对称分布起着重要作用。旋转运动是指膜脂分子围绕与膜平面相垂直的轴的自旋运动。弯曲运动是指膜脂分子的烃链有韧性且可弯曲，运动时整个分子的摆动幅度不同。在弯曲运动时，磷脂分子的尾部端弯曲幅度大，靠近头部端弯曲幅度小。此外，膜脂脂肪酸链沿着与双分子层平面相垂直的轴还可以进行伸缩和振荡运动。

影响膜流动性的因素很多，简要归纳为以下五点：①脂肪酸链的长度和不饱和程度。较短的脂肪酸链能减弱脂质分子尾部的相互作用，促进流动。脂质分子排列的紧密程度能决定相变温度和膜流动性强弱，这与脂质分子的不饱和程度有关。饱和的脂肪酸链呈直线形，所以分子链可以紧密排列。而不饱和的脂肪酸链在双键处发生折屈，所以分子链呈弯曲状，导致脂质分子尾部难以相互靠近，彼此排列较为疏松。因此，脂双层中含不饱和脂肪酸越多，相变温度越低，膜在此温度以上时的流动性越大。膜的相变温度低的磷脂在温度下降时仍能保持较大的流动性。②胆固醇与磷脂的比值。在膜的相变温度以上时，胆固醇含量的增加可增加膜脂的有序性。胆固醇能抑制磷脂分子脂肪酸链的旋转异构化运动，减少扭曲现象，从而使膜的流动性降低。在低于膜的相变温度时，膜脂处于晶态，胆固醇能扰乱膜脂有序性的出现，诱发脂肪酸链扭曲现象，阻止晶态形成，使膜处于中间状态的流动。因此，胆固醇对膜脂流动性有一定的调节作用。③卵磷脂与鞘磷脂的比值。在哺乳动物膜中，卵磷脂和鞘磷脂含量约占整个膜脂的 50%。卵磷脂所含的脂肪酸不饱和程度高，膜的相变温度低。而鞘磷脂则相反,其脂肪酸饱和程度高,膜的相变温度高而且范围宽(25~35 ℃)。在 37 ℃条件下,卵磷脂和鞘磷脂均呈流动状态,但鞘磷脂的黏度比卵磷脂大六倍。因此,膜脂中鞘磷脂含量高,则膜的流动性低。衰老和动脉粥样硬化(atherosclerosis,AS)个体的细胞膜都伴随着卵磷脂/鞘磷脂比值的降低。④膜蛋白的影响。一般来说,当蛋白质嵌入膜质疏水区后,具有与胆固醇相似的作用,使膜的微黏度增加。当膜脂发生改变时,蛋白质的存在会影响膜脂的协同效应,使膜的相变温度的范围变宽。因此,膜脂层中嵌入的蛋白质量越多,膜的流动性越小。⑤其他因素。除上述因素外,环境的温度、pH 值、离子强度、金属离子等都会不同程度地影响膜的流动性。例如,环境温度越高,膜脂质层流动性越大。在膜的相变温度范围内,相变温度每下降 10 ℃,膜的微黏度就增加 3 倍,膜的流动性也随之降低。

细胞膜流动性具有重要的生理意义。细胞膜如果是刚性、有序的结构,就不会发生运动,细胞内物质的运输就会中断,特别是酶的活性会丧失,从而导致细胞死亡。细胞膜如果是完全液态、无黏性的薄膜,会让膜的各种成分无序,无法形成结构或提供机械支撑。细胞膜的液晶态达到了以上两者之间的完美平衡。此外,具有膜流动性的膜蛋白可以在膜的特定位点聚集,形成特定的结构和功能单位,完成细胞连接、信号转导等生命活动。

细胞膜的多种分子结构模型

膜脂、膜蛋白、膜糖是如何排列和组织的?这些成分之间是如何相互作用的?在科学家分离细胞膜之前,关于细胞膜分子结构的理论建立在间接证据的基础上并提出了许多不同的细胞膜分子结构模型(图 4-3)。

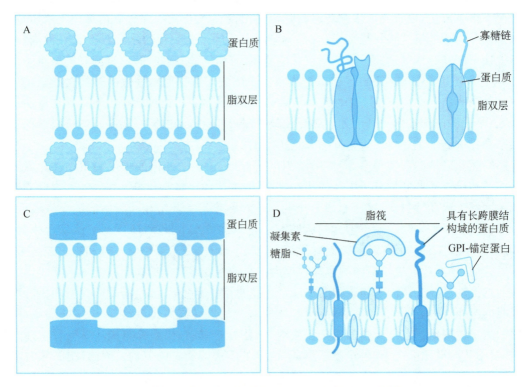

A. 片层结构模型 B. 单位膜模型 C. 流动镶嵌模型 D. 脂筏模型

图 4-3 细胞膜的多种分子结构模型示意图

1935 年，达夫森（H. Davson）和丹尼利（J. Danielli）发现细胞膜的表面张力显著低于油-水界面。因此，他们认为细胞膜不是简单地由脂类组成，而是含有一些蛋白质成分，并提出了片层结构模型（lamella structure model）。在这个模型中，细胞膜由两层磷脂分子组成，磷脂分子的疏水烃链在膜内侧，亲水端在膜外侧，磷脂层内外表面还覆盖着一层球形蛋白质分子，形成蛋白质-磷脂-蛋白质三层夹板结构。后来，为了解释质膜对水的高渗透性，达夫森和丹尼利修改了他们的模型，提出脂质双分子层中存在孔隙，这些孔隙被蛋白质分子包围，内部表面有亲水基团，允许水分子通过。

20 世纪 50 年代，罗伯特森（J. D. Robertson）利用电子显微镜观察各种生物细胞膜和内膜系统，发现所有生物膜均呈"两暗一明"的三层式结构。在生物膜的横截面中，内层和外层是高电子密度的暗线，中间夹着一条低电子密度的明线，两条暗线的厚度约 2 nm，中间明线的厚度约 3.5 nm，薄膜的总厚度约 7.5 nm，这种"两暗一明"的结构被称为单位膜（unit membrane）。因此，在片层结构模型基础上研究者又提出了单位膜模型（unit membrane model）。在单位膜模型中，脂质双分子层构成膜的主体，其亲水端朝外与附着的蛋白质分子形成一条深色的线，而其疏水尾部形成一条明亮的线。单位膜模型在超微结构中被广泛采用，其名称至今仍在使用。然而，该模型将膜视为一个静态的较为单一的结构，无法解释通过膜的动态变化完成的各种重要的生理活动，也无法解释不同生物膜厚度不同的原因。

20 世纪 60 年代以后，冷冻蚀刻技术证实了膜中蛋白质颗粒的存在，红外光谱和旋光色散技术证明了膜蛋白主要不是 β 层状结构而是 α 螺旋的球形结构。在这一阶段，研究者陆续提出了许多新的生物膜模型，其中受到广泛认可的是流动镶嵌模型（fluid mosaic model），其主要特征包括：脂质双分子层构成了膜的主体，它既具有晶体分子排列的有序性，又具有液体的流动性；细胞膜中的蛋白质分子以不同的形式与脂质双分子层结合，有的嵌在脂质双分子层中，有的附着在脂质双分子层的表面，脂质双分子层是一种动态、不对称、具有流动性的结构。流动镶嵌模型强调了膜的流动性和不对称性，较好地解释了生物膜的结构功能特点，是目前被普遍接受的膜结构模型。

然而，流动镶嵌模型不能解释具有流动性的质膜在变化过程中如何保持其相对的完整性和稳定性，因此又有人提出了一些新的模型，例如，瓦拉赫（Wallach）提出了晶格镶嵌模型（crystal mosaic model），杰恩（Jain）和怀特（White）提出了板块镶嵌模型（block mosaic model）。晶格镶嵌模型认为在生物膜中流动的脂质以可逆的方式发生无序（液态）和有序（晶态）相变，膜蛋白对脂质分子的运动有限制作用。镶嵌蛋白及其周围的脂质分子构成膜的晶体部分（晶格），而具有"流动性"的脂类呈小片的点状分布。因此，脂质流动性是局部的，而不是整个脂质双分子层都具有流动性，这就比较合理地说明了生物膜既具有流动性又具有相对完整性和稳定性的原因。板块镶嵌模型认为在流动的脂质双分子层中有许多不同大小的脂类板块，它们是刚性的，可以独立移动（有序结构板块），在这些有序板块之间存在流动的脂类区（无序结构板块）。脂类板块和脂类区之间处于一种连贯的动态平衡状态，因此生物膜是同时由不同流动性的板块组成的动态结构。以上两种生物膜模型与流动镶嵌模型并无本质区别，只是补充了细胞膜具有流动性的分子基础。

脂质双分子层就像一个二维流体，其中嵌入了许多蛋白质。在真实细胞膜中，脂质双分子层并不是一个完全均匀的二维流体,一些脂质分子可以形成相对稳定的凝胶态或液相有序态。近年来,人们发现膜脂双分子层含有由特殊脂类和蛋白质组成的微区。微区富含胆固醇和鞘脂,也聚集了某些膜蛋白。鞘脂的脂肪酸尾比较长,使微区比细胞膜的其他部分更厚、更有序、流动性更小,微区也因此被称为脂筏(lipid raft)。脂筏不仅存在于质膜中,也存在于高尔基复合体膜中。

脂质双分子层具有不同的脂筏结构,脂双层外层的脂筏主要有鞘脂、胆固醇及GPI-锚定蛋白,由于鞘脂含有长链饱和脂肪酸,流动性较差,而邻近的磷脂区的脂肪酸多不饱和,所以出现相分离;脂双层的内层也有类似的脂筏,但与外层的不完全相同,主要是内层的脂筏有许多酰基化锚定蛋白,特别是信号转导蛋白,如Src、G蛋白的Gα亚基、内皮型一氧化氮合酶(eNOS)等。脂筏中的脂类与相关的蛋白质在膜平面可进行侧向扩散。从结构及组分来看,脂筏在膜内形成了一个有效的平台,该平台有两个特点:①许多蛋白质聚集在脂筏内,便于相互作用。②脂筏提供了一个有利于蛋白质变构的环境,形成有效的构象。目前的研究发现,脂筏与信号转导、受体介导的内吞和胆固醇代谢运输等有关,脂筏的功能紊乱涉及艾滋病、肿瘤、动脉粥样硬化、阿尔茨海默病(Alzheimer's disease, AD)、疯牛病、肌营养不良等疾病。对脂筏结构和功能的研究不仅加深了对许多重要生命现象和病理机制的认识,而且有助于理解细胞膜的结构和功能,为膜生物学研究提供更多的信息和线索。

第二节　细胞膜的化学组成与生物学特性

当磷脂样品溶解于有机溶剂并散布在水面上时,磷脂分子在水面上会形成一层单分子层。这层单分子层的取向是:亲水性基团与水面结合,疏水性链指向空气。细胞膜包含各种双亲性的脂质,这意味着它包含亲水性和疏水性区域。细胞膜是由磷脂构成的双分子层,磷脂的亲水性头部朝向外表面,疏水性脂肪酸尾部朝向内表面(图4-4)。磷脂双分子层作为细胞膜的结构框架,可以防止水溶性物质随意进出细胞。每一种类型的分化细胞都含有独特的膜蛋白帮助它执行特定类型的细胞活动。细胞膜中脂质与蛋白质的比例因膜类型(内质网、高尔基复合体)、生物体类型(细菌、植物、动物)和细胞类型(软骨、肌肉、肝脏)而异。膜脂包

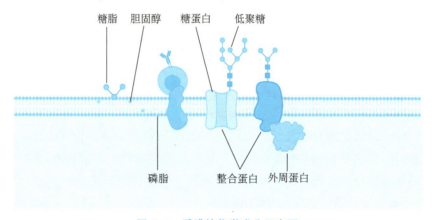

图4-4　质膜的化学成分示意图

含磷脂、糖脂和胆固醇,真核细胞的细胞膜还含有糖类。根据生物种类和细胞类型的不同,细胞膜的糖类含量在2%～10%之间。细胞膜上90%以上的糖类与蛋白质共价结合形成糖蛋白,其余的糖类与脂质共价结合形成糖脂。糖蛋白中的糖类以短的、支链的亲水寡糖形式存在,通常每条链上的糖分子少于15个。

膜脂

磷脂(卵磷脂)是细胞膜中最丰富的脂质,它有一个小分子胆碱附着于磷酸上作为它的亲水头部,两条较长的烃链作为它的疏水尾部(图4-5),磷脂分子亲水头部基团通过磷酸基团与脂质的其余部分相连。磷脂可分为两类:甘油磷脂和鞘磷脂。甘油磷脂主要包括磷脂酰胆碱(卵磷脂)、磷脂酰乙醇胺(脑磷脂)和磷脂酰丝氨酸。此外还有一种磷脂——磷脂酰肌醇,它位于细胞质膜的内层,在膜结构中含量很少,但对细胞信号转导具有重要作用。

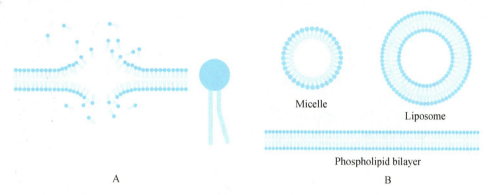

A. 磷脂分子的亲水头部和疏水尾部 B. 磷脂双分子层形成的脂质体

图4-5 磷脂分子的基本结构特性和脂质体示意图

在动物细胞膜中,胆固醇调节膜的流动性且在质膜中含量特别丰富,约占膜脂的20%。在植物细胞膜中,胆固醇含量较少,约占膜脂的2%。不同的生物膜具有不同的脂质组成。例如,哺乳动物细胞膜富含胆固醇和糖脂,大肠杆菌细胞膜不含胆固醇。在细胞膜上,胆固醇比其他脂类小,疏水环较为刚性,干扰了磷酸脂脂肪酸尾部的运动。胆固醇也是双亲性分子,极性头部为羟基,靠近相邻磷脂分子的极性头部;中间是一个固醇环结构,连接一个短的疏水烃链的尾部。磷脂分子在不饱和烃链的末端扭结,产生了许多缺口,由胆固醇分子填补。胆固醇分子因为短且具有刚性,使脂质双分子层变硬,降低了膜的通透性。因此,胆固醇分子能调节膜的流动性,对膜的稳定性起着重要的作用。例如,有一种中国仓鼠卵巢细胞突变株(M19)不能合成胆固醇,体外培养的时候细胞会很快解体,只有在培养基中加入适量胆固醇并且掺入到质膜中后,脂双层才能趋于稳定,细胞才能存活。

糖脂主要分布于脂质双分子层的非胞质表面。糖脂暴露在细胞外,在大多数动物细胞的外表面,糖类构成了糖类保护型外被的一部分。糖脂由脂质和寡糖组成,占膜脂总量的比例小于5%。目前人们已经发现了40多种糖脂,它们的主要区别在于它们的极性头部,其极性头部由1个或多个糖残基组成。糖脂普遍存在于原核生物和真核生物的膜表面。对于细菌和植物来说,基细胞膜上几乎所有的糖脂都是甘油磷脂的衍生物,甘油磷脂通常是从磷脂酰胆碱中提取的糖脂。在动物细胞中,细胞膜上的糖脂几乎都是鞘脂醇的衍生物,称为鞘脂鞘。

膜蛋白

细胞膜的绝大多数功能是通过膜蛋白完成的。在动物细胞中,大多数质膜约50%的物质是蛋白质,其余是由脂质、少量糖脂和糖蛋白结合的碳水化合物。然而由于脂质分子比蛋白质分子小得多,所以典型的细胞膜中脂质分子数量约为蛋白质分子数量的50倍。膜蛋白可以转运营养物质、代谢产物和离子,一些膜蛋白具有连接膜的作用,一些膜蛋白能够作为受体感受细胞周围的化学信号,还有一些膜蛋白与酶的化学反应相关。

根据细胞类型和细胞器类型的不同估计,细胞膜可能包含数百种不同的蛋白质。每一种膜蛋白与细胞质都有不同的联系,因此膜的一个表面的特性与另一个表面的特性是不同的,这被称为膜的"两侧不对称性"。膜蛋白与细胞膜的磷脂双分子层可以通过多种方式结合,根据结合情况可将膜蛋白分为三类:膜内在蛋白(intrinsic protein)、膜外在蛋白(extrinsic protein)和脂锚定蛋白(lipd-anchored protein)(图4-6)。

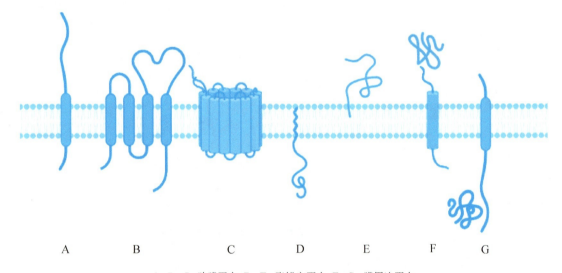

A、B、C. 跨膜蛋白 D、E. 脂锚定蛋白 F、G. 膜周边蛋白

图4-6 膜蛋白以各种方式与脂质双层结合示意图

(1) 膜内在蛋白

膜内在蛋白又称跨膜蛋白(transmembrane protein),占膜蛋白总量的70%~80%。跨膜蛋白可以穿过脂质双分子层,在膜的两侧暴露一部分膜蛋白。跨膜蛋白是双亲性分子,可分为单次跨膜蛋白、多次跨膜蛋白和多亚基跨膜蛋白三种类型。

连接蛋白质中氨基酸的肽键通常是极性的,这使得多肽主链具有亲水性。在许多跨膜蛋白中,多肽链只穿过膜一次。一些跨膜蛋白也会形成亲水孔,允许水溶性分子穿过膜。具有单一跨膜α螺旋的蛋白质不能形成亲水孔,而具有亲水孔的蛋白质通常含有许多包含疏水和亲水氨基酸的α螺旋,可实现多次跨膜。在脂质双分子层的疏水环境中,α螺旋依次排列成环状,使疏水侧链暴露在膜脂的外侧,亲水侧链在脂质双分子层上形成亲水孔内衬。有一些跨膜蛋白的多肽链以β折叠的方式弯曲成一个穿越脂双层的圆筒,称为β桶。朝向β桶里面、衬在水通道里面的氨基酸侧链多数是亲水的,在β桶外表面、与脂双层疏水中心接触的氨基酸侧链全是疏水的。

（2）膜外在蛋白

膜外在蛋白又称周边蛋白（peripheral protein），占膜蛋白总量的20%~30%，是一类与细胞膜结合比较松散的蛋白质。膜外在蛋白不插入脂双层，通过非共价键或α螺旋间接与细胞膜结合，分布在质膜的胞质侧或胞外侧。

（3）脂锚定蛋白

脂锚定蛋白又称脂连接蛋白（lipid-linked protein），位于膜的两侧，很像周边蛋白，但与周边蛋白不同的是脂锚定蛋白以共价键与脂双层内脂分子相结合。脂锚定蛋白以两种方式通过共价键与脂类分子结合：一种直接与脂双层中的某些脂肪酸链形成共价键而被锚定在脂双层上；另一种是通过共价键与脂双层外层中磷脂酰肌醇分子相连的寡糖链结合而被锚定到脂膜上，结合而成的物质又称为糖基磷脂酰肌醇锚定蛋白（glycosylphosphatidylinositol-anchored protein）。

膜糖

细胞膜中含有一定量的糖类，占质膜重量的2%~10%。例如，红细胞膜中的糖类占质膜重量的8%。膜糖中的大部分糖以寡糖或多聚糖链的形式与膜蛋白共价结合形成糖蛋白。大部分糖蛋白上的糖基化主要发生在天冬酰胺、丝氨酸和苏氨酸的残基上，并且经常同时发生在几个位点上。其他的膜蛋白有1个或多个长多糖链与它们相连，称为蛋白聚糖。糖蛋白、蛋白聚糖和糖脂上的几乎所有糖类都位于细胞膜的非细胞质一侧，糖基化保护层使细胞表面免受机械和化学损伤。糖基化层中的寡糖和多糖会吸收水分，使细胞表面变得黏稠，帮助迁移的细胞（如白细胞）通过狭窄的空间。在多细胞生物中，糖基化层的独特糖基排列顺序可以作为一个独特的识别特征，例如，糖基化层中的特定寡糖参与了精子和卵子的识别。目前，糖脂中寡糖侧链的功能不是很清楚，但由糖脂的位置可以推断它们参与了细胞与细胞环境之间的相互作用，如细胞识别、黏附、迁移等功能。

第三节 细胞膜与疾病

细胞膜的存在使细胞内环境保持了相对的稳定，起到了调节细胞正常生命活动的作用。细胞膜的作用体现在细胞内外物质运输、信息传递、细胞识别和代谢调节等各种生命活动中。因此，细胞膜结构的任何成分改变和功能异常，都会导致细胞发生病变，甚至出现机体功能紊乱，引起疾病的发生。细胞膜中存在许多与物质跨膜运输相关的运输蛋白（如载体蛋白、通道蛋白、离子泵等），这些蛋白质的功能紊乱都可能导致物质运输障碍而引发疾病，编码运输蛋白的基因突变或表达异常可引起运输蛋白数量异常或结构缺陷，是相应遗传性膜运输异常疾病产生的原因。

膜转运系统异常与疾病

细胞膜中许多与物质转运有关的转运蛋白能够特异地运送一定的物质。转运蛋白可分为载体蛋白和通道蛋白两种类型。载体蛋白只容许与自身结合部位相适应的分子或离子通过，而且每次转运时都会发生自身构象的改变；通道蛋白只容许与自身通道的直径和形状相匹配、大小和电荷相适宜的分子或离子通过，这些物质通过通道蛋白时，不需要与通道蛋白结合。转运蛋白的结构缺损或功能异常,都会产生一定的疾病,如胱氨酸尿症(cystinuria)、肾性糖尿(renal glycosuria)、囊性纤维化(cystic fibrosis)等。

(1) 载体蛋白异常与疾病

胱氨酸尿症是一种遗传性肾小管膜转运异常疾病,由患者肾小管上皮细胞运输胱氨酸及双氨基氨基酸(赖氨酸、精氨酸及鸟氨酸)的载体蛋白缺陷所导致,患者的肾小管重吸收以上四种氨基酸减少,尿中含量增加,尿液过量排出使得血液中四种氨基酸的含量低于正常值。患者每日尿液中胱氨酸达到一定值时,便会析出晶体,引起尿路中胱氨酸结石的形成。目前发现,近端肾小管上皮细胞上的 rBAT 和 BAT1 蛋白是参与转运胱氨酸及双氨基氨基酸的载体蛋白,当编码这两种蛋白的基因(SLC3A1 和 SLC7A9)发生突变引起载体蛋白缺陷时,便会出现以上的病理表现。

肾性糖尿是一种遗传性葡萄糖载体蛋白异常性疾病。正常情况下,葡萄糖经肾小球滤出后,绝大部分在近端小管经钠-葡萄糖共转运蛋白重吸收。肾性糖尿患者的肾小管上皮细胞膜上的这种转运蛋白功能缺陷,使葡萄糖的重吸收障碍从而引起糖尿。

(2) 通道蛋白异常与疾病

编码离子通道蛋白的相关基因突变也会导致严重的疾病,其中囊性纤维化是目前研究最多的离子通道异常疾病,它是由囊性纤维化跨膜转导调节因子(cystic fibrosis transmembrane conductance regulator, CFTR)基因突变引起的。当 CFTR 基因突变(70%的患者基因中编码第 508 位苯丙氨酸的密码子缺失)后,患者会丧失 CFTR 离子通道蛋白的功能,导致上皮细胞无法外运 Cl^-,使 Cl^- 和水聚集于胞内。当囊性纤维化累及呼吸道上皮细胞时,呼吸道会出现气道中分泌物的含水量不足、黏度增大,纤毛摆动困难,此时呼吸道不利于痰液外排,易引发细菌感染。当囊性纤维化累及皮肤细胞时,Cl^- 外排障碍可导致汗腺细胞中 Na^+ 的再吸收困难。因此囊性纤维化患者的皮肤常有盐堆积,被称为"盐孩"。胆管、肠及胰腺细胞也存在类似的机制,会产生相应的临床症状。

膜受体异常与疾病

细胞膜受体在物质跨膜运输和信号转导过程中起重要作用。由细胞膜受体的数量、结构、特异性、结合力的异常所引起的疾病被统称为受体病(receptor disease)。受体病主要有以下三种类型。

(1) 遗传性受体病

遗传性受体病是受体基因突变引起受体缺乏或结构异常所导致的疾病,如家族性高胆固醇血症(familial hypercholesterolemia, FH)、血小板表面黏着受体缺陷症、睾丸女性化综合征等。

家族性高胆固醇血症是一种常染色体显性遗传病(autosomal dominant disease),是欧美地区及南非等国家常见的遗传病之一。低密度脂蛋白(low density lipoprotein, LDL)是胆固醇的重要载体。当血液中胆固醇含量增加或细胞需要胆固醇的时候,细胞表面的 LDL 受体就会从血流中将 LDL 拉入细胞中。当患者编码 LDL 受体的基因发生突变导致 LDL 受体缺乏或结构异常时,细胞不能摄取 LDL 颗粒,引起血胆固醇浓度升高并在血管中沉积,患者会过早地发生动脉粥样硬化或冠心病。有些患者合成的 LDL 受体数目减少;有些患者 LDL 受体数目正常,但受体与 LDL 结合部位有缺陷;有些患者受体与 LDL 结合、内移均正常,但在胞体中不能与 LDL 分离,一同被溶酶体酶降解而不能再循环到细胞膜上。以上情况均会造成 LDL 受体介导的胞吞障碍,出现持续的高胆固醇血症。

(2) 自身免疫性受体病

自身免疫性受体病是患者自身产生某种受体的抗体并与该受体结合,使该受体失去功能或功能改变而导致的疾病。例如,重症肌无力患者血清中有能与乙酰胆碱受体相结合的抗体,即自身抗体,这些抗体与神经-肌肉接头处突触后膜上的乙酰胆碱受体结合,会导致乙酰胆碱不能与受体结合,从而阻碍乙酰胆碱的作用,而乙酰胆碱是运动终板结构中的重要信号分子,缺乏乙酰胆碱可引发肌肉收缩障碍,从而导致重症肌无力的发生。

(3) 继发性受体病

继发性受体病是体内自身代谢紊乱导致的疾病。在许多疾病过程中,配体含量、pH 值、磷脂膜环境及细胞合成与分解蛋白质的能力等变化可引起受体数量及亲和力的继发性的改变。其中有的是损伤性变化,如膜磷脂分解引起的受体功能降低;有的是代偿性调节,如配体含量增高引起受体减敏(desensitization),以减轻配体对细胞的过度刺激。继发性受体异常可进一步影响疾病的进程。

肾上腺素能受体及其细胞内信号转导是介导正常及心力衰竭时心功能调控的重要途径。正常人心肌细胞膜包含 β_1、β_2 和 α_1 肾上腺素能受体,其中 β_1 受体占 70%～80%,是调节正常心功能的主要肾上腺素能受体亚型。心力衰竭时,β 受体下调,特别是 β_1 受体,其数量可降至 50% 以下;β_2 受体数量变化不明显,但对配体的敏感性降低。β 受体减敏是对过量儿茶酚胺刺激的代偿反应,可抑制心肌收缩力,减轻心肌的损伤,但也是促进心力衰竭发展的原因之一。另外,肥胖可使胰岛素受体功能下降,从而导致糖尿病的发生。

癌变与细胞膜的关系

肿瘤细胞表型及生物学行为的显著变化与细胞膜组分和结构的变化密切相关,主要表现有以下四种形式。

(1) 膜脂的改变

细胞膜上的糖脂含量虽少,但有着重要的生理功能,例如,参与膜受体功能的调节,细胞间的黏着和识别,细胞的生长和分化,等等。细胞的癌变过程常伴随着糖脂的改变,例如,糖链缩短,复杂的糖脂量下降或消失,出现一些简单的糖脂。其原因是细胞表面糖基转移酶活性降低,而糖苷水解酶活性增加,进而影响细胞黏着、识别、生长和分化等功能。肝癌、胃癌、肺癌、胰腺癌和淋巴瘤细胞都有鞘糖脂组分的改变,且有新鞘糖脂出现,这种改变也可出现在癌变前期。

(2) 膜蛋白的改变

肿瘤细胞膜中可发生某些蛋白质的丢失或增加,例如,纤黏连蛋白(fibronectin, FN)是由内质网合成后分泌到细胞表面的蛋白质,在正常细胞间起黏着作用,但在肿瘤细胞表面纤黏连蛋白明显比正常细胞表面少,有利于肿瘤细胞接触抑制的丧失和黏着作用的消失;肿瘤细胞中的纤溶蛋白酶原活化使血清中无活性的纤溶蛋白酶原转化为有活性的纤溶蛋白酶,纤溶蛋白酶可降解纤维,这也和肿瘤细胞的黏着性降低、浸润生长以及转移等恶性行为有关;肿瘤细胞表面的蛋白水解酶和糖苷酶活性增加,使膜对蛋白和糖的转运能力增加,能更多地为细胞分裂增殖提供物质基础;肿瘤细胞表面含唾液酸的糖蛋白明显增加,使机体免疫活性细胞不能识别、攻击肿瘤细胞;肿瘤细胞表面含唾液酸和岩藻糖的多肽或糖蛋白的量增加,使细胞表面负电荷增多,有利于肿瘤细胞的增殖。

(3) 膜抗原的改变

膜抗原的改变主要表现为正常抗原的消失和异型抗原的产生。例如，红细胞、血管内皮细胞、鳞状上皮细胞和柱状上皮细胞等均携带 ABO 抗原，若这些细胞发生恶变，不仅原有的 ABO 抗原会消失，还可能有异型抗原的出现，如 O 型或 B 型胃癌患者的正常胃黏膜细胞表面只有单一的 O 型或 B 型抗原，而胃癌细胞表面可出现 A 型抗原，这可能与某些糖基转移酶活性改变有关。以上 ABO 抗原被称为肿瘤相关抗原(tumor associated antigen，TAA)。TAA 是指肿瘤细胞和正常细胞均可表达的抗原，其含量在细胞癌变时明显增高，且只表现出量的变化而无严格的肿瘤特异性。胚胎抗原(fetal antigen)也属肿瘤相关抗原。一些细胞癌变时，可大量表达胚胎抗原，例如，肝癌细胞产生的甲胎蛋白(alpha fetoprotein，AFP)，结肠癌细胞表达的癌胚抗原(carcinoembryonic antighen，CEA)。胚胎抗原作为肿瘤血清标志物已常规应用于肿瘤的临床诊断，其含量的上升可作为肿瘤诊断、复发和预后的辅助性判断指标。肿瘤特异性抗原(tumor specific antigen，TSA)是肿瘤细胞特有的或只存在于某种肿瘤细胞中而不存在于正常细胞中的一类抗原。

目前有许多肿瘤相关抗原及肿瘤特异性抗原已被发现，以 TSA/TAA 为目标的靶向治疗是癌症治疗的重要途径。市场上已经有几种依赖此机制研发的癌症免疫治疗药物，且在临床上较为有效，例如，利妥昔单抗以 B 细胞上的 CD20 抗原为靶向，用以治疗非霍奇金淋巴瘤；曲妥珠单抗(赫赛汀)以 HER2 为靶向，用以治疗 HER2 阳性的乳腺癌。

(4) 对外源性凝集素的反应

外源性凝集素有使细胞凝集的作用。肿瘤细胞表面的凝集素受体的含量增加，同时流动性增强，导致受体聚集，易发生凝集现象，正常细胞不会发生凝集现象。

科学小故事

细胞膜"伪装术"——纳米药物载体

纳米药物载体具有尺寸小、选择性高、毒副作用小等特点，在负载药物进行肿瘤治疗方面具有很好的临床效果。然而，这种药物载体在生物体内易受到免疫系统的干预，从而阻碍药物在体内的输送。

经过多年来的不断探索，中国科学院化学研究所李峻柏课题组开发了一系列以细胞膜为基础的"伪装"的纳米载体，它犹如身穿迷彩服隐身在草地里的"士兵"，能成功逃脱生物体内免疫系统的识别和清除，改善药物分子在体内的输送效率及对肿瘤的治疗效果。

生物体内的红细胞可以越过血管屏障穿梭于血液与组织之间，不受免疫攻击，这主要是由于红细胞膜表面分布的抗体可以被免疫系统识别。受此启发，李峻柏课题组的科研人员决定将天然红细胞膜包裹在纳米载体表面。他们首先将天然红细胞膜分离囊泡化，再将其重构在纳米载体表面，这种使用天然红细胞膜合成组装的纳米载体，能轻松地"骗过"机体内的免疫系统，从而延长药物在血液中的循环时间，提高药物的给药效率。进一步的研究发现，在细胞膜"伪装"技术的帮助下，纳米药物载体不仅能轻松地逃脱免疫清除，延长其在血液中的循环时间，还能提高生物相容性，降低其在内脏器官中的富集和毒副作用。

与传统的纳米载体相比，新型药物载体在功能上更多样化，既能用于探索血液净化、药物输送、光动治疗肿瘤等潜在应用研究，还能利用细胞膜上的特异性识别蛋白实现对病变部位的靶向给药，以显著提高病变部位的治疗效果。此项研究可以预言，在未来的医学研究中，新型药物载体的研究思路将会启发科研人员利用机体正常的细胞修复受损组织，最终实现组织和器官的再生。

第五章
物质的跨膜运输

关键知识点

※ 被动运输与主动运输的类型和作用特点
※ 水通道的基本结构和作用特点
※ 易化扩散的特点和葡萄糖转运的机制
※ 钠钾泵的作用机制和意义

第一节　离子和小分子物质的跨膜运输

细胞的生存和生长必须与周围环境进行物质交换,必须摄入糖、氨基酸等营养物质,排出 CO_2 等废物,还要调节 H^+、Na^+、K^+、Ca^{2+} 等离子的胞内浓度。细胞膜能够调控物质进出细胞,从而起到屏障的作用,但由于细胞膜脂双层内部具有疏水性,几乎所有水溶性分子都不能透过脂双层,只有少数溶质(如 CO_2、O_2 等)能够通过简单扩散的方式透过。因此,不能简单扩散的离子和小分子物质的转运须依赖一种跨膜的膜转运蛋白,它能为细胞生存和生长所需物质的转运提供专属的跨膜通道(图 5-1)。

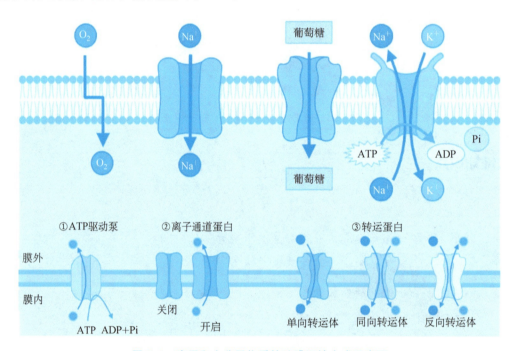

图 5-1　离子和小分子物质的跨膜运输方式示意图

物质的简单扩散

为了给跨膜运输的讨论提供基础,必须先了解细胞内外环境中物质成分(主要是离子)的差别。细胞内部的离子成分与其周围液体中的离子成分有很大区别(表 5-1),这对细胞的生存和功能起着决定性作用。像 Na^+、K^+、Ca^{2+}、Cl^- 这样的无机离子和 H^+(质子)是细胞环境中最为丰富的溶质,它们的跨膜迁移是许多生物学反应必不可少的部分。Na^+ 是细胞外含量最多的正电荷离子(阳离子),K^+ 是细胞内含量最多的正电荷离子。细胞外的高浓度 Na^+ 主要由细胞外的 Cl^- 平衡,细胞内的高浓度 K^+ 由细胞内各种带负电荷的离子(阴离子)平衡。细胞内外环境中离子分布的差异,一部分取决于细胞膜自身脂质双分子层的通透性,另一部分由细胞的膜运输蛋白调控。

表 5-1 典型哺乳动物细胞内外离子浓度的比较

成分	细胞内浓度(mmol/L)	细胞外浓度(mmol/L)
阳离子		
Na^+	5～15	145
K^+	140	5
Mg^{2+}	0.5	1～2
Ca^{2+}	10^{-4}	1～2
H^+	$7×10^{-5}$ ($10^{-7.2}$ mol/L 或 pH=7.2)	$4×10^{-5}$ ($10^{-7.4}$ mol/L 或 pH=7.4)
阴离子		
Cl^-	5～15	110

除了 Cl^-，细胞内还有很多别的阴离子，表 5-1 中未一一列出。事实上，大多数细胞营养物带有负电荷，如 HCO_3^-、PO_4^{3-}、蛋白质、核酸、带磷酸根和羧酸根的代谢物等。表 5-1 中所列出的 Ca^{2+} 和 Mg^{2+} 的浓度是指胞质溶胶中的游离离子。细胞内共有约 20 mmol/L Mg^{2+} 和 1～2 mmol/L Ca^{2+}，但是大多数与蛋白质和其他物质进行了结合，还有许多 Ca^{2+} 储存在各种细胞器中。

脂质双分子层内的疏水性阻止了包括离子在内的亲水性分子的自由通过。一般来说，物质的相对分子质量越小，其脂溶性越强，扩散速度越快。简单扩散(simple diffusion)是小分子物质通过膜运输最简单的方式，但必须满足两个条件，一个是溶质在膜的两边具有一定的浓度差，另一个是溶质必须能够穿过细胞膜。可以通过简单扩散穿过细胞膜的小分子有以下三种：①非极性小分子。例如，氧(32 Da)和二氧化碳(44 Da)能够轻而易举地溶解于脂质双分子层并且快速穿越细胞膜。细胞对这(氧和二氧化碳)的通透性能帮助其完成自身的呼吸过程。②不带电荷的极性分子(整个分子的电荷分布不均匀)。不带电荷的极性分子如果足够小，也能够顺利通过细胞膜的脂质双分子层。例如，水(18 Da)和乙醇(46 Da)可以快速通过细胞膜，甘油(92 Da)通过稍慢，葡萄糖几乎不能通过。③离子和带电分子。所有的离子和带电分子，无论它们的相对分子质量有多小，都不能通过细胞膜的脂质双分子层。离子和带电分子的电荷和它们对水分子强烈的电吸引力足以抑制它们进入细胞膜的脂质双分子层的疏水相。例如，人工双分子层对水的渗透性是 Na^+ 或 K^+ 等小离子的 10 亿倍。

膜运输蛋白介导的物质跨膜运输

膜运输蛋白(membrane transport protein)具有多种结构，它们存在于所有类型的生物膜上。目前已知的膜运输蛋白都有跨越多个脂质双分子层的多肽链。多肽链来回穿过脂质膜，有选择性地允许小的亲水分子直接通过膜，而不与疏水双分子层内部直接接触。每种膜运输蛋白只允许特定类型的分子或物质通过。例如，有些通道蛋白只对 Na^+ 开放，不允许 K^+ 进出。存在于细胞膜或细胞器中的膜运输蛋白是决定溶质能否进出细胞或细胞器的关键。不同类型的细胞膜或质膜都有一套独特的膜转运蛋白体系。

膜运输蛋白主要分为载体蛋白(carrier protein)和通道蛋白(channel protein)两种类型。

通道蛋白主要根据分子的大小和所带电荷进行辨别,假如这个通道处在开放状态,那么离子或足够小的带有适当电荷的分子就能通过。生物膜的脂双层对带电物质和 Na^+、K^+、Ca^{2+}、Cl^- 等极性很强的离子高度不可透,它们不能直接穿膜转运,但借助膜运输蛋白后穿膜速率非常高,可以在数毫秒内完成转运。这种高效率的转运,不是借助载体蛋白,而是借通道蛋白完成的,通道蛋白可形成让小的水溶性分子被动进出细胞或细胞器的跨膜孔。目前已经发现的通道蛋白有 100 多种,普遍存在于各类型细胞膜和细胞器膜上。通道蛋白都与离子的转运有关,所以通道蛋白也被称为离子通道(ion channel)。

离子通道是整合膜蛋白,其构成与载体蛋白不同,它们可以在膜上形成亲水性的穿模孔,快速并选择性地让某些离子通过、扩散到膜的另一侧。离子通道有以下几个特点:①被动运输。离子通道的通道是双向的,离子的净通量取决于电化学梯度(顺电化学梯度方向自由扩散)。通道蛋白在转运过程中不与溶质分子结合。②具有高度的选择性。只有大小和电荷适宜的离子才能通过离子通道。例如,K^+ 通道只允许 K^+ 通过,不允许 Na^+ 通过。③转运速率高。离子通道可以在每秒内允许 $10^6 \sim 10^8$ 个特定离子通过,比载体蛋白的最高速率还要高约 1 000 倍。④通道开放受"门控"控制。多数离子通道并非持续开放,离子通道的活性由通道开和关两种构象所调节,能对一定的信号做出适当的反应。

已经确认的大多数离子通道以开放构象或关闭构象存在。离子通道的开放与关闭受细胞内外多种因素的调控,被称为门控。根据通道门控机制的模式和所通透离子的种类,门控通道大致可分为三类:配体门控通道(ligand-gated channel)、电压门控通道(voltage-gated channel)、机械门控通道(mechano-gated channel)。

(1) 配体门控通道

配体门控通道实际上是离子通道型受体,它们与细胞外的特定配体结合后发生构象改变,将门控打开,允许某种离子快速穿膜扩散,如乙酰胆碱受体。配体门控通道是 4 种不同亚单位组成的五聚体穿膜蛋白($\alpha 2\beta\gamma\delta$),每个亚单位均有 1 个大的穿膜 N 端(约210 aa)、4 段穿膜序列(M1~M4)以及 1 个短的胞外 C 端。各亚单位通过氢键等非共价键形成 1 个结构为 $\alpha 2\beta\gamma\delta$ 的梅花状通道结构,通道表面有 2 个乙酰胆碱(ACh)结合位点。在没有 ACh 结合的情况下,受体各亚基中 M2 组成的孔区处于关闭状态,此时 M2 亚基上的亮氨酸残基伸向孔内形成 1 个纽扣结构。ACh 一旦与受体结合,便会引起孔区的构象改变。M2 亚基上的亮氨酸残基从孔道螺旋出去,此时形成的孔径大小足以使膜外高浓度的 Na^+ 内流,同时使膜内高浓度的 K^+ 外流,结果该处膜内外电位差接近 0。

(2) 电压门控通道

电压门控通道的开放与关闭受膜电位改变的影响。电压门控通道蛋白的分子结构中存在一些对膜电位改变敏感的基团或亚单位,可以诱发通道蛋白构象的改变,从而将"门"打开,使得一些离子顺浓度梯度自由扩散通过细胞膜。电压门控通道的"门"的开放时间非常短,只有几毫秒,随即迅速自发关闭。电压门控通道主要存在于神经元细胞、肌细胞以及腺上皮细胞等可兴奋的细胞上,包括 K^+ 通道、Ca^{2+} 通道、Na^+ 通道和 Cl^- 通道。

目前人们对电压门控 K^+ 通道的了解最多。真核生物的单个 K^+ 通道由 4 个相同的 α 亚基组成,它们对称排列在中央离子输送孔周围。每个亚基肽链的 C 端和 N 端都位于胞质侧,而多肽链的中央部分含有 6 个 α 螺旋穿膜片段(S1~S6),其中 S4 为电压敏感片段。每个 α 亚基的 N 端在胞质中卷曲成与多肽链连接的"球"形域,S5 和 S6 两个穿膜螺旋与被称为 H5

（或P）的多肽片段连接,来自4个亚基的H5片段进入K^+通道的中央,形成一个足够大的残基环,K^+脱掉水合外壳后可以通过。此外,电压门控K^+通道在胞质中还结合有4个调节性的β亚基。电压门控K^+通道存在3种相互关联的构象关闭、开启和失活。该通道通过电压的变化开启,并受S4穿膜螺旋的调节。S4穿膜螺旋沿着多肽链含有几个带正电荷的氨基酸残基,推测这部分是电位感受器。在静息条件下,穿膜的负电位使S螺旋保持孔的闭合状态。膜电位如果朝正值变化,就会对S4螺旋施加电场力,使S4螺旋旋转,导致带正电荷的残基旋转180°朝向细胞外。这样的运动会引起蛋白质的构象变化,导致通道的开口打开,每毫秒有几千个K^+通过,几乎和自由扩散的速率相近。通道开放几毫秒后,α亚基的N端在胞质中卷曲的球形结构通过侧窗摆动入通道的中央腔中,阻止K^+通过,通道失活。几毫秒后,球被释放,孔道的开口关闭。电压门控K^+通道的这种开关机制被称为球链模型。

（3）机械门控通道

机械门控通道是通道蛋白感受机械力而改变构象开启,离子通过亲水通道进入细胞,引起膜电位变化,产生电信号。例如,内耳听觉毛细胞顶部的听毛上就有机械门控阳离子通道,当声音传至内耳时,毛细胞下方基膜发生振动,使听毛触及上方的覆膜,迫使听毛倾斜产生弯曲,在这种机械力作用下,机械门控通道蛋白构象改变而开放,离子进入内耳毛细胞,膜电位改变,从而将声波信号传递给听觉神经元。

绝大多数离子通道的开放受门控控制,开放时间短暂,只有几毫秒,开和闭快速切换。但也有一些离子通道是持续开放的,如K^+渗漏通道。主要的离子通道类型与功能如表5-2所示。

表5-2 主要的离子通道类型与功能

离子通道	典型位置	功能
K^+渗漏通道	大多数动物细胞膜	维持静息膜电位
电压门控Na^+通道	神经细胞轴突质膜	产生动作电位
电压门控K^+通道	神经细胞轴突质膜	在一个动作电位后使膜恢复静息电位
电压门控Ca^{2+}通道	神经终末的质膜	激发神经递质释放
乙酰胆碱Na^+和Ca^{2+}通道	在神经-肌接头处质膜	在靶细胞将化学信号转换为电信号
GABA门控Cl^-通道	许多神经元的突触处质膜	抑制突触信号
机械门控阳离子通道	内耳听觉毛细胞	感受声波震动

载体蛋白只允许与自身相结合的分子或离子通过,而且每次转运都需要改变自身构象。主要的载体蛋白见表5-3。目前对载体蛋白在分子水平上如何发挥作用的细节还不清楚。一般认为,载体蛋白对它们所运输的溶质具有高度的专一性,并可以借助其上的结合位点暂时、可逆地与物质结合。载体蛋白表面的特定结合位点与特定的溶质分子结合会引发载体蛋白的构象变化。通过一定的易位机制,载体蛋白将被转运的溶质分子从膜的一侧移到另一侧。同时,随着构象的改变,载体蛋白对物质的亲和力降低,物质与载体蛋白分离,溶质沿浓度梯度扩散出去,载体蛋白恢复到原来的构象。

以葡萄糖的转运为例,葡萄糖作为身体最基本的直接能量来源,在许多细胞（包括红细胞）外的浓度都高于胞内。大多数哺乳动物细胞都含有1种有助于葡萄糖从血液扩散到细胞内的膜运输蛋白。人类基因组编码12种与糖转运相关的载体蛋白GLUT1~GLUT12(葡萄糖载体蛋白家族),它们具有高度同源的氨基酸序列,并且都包含12次穿膜的α螺旋。人们通过对GLUT1的研究发现,多肽穿膜段主要由疏水性氨基酸残基构成,但有些α螺旋带有Ser、Thr、Asp和Glu残基,其侧链可特异性结合葡萄糖羟基。这些氨基酸残基被认为可以形成载体蛋白朝内或朝外的葡萄糖结合位点。人红细胞膜上有约5万个葡萄糖载体蛋白,相当于膜蛋白总数的5%,最大转运速度约为180个葡萄糖分子每秒。动力学研究表明,葡萄糖转运是通过葡萄糖载体蛋白的两种构象变化交替完成的。由于载体蛋白是多重跨膜蛋白,所以它们不能通过在脂质双分子层之间来回移动或翻转来运输物质。在初始构象中,葡萄糖载体蛋白的葡萄糖结合位点朝向细胞外部,在与葡萄糖结合后,诱导构象变化,葡萄糖结合位点转向细胞内部,将葡萄糖释放到细胞中,然后恢复到原来的构象。这样葡萄糖载体蛋白不断地将葡萄糖转运入细胞。

表 5-3 主要的载体蛋白

载体蛋白	位置	能量来源	功能
葡萄糖易化扩散运输蛋白	大多数动物细胞质膜	无	被动运输葡萄糖
Na^+驱动的葡萄糖转运蛋白	肾与肠上皮细胞顶部质膜	Na^+梯度	主动运输葡萄糖
Na^+-H^+交换载体	动物细胞膜	Na^+梯度	输出H^+,调节胞内pH
Na^+-K^+泵	大多数动物细胞膜	ATP水解	主动输出Na^+,输入K^+
Ca^{2+}泵	真核细胞膜	ATP水解	主动运输Ca^{2+}
H^+泵	动物细胞溶酶体膜	ATP水解	从胞质中主动输入H^+

除了上面提到的阴离子和阳离子外,细胞经常要运输的成分还有水分子。水分子虽然可以以简单扩散的方式通过细胞膜,但是扩散速度非常缓慢,而许多细胞如肾小管和肠上皮细胞、血细胞、植物根细胞以及细菌等对水的吸收极为快速。长期以来,人们一直猜想细胞膜上可能存在水的专一通道。1988年,美国学者彼得·阿格雷(Peter Agre)在分离纯化红细胞膜Rh血型抗原核心多肽时,偶然发现质膜上有构成水通道的膜蛋白,将其命名为水通道蛋白(aquaporin,AQP),从而确认了细胞膜上有水转运通道蛋白的理论,他也因此获得了2003年的诺贝尔化学奖。

目前已发现的哺乳动物水通道蛋白家族有13种功能相似、基因来源不同的AQP(AQP0~AQP12)在人体的不同组织细胞上表达。这13种成员根据其特性可以分为3个家族:①AQP0、AQP1、AQP2、AQP4、AQP5、AQP6、AQP8的基因结构类似,氨基酸序列30%~50%同源,只能通透水,属于经典的选择性水通道;②AQP3、AQP7、AQP9、AQP10除对水具有通透性外,对甘油和尿素等中性小分子也具有通透性,是AQP家族的第二个亚家族——水甘油通道;③AQP11和AQP12是最远亲的种内同源基因产物,它们仅和AQP家族成员分享20%同源序列,具有多种多样的NAP盒,属于第三类AQP亚家族。

目前我们对AQP1的结构研究得比较清楚。AQP1是由4个对称排列的圆筒状亚基包绕而成的四聚体,每个亚基(即1个AQP1分子的中心)存在1个只允许水分子通过的中央孔,孔的直径约为0.28 nm,稍大于水分子直径。1个AQP1分子是1条多肽链,6个长α-螺旋构成基本骨架,2个嵌入但不贯穿膜的短α-螺旋几乎顶对顶地位于脂双层中。在2个短α-

螺旋相对的顶端，各有1个在所有水通道家族蛋白中都保守存在的Asn-Pro-Ala(NPA)氨基酸序列，它们使顶对顶结构得以稳定存在。亲水性通道的壁由6条兼性的α-螺旋围成，每个螺旋朝向脂双层一面，由非极性氨基酸残基构成，通过范德华力和疏水性相互作用与脂肪酸链连接，朝向中央孔一面由极性氨基酸残基构成。

AQP1对水分子有严格的选择性。AQP1通道蛋白每秒可以允许3×10^9个水分子通过。水分子的转运不需要能量，也不受门控机制调控。水分子通过水通道的移动方向完全由膜两侧的渗透压差决定，从渗透压低的一侧向渗透压高的一侧移动，直到两侧渗透压达到平衡。因此，水通道是水分子在溶液渗透压梯度的作用下穿膜转运的主要途径。

水通道大量存在于与体液分泌和吸收密切相关的上皮和内皮细胞膜上，参与人体的多种重要生理功能，如肾脏的尿液浓缩、体温调节、各种消化液的分泌、胃肠道各段对水的吸收、脑脊液的吸收和分泌平衡、泪液和唾液的分泌以及房水分泌吸收调节眼压等。随着对水通道蛋白功能认识的不断深入，水通道正在作为治疗人类疾病的药物作用靶点而引起重视，水通道功能的调节剂可能为与体液转运异常有关的疾病提供新的治疗途径。

载体蛋白和通道蛋白允许小分子穿过细胞膜，在许多情况下，溶质的相对浓度决定了迁移的方向，分子可以自发地从高浓度区域迁移到低浓度区域，因为不需要其他驱动力，迁移是被动的。当细胞外的溶质浓度比细胞内高，并有一个适当的通道或载体蛋白的质膜，溶质被动地沿着浓度梯度通过细胞膜进入细胞，称为易化扩散(facilited diffusion)。易化扩散中运输蛋白不消耗能量，所有通道蛋白和很多载体蛋白都通过这种方式转运物质。上文提到的简单扩散和此处的易化扩散都不消耗能量，是顺浓度梯度运输，二者都属于被动转运(passive transport)的运输方式，二者的不同之处是，易化扩散需要载体，而简单扩散不需要载体。

细胞不能仅仅依靠被动运输，为了维持胞内离子的组成，使胞外离子以较低的浓度输入溶质，溶质需要反向的电化学梯度运输。特定的转运蛋白与能量释放过程有关，该过程驱动中离子从低浓度到高浓度的跨膜运输称为主动运输(active transport)。主动运输的能量来源包括ATP水解、光吸收、电子传递、离子顺浓度梯度运动等。由于主动运输发生在浓度梯度上，这一类特殊的转运体被称为"泵"。根据主动运输中能量利用方式的不同，动物细胞可分为两种类型：ATP驱动泵(由ATP直接提供能量)和协同运输(由ATP间接提供能量)。

ATP驱动泵都是穿膜蛋白，它们在膜的胞质侧有1个或多个ATP结合位点，能够水解ATP使自身磷酸化(phosphorylation)，利用ATP水解所释放的能量将被转运分子或离子从低浓度向高浓度转运。根据泵蛋白的结构和功能特性可以将ATP驱动泵分为四类：P-型离子泵(P-class ion pump)、V-型离子泵(V-class pump)、F-型离子泵(F-class pump)和ABC转运体(ABC transports)。前三种只转运离子，最后一种主要转运小分子。下面进行详细阐述。

(1) P-型离子泵

所有的生物都依赖P-型离子泵来运输细胞膜上的阳离子。P-型离子泵都有两个大的亚基(α亚基)，具有独立的ATP结合位点，大多数还有两个小的β亚基。在P-型离子泵离子转运过程中，至少有一个α催化亚基发生磷酸化和去磷酸化反应，从而改变泵蛋白的构象，实现离子通过膜的转运。由于在泵的工作过程中会形成磷酸化中间体，"P"代表磷酸化，故命名为P-型离子泵。动物细胞中的Na^+-K^+泵、Ca^{2+}泵和哺乳动物胃腺壁细胞中的H^+-K^+泵均属于P-型离子泵。

Na^+-K^+泵中ATP驱动的Na^+泵把ATP水解为ADP，从而把Na^+转运到细胞外，因此

Na$^+$-K$^+$泵不仅是一种载体蛋白,也是一种酶。同时,Na$^+$-K$^+$泵把Na$^+$的向外转运与K$^+$的向内转运偶联起来,泵入和泵出都逆电化学梯度,因此该泵又称Na$^+$-K$^+$-ATP酶。Na$^+$-K$^+$泵在动物细胞的能量系统中起主要作用,据估算它要消耗细胞总ATP的30%或以上。Na$^+$-K$^+$泵由α亚基和β亚基构成,α亚基的相对分子质量为120 kDa,是一个多次穿膜的膜整合蛋白,具有ATP酶活性;β亚基相对分子质量的为50 kDa,是具有组织特异性的糖蛋白,并不直接参与离子的穿膜转运,但能帮助在内质网新合成的α亚基进行折叠。当把α亚基与β亚基分开时,α亚基的酶活性丧失。

Na$^+$-K$^+$泵在工作时具有循环性,共有六个步骤(图5-2):第一步,Na$^+$与Na$^+$-K$^+$泵暴露在胞内的部位相结合,激活ATP酶活性。第二步,ATP被裂解释放ADP,并把磷酸基团转移到该泵本身的高能键上,也就是泵自身磷酸化。第三步,磷酸化引起该泵改变构象,以便释放细胞外表面的Na$^+$,同时暴露同一面上的K$^+$结合部位。第四步,细胞外K$^+$的结合。第五步,细胞外K$^+$的结合引发去除磷酸基团。第六步,上一步使该泵变回原来构象,把K$^+$释放到细胞内。Na$^+$-K$^+$泵的一个循环周期耗时约10 ms,然后反复进行。Na$^+$-K$^+$泵循环中的每一步都取决于前一步,所以其中任何一步受阻,该泵的全部功能就会停止。例如,当Na$^+$-K$^+$泵抑制剂乌本苷在膜外侧占据K$^+$的结合位点后,Na$^+$-K$^+$泵的活性就被抑制了;当抑制生物氧化作用的氰化物使ATP供应中断时,Na$^+$-K$^+$泵会因失去能量来源而停止工作。Na$^+$-K$^+$泵这种紧密的偶合保证了该泵只有与合适的离子结合时才工作,因而避免了无效的ATP水解。

Na$^+$-K$^+$泵水解1个ATP分子可以输出3个Na$^+$,转入两个K$^+$,Na$^+$依赖的磷酸化和K$^+$依赖的去磷酸化有序地交替进行。Na$^+$-K$^+$泵不停地排出Na$^+$,这些Na$^+$是通过其他载体蛋白和离子通道不断输入的。Na$^+$-K$^+$泵以以上两种方式保持胞质溶胶中的Na$^+$浓度为胞外液体中的1/30~1/10,而K$^+$的浓度比胞外液体高10~30倍。Na$^+$-K$^+$泵能保证细胞内低Na$^+$、高K$^+$的离子环境,这具有重要的生理意义,如调节渗透压来维持恒定的细胞体积、保持膜电位、为某些物质的吸收提供驱动力和为蛋白质合成及代谢活动提供必要的离子浓度等。

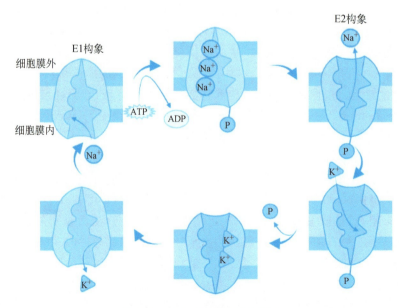

图5-2 Na$^+$-K$^+$泵活动示意图

Ca^{2+}泵也是一种ATP酶,在循环工作期间,它被不断地磷酸化和去磷酸化,通过两种构象改变、结合与释放Ca^{2+}。Ca^{2+}泵每水解1个ATP分子,能逆浓度梯度转运2个Ca^{2+}进入肌浆网或泵出细胞。Ca^{2+}泵的工作方式与Na^+-K^+泵差不多,但Ca^{2+}泵只结合Ca^{2+},不需结合和转运第二个离子就能回到其原来构象。Na^+-K^+泵和Ca^{2+}泵有相似的氨基酸序列和结构,在进化中很可能有同样的起源。人们目前对肌细胞内肌浆网上的Ca^{2+}泵了解较多,已经获得了它的三维结构高分辨解析,发现它是10次穿膜的α螺旋多肽链,大约由1 000个氨基酸残基构成,与Na^+-K^+泵的α亚基同源。

　　像Na^+一样,胞质内的Ca^{2+}浓度也被保持在低于胞外的程度,但是细胞内外Ca^{2+}的量都要比Na^+少得多,然而Ca^{2+}的跨膜转运非常重要,因为它能与细胞内许多其他分子紧密结合改变它们的活性,例如,进入胞质溶胶的Ca^{2+}常被用作引发细胞内其他事件的信号,像信号分子的分泌、肌细胞的收缩、神经递质释放等。胞质溶胶内游离Ca^{2+}的浓度越低,细胞对胞外Ca^{2+}的增加越敏感,因此细胞内必须保持非常低的游离Ca^{2+}浓度。真核细胞胞质中含有极低浓度的Ca^{2+}($\leqslant 10^{-7}$ mmol/L),而细胞外Ca^{2+}浓度却高得多(约10^{-3} mmol/L)。细胞内外的Ca^{2+}浓度梯度就是由膜上的Ca^{2+}泵主动维持的。

　　(2) V-型离子泵

　　V-型离子泵存在于真核细胞的膜性酸性区室,V代表小泡(vacuole),如网格蛋白有被小泡、内体、溶酶体、高尔基复合体、分泌泡(包括突触小泡)以及植物细胞液泡膜上的H^+-泵,也存在于某些分泌质子的特化细胞(如破骨细胞和肾小管上皮细胞)的质膜上。V-型离子泵也是由多个穿膜和胞质侧亚基组成的,其作用是利用ATP水解供能,将H^+从胞质基质中逆电化学梯度转运到上述细胞器和囊泡中,使其内部成为酸性环境,并保持胞质基质的pH中性。V-型离子泵运输时需要ATP供能,但不形成磷酸化中间体。

　　(3) F-型离子泵

　　F-型离子泵存在于细菌质膜、线粒体内膜和叶绿体膜中,它使H^+顺浓度梯度运动,所释放的能量使ADP转化成ATP,偶联质子转运和ATP合成。因此,F-型离子泵也被称为H^+-ATP合成酶,其详细结构和工作机制见第六章第六节。

　　(4) ABC转运体

　　ABC转运体是一类以ATP供能的运输蛋白,目前已发现的ABC转运体有100多种,广泛分布在从细菌到人类的各种生物体中,形成ABC超家族(ABC superfamily)。哺乳动物细胞中已确定大约50种不同的ABC运输蛋白,都具有底物特异性。在正常生理条件下,ABC超家族是哺乳动物细胞膜上磷脂、胆固醇、肽、亲脂性药物和其他小分子的运输蛋白,在肝、小肠和肾细胞的质膜中表达丰富,能将毒素、生物异源物质(包括药物)和代谢物排出细胞,降低有毒物质(包括药物)的积累而达到自我保护的作用。

　　所有ABC运输蛋白都具有4个核心结构域组成的结构模式:两个穿模结构域(T结构域)和两个胞质侧ATP结合域(A结构域)。每个T结构域由6个α螺旋穿膜组成,形成穿模转运通道,并决定每个ABC蛋白的底物特异性。ABC超家族所有成员的A结构域序列有30%~40%是同源的,表明它们有共同的进化起源。

　　最早被鉴定的真核细胞ABC运输蛋白来自对肿瘤细胞和抗药性培养细胞的研究,这些细胞高水平表达一种多药抗性运输蛋白(如MDR1),这种蛋白利用水解ATP的能量将多种药物转运出细胞。被 MDR1 转运的药物大部分是脂溶性的小分子,可以不依赖运输蛋白直接通过质膜进入细胞,干扰多种细胞功能活动,如化疗药物秋水仙碱和长春碱(通过阻断微管组装而抑制细胞的增殖)。如果肿瘤细胞 MDR1 过表达,化疗药物会被迅速泵出细胞而达不到药效,出现耐药性。目前人们还不能精确阐明 ABC 超家族的转运机制,翻转酶模型可能是说明 ABC 超家族转运机制的较好模型,根据这一模型推测,MDR1 利用 ATP 水解供能,将细胞质中带电荷的底物分子从脂双层的胞质侧单层翻转到胞外侧单层中,随后被转运的分子脱离质膜进入细胞外空间。带有 1 个或多个正电荷的脂溶性分子可以竞争性地与 MDR1 结合,说明它们在 ABC 运输蛋白上有相同的结合位点。

主动转运中还有另一种运输方式——协同运输(cotransport)。协调运输是一类由 Na^+-K^+ 泵或 H^+ 泵与载体蛋白通过相互协同作用间接消耗 ATP 所完成的跨膜运输方式。物质穿膜运动所需要的直接动力来自膜两侧离子的电化学梯度中的能量,而维持这种离子电化学梯度是通过 Na^+-K^+ 泵或 H^+ 泵消耗 ATP 实现的。动物细胞的协同运输利用膜两侧的 Na^+ 电化学梯度来驱动,植物细胞和细菌利用 H^+ 电化学梯度来驱动。根据溶质分子(Na^+ 或 H^+)运输方向与顺电化学梯度转移的离子方向的关系,协同运输又可分为共运输与对向运输。

共运输是指两种溶质分子沿同一方向在膜上的运输。在共运输方式中,物质的逆浓度梯度穿膜运输与所依赖的另一物质的顺浓度梯度的穿膜运输方向相同。例如,在肠腔中,酶将多糖水解为单糖,葡萄糖通过 Na^+/葡萄糖协同运输蛋白逆浓度梯度穿过小肠上皮细胞膜,Na^+/葡萄糖协同运输蛋白在质膜外表面结合 2 个 Na^+ 和 1 个葡萄糖分子,当 Na^+ 顺浓度梯度进入细胞时,葡萄糖就利用 Na^+ 电化学浓度差中的势能与 Na^+ 伴随逆浓度梯度进入细胞,当 Na^+ 在细胞质中释放时,载体蛋白的构象发生变化,载体蛋白失去对葡萄糖的亲和力,与葡萄糖分离,载体蛋白的构象恢复到原来的状态。进入细胞的 Na^+ 被 Na^+-K^+ 泵供出细胞外,以保持 Na^+ 的穿膜浓度梯度。因此,共运输消耗的能量实际上是通过 ATP 水解间接提供的,包括小肠上皮细胞和其他在质膜上具有类似共运输载体蛋白的器官(如肾脏)。每一种载体蛋白专一性地输入某一种糖(如葡萄糖、果糖、甘露糖、半乳糖等)或氨基酸等进入细胞。

对向运输是同一种膜蛋白将两种不同的离子或分子分别向膜的相反方向进行跨膜运输的过程。脊椎动物细胞都有钠离子驱动的对向运输载体,如 Na^+-H^+ 交换载体,通常这种载体蛋白偶联 Na^+ 顺浓度梯度流进细胞与 H^+ 流出,从而清除细胞代谢过程中产生的过多 H^+ 借以调节细胞内 pH 值。细胞内稳定的 pH 值是正常代谢活动所必需的,有证据表明,大多数生长因子在刺激细胞增殖过程中能激活对向运输,使胞内 pH 值从 7.1(或 7.2)升至 7.3。pH 值的升高在启动细胞增殖方面起着重要作用,例如,海胆卵受精后,由于 Na^+-H^+ 交换载体被激活,细胞内 pH 值升高,促使受精卵内蛋白质与 DNA 的合成。

综上所述,主动转运的特点有:①逆向转运。主动转运是小分子物质逆浓度或逆电化学梯度进行跨膜转运的过程。②消耗能量。主动转运可以直接利用水解 ATP 或者来自离子电化学梯度提供的能量。③需要膜上特异性载体蛋白的介导。细胞膜上的载体蛋白不仅具有特异的结合位点,还具有变化构象的能力,细胞根据生理活动的需要,通过各种不同的运输方式完成各种小分子物质和离子的跨膜转运。

第二节　生物大分子和颗粒物质的跨膜运输

大分子(如蛋白质、多核苷酸和多糖等)不能通过膜转运体进出细胞,但大多数细胞需要摄取和排泄大分子,有些甚至需要摄取大颗粒,为了做到这一点,细胞进化出一种以包入物形式从细胞外环境摄取物质的机制,称为胞吞作用(endocytosis);还有将大分子或微粒被排出细胞的机制,称为胞吐作用(exocytosis)。胞吞作用和胞吐作用涉及膜泡的融合和破裂,需要消耗能量,属于主动转运。

胞吞作用

真核细胞通过胞吞作用不断地从细胞外摄取大大小小的液体和分子,特化细胞也能内吞大颗粒物质甚至其他细胞。被摄入的物质逐渐被一小部分质膜包围,质膜首先向内出芽,然后断裂形成胞吞囊泡。通过胞吞作用摄入的物质最终被送到溶酶体中并在那里被消化消化产生的代谢物直接从溶酶体运输到细胞质中并在那里被细胞使用。根据胞吞作用的大小、状态和特异性可以将其可分为三种类型:吞噬作用(phagocytosis)、胞饮作用(pinocytosis)和受体介导的胞吞作用(receptor-mediated endocytosis)。胞饮作用是指细胞通过小囊泡(直径<150 nm)摄入液体和分子的过程。吞噬作用是细胞通过被称为吞噬体的较大囊泡(一般直径>250 nm)摄入微生物和细胞碎片等大颗粒的过程。受体介导的胞吞作用是指细胞通过受体介导,选择性、高效地吸收特定的细胞外大分子的过程。

吞噬作用在一百多年前就被发现了。吞噬是原生动物的一种进食方式,这些单细胞真核生物的细胞膜向内凹陷,将周围的颗粒包裹起来,形成吞噬体,吞噬细菌等大颗粒,然后吞噬体与溶酶体融合,食物颗粒在溶酶体中被消化。在多细胞生物中,只有中性粒细胞、单核细胞和巨噬细胞等少数细胞能有效地吞噬大颗粒,它们广泛分布于血液和组织中,通过吞噬入侵微生物和清除受损、死亡细胞,在免疫系统中发挥着重要作用。

胞饮作用是细胞非特异地摄取细胞外液的过程。细胞周围环境中的可溶性物质达到一定浓度时,可通过胞饮作用被细胞吞入。胞饮作用通常发生在质膜的特定区域,该区域的质膜能形成一个小凹坑,最后形成一个没有外被包裹的膜性囊泡,称为胞饮体或胞饮泡(直径<150 nm)。根据胞外物质是否附着在细胞表面可将胞饮作用分为两类:一类是液相内吞,它是非特异性的内吞作用,方式是细胞将细胞外液体及其可溶物吸收到细胞内;另一类是吸附内吞,方式是细胞外的大分子或小颗粒以一种特定的方式附着在细胞表面,附着区域的细胞膜内凹形成胞饮体,进而将附着物转移到胞内,此方式具有一定特异性。胞饮作用多见于可形成伪足并具有主动转运功能的细胞,如巨噬细胞、白细胞、毛细血管内皮细胞、肾小管上皮细胞、小肠上皮细胞等。胞饮泡进入细胞后与内体或溶酶体融合而降解。胞饮作用造成质膜的损失和吞噬的细胞外液由胞吐作用补偿和平衡。

受体介导的胞吞作用可以选择性和有效地吸收特定的细胞外大分子。细胞外液中某些大分子的浓度很低,当它们进入细胞时,需要被识别并与细胞膜上的特定受体结合,然后通过膜的内陷形成囊泡,囊泡脱离质膜进入细胞。受体介导的胞吞作用可以在不需要大量细胞外液的情况下特异性地摄取细胞外含量很低的成分,可以将特异性大分子的摄取效率提高1 000倍以上。

膜上有多个配体的受体集中的质膜的特定区域称为有被小窝(coated pits)。有被小窝的受体浓度比质膜的其他部分高10~20倍。体外培养的细胞有被小窝约占质膜表面积的2%。电镜下,有被小窝处的质膜直径为50~100 nm,凹陷处的质膜覆盖一层毛刺状电子致密物质,包括网格蛋白和衔接蛋白。

受体介导的胞吞作用开始于细胞外溶质(配体)与有被小窝中的受体结合形成配体-受体复合物。网格蛋白聚集在有被小窝的胞质侧,形成内凹,并进一步内陷,与细胞质膜破裂,形成一个有被小泡(coated vesicle)进入细胞。有被小泡的外表面包被由网格蛋白组装成的笼状篮网结构。网格蛋白又称笼蛋白,是一种由3条重链和3条轻链组成的蛋白质复合物。重链是一种纤维蛋白,相对分子质量为180 kDa,轻链相对分子质量为35 kDa,两者形成二聚体。这三个二聚体又形成有被小泡的结构——三腿蛋白复合物。36个三腿蛋白复合物结合形成1个六角形或五角形的网格蛋白,覆盖于有被小窝(或有被小泡)的细胞质侧表面。网格蛋白具有自组装能力,可在试管中自动组装成封闭篮网结构。网格蛋白的主要作用是将质膜向内拉,使其参与特定受体的捕获,将特定受体聚集在有被小窝上。在有被小泡的包被组成成分中,还有一种衔接蛋白,它是介于网格蛋白和配体-受体复合物之间的中间体,参与包被的形成并起连接作用。

有被小泡的形成通常还需要一种小G蛋白——发动蛋白的参与。发动蛋白的自组装可形成1个螺旋状的领圈结构并包绕在有被小窝的颈部,发动蛋白水解与其结合的GTP,引起其构象改变,从而将有被小泡从质膜上切割下来,形成网格蛋白有被小泡,有被小泡一旦从质膜上脱离,就会很快脱去包被,变成表面光滑的无被小泡。网格蛋白分子返回到质膜下方,重新参与形成新的有被小泡。无被小泡继而与早期内体融合。内体是动物细胞质中经胞吞作用形成的一种由膜包被包围的细胞器,其作用是运输由胞吞作用摄入的物质到溶酶体被降解。内体膜上有ATP驱动的质子泵(proton pump),可使腔内pH值降低。大多数情况下,内体的低pH值能改变受体和配体分子的亲和状态,从而释放配体分子。受体和配体分离后,内体以出芽的方式形成小囊泡,将受体运回质膜重新利用,开始下一轮的胞吞作用,而含有配体的内体将与溶酶体融合。

在受体介导的胞吞作用中,不同类型的受体具有三种不同的内体分选途径:大多数受体(如LDL受体和转铁蛋白受体)返回质膜进行另一轮内吞作用。部分受体(如表皮生长因子受体)与配体一起进入溶酶体并被降解,导致细胞表面受体数量减少。这是一种细胞减少对细胞外信号进一步反应的调节方式。一些受体-配体在胞内没有分离,内体与另一侧的质膜融合,配体被释放,受体被运输到质膜的另一部位。

受体介导的胞吞作用也用于摄取其他必需的代谢物,如维生素 B_{12}、铁、激素、生长因子、淋巴因子等,许多与细胞外信号分子结合的细胞表面受体也以这种方式被吸收。受体介导的内吞作用也可以被病毒利用,如流感病毒和导致艾滋病的艾滋病病毒,都以这种方式进入细胞。

胞吐作用

胞吐作用又称外排作用或出胞作用,是指细胞内的合成物质通过膜泡运输到细胞膜上,再与质膜融合后排出细胞的过程,与胞吞作用相反。胞吐作用能从细胞中除去酶、激素和其他未被破坏的物质。根据排出方式的不同,胞吐作用可分为组成分泌(constitutive secretion)

和受调分泌（regulated secretion）两种形式。

组成分泌是指分泌蛋白在粗面内质网中合成之后转运至高尔基复合体，经修饰、浓缩和分散形成分泌泡，随即被转运至细胞膜与质膜融合，最后将分泌蛋白排出细胞外的过程，分泌的蛋白质包括驻留蛋白、膜蛋白和细胞外基质各组分等。组成分泌普遍存在于动物细胞中。

受调分泌是指合成的分泌性蛋白首先储存在分泌囊泡中，只有当细胞受到细胞外信号（如激素）刺激时，细胞内 Ca^{2+} 浓度瞬间升高，然后启动胞吐过程，使分泌囊泡与细胞膜融合，将分泌物释放到细胞外。受调分泌只存在于分泌激素、酶和神经递质的细胞中。

第三节 跨膜运输异常与疾病

葡萄糖转运蛋白

葡萄糖转运蛋白（glucose transports protein，GLUT）自 20 世纪 70 年代在人类红细胞膜上被发现以来一直备受关注。随着研究的深入，研究者发现 GLUT 不但关系到人体最重要的能量物质——葡萄糖的摄取，而且与肿瘤细胞的恶性转化、增殖、侵袭等"行为"密切相关。GLUT 对机体内环境的改变非常敏感，受机体内环境、信号分子、小分子因子、机体代谢产物等的调节，并广泛参与信号通路。在 GLUT 家族中，GLUT1 分布最广泛，是对体内微环境变化反应最灵敏的转运体之一，如同基因中的"管家基因"。多数情况下，GLUT1 负责调控机体对葡萄糖的摄取，维持葡萄糖的基础代谢，协同分布特异性 GLUT，起局部微调节作用。GLUT1 是红细胞膜上存在的转运体，也是可通过血脑屏障的转运体，这使 GLUT1 与多系统的疾病发生有关。

（1）GLUT1 缺陷综合征

GLUT1 缺陷综合征亦称 De Vivo 综合征，是第一个被发现的影响血脑屏障功能的遗传性疾病。已知人的 GLUT1 存在于脑组织毛细血管内皮细胞膜上，该转运蛋白缺陷或其基因突变，均能影响脑内葡萄糖的转运，使脑的能量代谢障碍而发病。GLUT1 基因突变一般为自然突变使 GLUT1 缺陷，该缺陷会减少葡萄糖通过血脑屏障的转运，影响脑组织的葡萄糖代谢。GLUT1 缺陷综合征有家族发病倾向，但大多数病例属于散发。GLUT1 缺陷综合征患者的主要表现为癫痫发作、头小畸形、生长发育落后、共济失调、脑性瘫痪等，其 CT 和磁共振成像等影像学检查一般都是正常的，正电子发射电子计算机体层扫描显示脑摄取葡萄糖普遍降低，特别是中颞和丘脑代谢率更低。GLUT1 缺陷综合征患者有血脑屏障葡萄糖转运障碍，其正在发育的脑组织对葡萄糖这一主要能量来源的需求得不到满足。酮体可以不依赖葡萄糖转运系统而进入脑组织并作为大脑有效的替代能源，所以 GLUT1 缺陷综合征患者可以用生酮饮食（即高脂饮食）进行治疗。

（2）GLUT1 与肿瘤的关系

GLUT1 过度表达伴随着肿瘤的发生。有研究发现，GLUT1 可作为肝癌和结肠癌预后的预测因子，GLUT1 过表达与较差的预后效果独立相关。此外，癌细胞中的 GLUT1 表达显著上调，且 GLUT1 水平与肿瘤大小显著正相关。过氧化物酶体增殖物激活受体 δ（peroxisome proliferators-activated receptors δ，PPARδ）直接调控 GLUT1 和中性氨基酸转运蛋白溶质载体家族 1 成员 5（solute carrier family 1 member 5，SLC1A5）的基因转录，导致葡萄糖和氨基酸摄取的增加,促进 mTOR 信号通路的激活和肿瘤的形成。同时,高浓度的葡萄糖可激活 GLUT1-基质金属蛋白酶-2(matrix metalloproteinase-2,MMP-2)-基质金属蛋白酶-9(matrix metalloproteinase-9,MMP-9)信号通路,促使浸润性导管乳腺癌恶化。GLUT1 高表达有助于低血糖状态下突变细胞葡萄糖摄取的提高和糖酵解过程的增强,从而加速突变细胞的癌变。

水通道蛋白

水通道蛋白(AQP)是一组具有高度选择性的水通道蛋白家族。自从人们在红细胞膜上发现 1 个相对分子质量为 28 kDa 的 AQP 蛋白以来,其同型异构体被陆续发现。目前,人们在哺乳动物中已经鉴定出至少 13 种 AQP 亚型(AQP0-12),广泛分布于机体不同组织器官中,用于转运水、甘油、尿素等物质。

肾脏是体内 AQPs 含量最高的组织。多囊肾病是一种常见的遗传疾病,以双肾出现多个囊肿为特征。AQPs 通过调节细胞体积和内部渗透压,在多囊肾病的形成过程中产生重要影响。早期的研究显示,AQP2 在多囊肾病不同阶段的表达各不相同,且 AQP2 的表达影响囊泡增大。

水通道蛋白在正常的生理状态下维持着肠道水分子吸收和分泌的平衡,当机体出现严重腹泻时,水通道蛋白通过表达量增加或减少来调节细胞内外水分的吸收并且参与肠道液体的分泌。

AQPs 在维持肺脏组织与血管间的液体平衡中起重要作用,与肺水肿的发生发展有密切关系。有研究发现,AQP1 基因敲除后肺泡毛细血管膜屏障的透水性会降低至原来的 1/10,这可能是由于微血管内皮细胞中 AQP1 表达降低,减弱了水从血管向肺泡的转运。另外,还有研究发现,在由吸入盐酸诱导的急性肺损伤大鼠模型中,肺组织 AQP5 的表达受到抑制,使机体清除液体的能力下降,多余的液体在肺组织积累,导致肺水肿的发生,说明 AQP5 也参与了肺损伤导致的肺水肿的发生。

研究表明,AQP4 是主要在脑组织中表达的水通道蛋白并和脑水肿等病理过程的发生密切相关。

ATP 驱动泵异常与疾病

Na^+-K^+ 泵是中枢神经系统生理功能的重要介质,神经细胞膜上的 Na^+-K^+ 泵可以利用 ATP 酶水解生成的能量维持细胞内外 Na^+ 和 K^+ 的浓度梯度以及细胞膜的电位平衡,为中枢神经系统的神经冲动传递驱动力,同时该酶还具有保持中枢神经细胞内外水平衡的作用。研究表明,Na^+-K^+ 泵参与了缺血再灌注后脑水肿的发生与发展。Na^+-K^+ 泵活性的降低可以使脑组织水肿的程度进一步加重,诱导神经元凋亡,最终造成更大面积的脑组织梗死,从而影响神经系统功能的恢复。在脑梗死早期,积极研究有效的措施,保护并提高 Na^+-K^+ 泵的活性,以减轻脑水肿的程度及减少神经元的凋亡,是急性脑梗死早期治疗中亟待解决的问题。

Na^+-K^+ 泵是肾脏实现水和电解质平衡的精细调节中枢,对外源性损害物质尤其敏感,其活性检测常作为药物肾毒性细胞损伤的评价指标。Na^+-K^+ 泵在肾脏的浓缩和稀释功能中扮演重要角色,人体肾脏组织的 Na^+-K^+ 泵表达量高于其他组织器官。

胞浆内 Ca^{2+} 浓度对心肌细胞的功能具有重要作用。任何导致 Ca^{2+} 稳态变化的原因,包括肌浆网 Ca^{2+} 重摄入减少、Ca^{2+} 通道异常、肌浆网中 Ca^{2+} 的渗漏或 SERCA2a 表达的显著降低,都会导致多种心脏疾病,包括缺血性心脏病、肥厚性心肌病、舒张性心肌病及心力衰竭。人体内主要的质子泵存在于胃壁细胞分泌小管的细胞膜上,其借助 ATP 降解提供的能量进行 H^+、K^+ 交换,特异性地将 H^+ 泵入胃腔,酸化胃内容物,形成胃内高酸状态。然而,当胃内质子泵功能异常、分泌大量 H^+ 时,或者当胃黏膜因为感染等因素受到损伤对胃酸变得敏感时,就会导致一些疾病的发生,这些疾病可被称为酸相关疾病(acid related disorders,ARDs),主要包括消化性溃疡(peptic ulcer disease,PUD)、胃食管反流病(gastroesophogeal reflux disease,GERD)和功能性消化不良(functional dyspepsia,FD)。胃酸分泌由壁细胞分泌小管膜上的质子泵参与完成。幽门螺杆菌(helicobacter pylori,HP)感染、十二指肠液反流、胃排空迟缓、长期服用非甾体抗炎药、不良生活习惯(如吸烟、嗜酒等)等因素也可使胃酸分泌增加,从而导致食管、胃及十二指肠黏膜的损害。临床上主要应用质子泵抑制剂(如奥美拉唑等)来治疗酸相关疾病。目前根除幽门螺杆菌的临床一线治疗方案为两种抗菌药物加一种质子泵抑制剂的三联疗法。

胞吞胞吐与疾病

动物细胞对胆固醇等重要物质的摄取都是依赖于受体介导的胞吞。胆固醇是构成生物膜的主要成分,还是很多重要生物活性分子的前体化合物,如类固醇激素、游离胆固醇、维生素 D 和胆酸等。当细胞需要利用胆固醇时,细胞会合成 LDL 受体,并将其镶嵌到质膜中,介导 LDL 的胞吞过程。正常人每天降解 45% 的 LDL,其中 2/3 由受体介导的胞吞途径摄入细胞而被降解利用。如果细胞对 LDL 的摄入过程受阻,血液中胆固醇的含量会过高,易形成动脉粥样硬化,这是家族性高胆固醇血症发病的主要原因。

细胞胞吞缺陷也是包括阿尔茨海默病在内的神经退行性疾病的一个标志。人们在晚发性阿尔茨海默病全基因组关联研究中发现,多个基因提示胞吞作用是一个关键的相关风险过程。胞吞缺陷在散发性阿尔茨海默病的临床前阶段很明显,特别是在 APOE4 基因的携带者中,APOE4 表达干扰了细胞的胞吞作用。阿尔茨海默病的胞吞功能受损最常与 β 淀粉样蛋白(amyloid β-protein,Aβ)的合成失调或清除不良有关,这一发现可能是治疗干预阿尔茨海默病的一个关键节点和潜在的靶点。

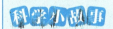

我国科学家团队发现植物抗病的重要信号传递途径

植物是人类赖以生存的基础,它们通过光合作用将太阳能转化为化学能,产生对人类生存至关重要的氧气。植物在生长过程中易受到病毒和细菌等病原体攻击,导致生病甚至死亡。研究发现,植物病原体每年都会对全球农作物生产造成巨大损失,严重威胁世界粮食安全。

在长期进化中,植物已形成了一系列复杂且巧妙的机制,可以感知威胁并产生相应防御反应,从而清除入侵的病原体。中国科学院分子植物科学卓越创新中心上海植物逆境生物学研究中心研究团队揭示了一条连接细胞膜和叶绿体的重要信号传递途径,相关成果已发表在国际著名学术期刊《细胞》上。该研究表明一些植物蛋白能与细胞膜相关联,并在感知病原体存在时,从细胞膜转移至叶绿体内部,"警告"叶绿体有威胁存在,紧接着,叶绿体通过"逆行信号传递"过程,将这些信息传递至细胞核,从而调节抗病基因表达,激活防御系统以对抗入侵者。该途径是植物细胞将危险信号从外界传递到叶绿体的策略之一,能快速、准确地整合信号并产生适当的下游响应。与此同时,某些植物病原体可以"窜改"在植物细胞内部传递信息的途径,它们通过巧妙"模仿"上述植物蛋白质的行为,与细胞膜结合,当植物细胞感受到攻击时,也可以移动至叶绿体。病原体一旦进入叶绿体内部,它们会损害叶绿体与细胞核之间的通讯,从而阻碍植物防御反应系统的激活,帮助自身生存繁殖。该研究为设计植物保护策略与开发新的抗病品种提供了新思路。

第六章
细胞内膜系统与线粒体

关键知识点

※ 内膜系统的动态性
※ 内膜系统主要细胞器的结构特点和功能
※ 线粒体的基本结构特点和主要功能
※ 线粒体与疾病、衰老的关系

内膜系统(endomembrane system)是位于细胞质内的膜相结构的总称。所谓内膜,是针对细胞表面的质膜而言的。内膜系统是真核细胞所特有的,它们在结构、功能和形态发生上都有一定的联系,主要包括内质网、高尔基复合体、溶酶体等细胞器的结构以及细胞质中的膜性运输囊泡。内膜系统在结构和功能上是一个统一的整体(图6-1),它是细胞合成蛋白质、酶、脂类和糖类的场所,同时也具有加工、包装和运输合成产物的功能。

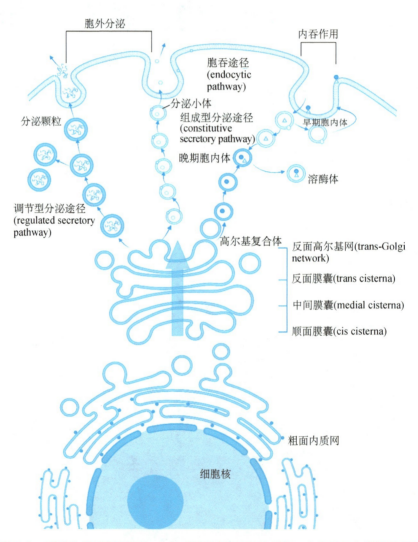

图6-1 内质网、高尔基复合体、内体、溶酶体和囊泡构成的一个协同工作单位示意图

第一节 内质网

1945年,波特(K. R. Porter)等在电镜下观察小鼠成纤维细胞,发现细胞质内质区分布着由小管和小泡相互连接而形成的网状结构,称之为内质网(endoplasmic reticulum,ER)。后来的研究表明,内质网主要由膜泡组成。除原核细胞和成熟红细胞外,所有真核细胞中均有内质网,其分布不仅局限于细胞质的内质区,还延伸至细胞膜附近的细胞外区。内质网可与内膜系统的高尔基复合体、溶酶体等成分相互转化,并与这些结构密切相关。大量研究表明,内质网普遍存在于动植物细胞中,通常占细胞内膜总量的50%,超过细胞总体积的10%,相当于整个细胞质量的15%~20%。

内质网是由平均厚度为5~6 nm的单位膜组成的小管、小泡或扁囊。在不同的组织细胞或同一细胞的不同生理阶段,内质网的整体结构和分布往往有很大的差异。例如,大鼠肝细胞内的内质网通常由一组粗糙、扁平的囊体组成,囊体表面附着核糖体颗粒,囊体边缘通过小管相互连接,小管附近常可见小泡结构;在睾丸间质细胞中,内质网由分支小管或小泡组成。一般来说,内质网的数量和复杂性往往与细胞的发育过程呈正相关,随着细胞的生长发育,内质网的数量和结构逐渐变得越来越复杂。内质网因其形态不同,通常可以划分为两种基本类型:粗面内质网(rough endoplasmic reticulum,rER)和滑面内质网(smooth endoplasmic reticulum,sER)。

粗面内质网又称颗粒内质网,因核糖体颗粒附着在网膜胞质面而得名。粗面内质网通常是扁平的,排列较为有序。粗面内质网是由内质网和核糖体组成的功能结构复合体,主要参与分泌性蛋白质和许多膜蛋白的合成。除了哺乳动物红细胞外,其他真核细胞几乎都有粗面内质网。粗面内质网在分泌肽类激素或蛋白质的细胞中高度发达,但在肿瘤细胞和未分化细胞中较少见。

滑面内质网又称光面内质网,没有核糖体颗粒附着,主要是由相互连接的管道和囊泡组成的网络。滑面内质网是一种多功能细胞器,它在不同细胞或同一细胞的不同生理时期具有不同的发育程度和形态分布,表现出完全不同的功能特征。滑面内质网在特化的细胞中含量丰富,如肌肉细胞、肝细胞和激素分泌细胞等。

微粒体(microsome)和肌质网(sarcoplasmic reticulum)是内质网的特殊类型。微粒体是一种通过细胞匀浆和差速离心分离得到的一种非细胞生理结构,由破碎的内质网自融合而成,是一种球形膜泡结构。表面附着有核糖体的为粗面微粒体,来自粗面内质网;表面光滑没有核糖体附着的为光面微粒体,光面微粒体一部分来自滑面内质网,另一部分可能来自细胞膜、高尔基复合体或其他膜性碎片。虽然内质网在离心过程中被破坏,形成的微粒体不再是真正的内质网,但保留了内质网的基本特征。特别是粗面微粒体仍具有内质网的基本功能,如蛋白质合成、蛋白质糖基化、脂质合成等,可用于各种体外实验。横纹肌细胞内的肌浆网是内质网的另一种形式,内质网在每个肌原纤维节中连接成网络单位。

此外,存在于视网膜色素上皮细胞的髓样体和出现于生殖细胞、快速增殖的某些哺乳动物神经元和松果体细胞以及某些孔环状板层体的癌细胞,被认为是通过内质网的不同结构部分分化的,通常被认为是内质网的第三种形态结构。

内质网的化学组成

内质网是一种膜性结构细胞器，主要由脂质和蛋白质组成，脂质含量为30%~40%，蛋白质含量为60%~70%。内质网上存在许多与糖代谢、脂代谢、蛋白质加工、药物及其他有毒物质脱毒相关的酶类。为与其复杂多样的功能活动相适应，内质网膜中含有至少30种酶或酶系，其中标志酶是葡萄糖-6-磷酸酶。根据内质网膜所含有的酶蛋白的功能特性大致可将酶蛋白划分为以下三类：①与内质网解毒功能密切相关的氧化反应电子传递体系，该体系主要由细胞色素P450、NADPH-细胞色素P450还原酶、细胞色素B5、NADH-细胞色素B5还原酶、NADPH-细胞色素C还原酶等构成。②与脂类物质代谢反应相关的酶类，如脂肪酸CoA连接酶、磷脂醛磷酸酶、胆固醇羟基化酶、转磷酸胆碱酶及磷脂转位酶等。③与碳水化合物代谢反应相关的酶类，主要有葡萄糖-6-磷酸酶、β-葡萄糖醛酸酶、葡萄糖醛酸转移酶和GDP-甘露糖基转移酶等。

除了葡萄糖-6-磷酸酶外，由细胞色素P450、NADPH-细胞色素P450还原酶、细胞色素B5、NADH-细胞色素B5还原酶、NADPH-细胞色素C还原酶等构成的氧化反应电子传递体系也被看作是内质网的重要标志酶系。

网质蛋白（reticulo-plasmin）是在内质网网腔中普遍存在的一类蛋白质，它们的共同特点是在其蛋白质多肽链的羧基端（C端）还有一个被简称为KDEL（Lys-Asp-Glu-Leu，即赖氨酸-天冬氨酸-谷氨酸-亮氨酸）或HDEL（His-Asp-Glu-Leu，即组氨酸-天冬氨酸-谷氨酸-亮氨酸）的四氨基酸序列驻留信号。驻留信号可通过与内质网膜上相应受体的识别而驻留于内质网腔内不被转运。目前已知的网质蛋白主要有以下六种：①内质蛋白（endoplasmin），亦被称作葡萄糖调节蛋白94，是一种广泛存在于真核细胞的二聚体糖蛋白，含量很丰富。作为内质网中标志性的分子伴侣，内质蛋白被蛋白酶激活后，可以参与新合成肽链的折叠和转运。②钙质蛋白（calreticulin），它含有1个高亲和性和多个低亲和性的Ca^{2+}结合位点，具有许多与肌质网中肌集钙蛋白相同的特性。钙质蛋白在钙平衡调节、蛋白质折叠加工、抗原呈递、血管发生及凋亡等生命活动中具有重要的作用。③蛋白质二硫键异构酶（protein disulfide isomerase，PDI），它位于内质网腔中，可通过催化蛋白质中二硫键的交换来保证蛋白质的正常折叠。④免疫球蛋白重链结合蛋白（immunoglobulin heavy chain-binding protein），该蛋白是与热激蛋白70同源的单体非糖蛋白，能阻止蛋白质聚变或发生不可逆变性，具有协助蛋白质折叠的重要作用。免疫球蛋白重链结合蛋白在协助蛋白质折叠的过程中自身并不发生变化，因而被称为分子伴侣。⑥钙连蛋白（calnexin），它是内质网中一种Ca^{2+}依赖的凝集素样伴侣蛋白，能够与未完成折叠的新生蛋白质的寡糖链结合，从而避免蛋白质彼此的凝集与泛素化（ubiquitination），阻止折叠尚不完全的蛋白质离开内质网并促使其完全折叠。

内质网的功能

内质网的功能与蛋白质和脂质的合成和运输有关。粗面内质网与外输性蛋白质的分泌、合成、加工、修饰和运输密切相关；光面内质网是一种多功能细胞器，是脂质合成的主要场所。

粗面内质网的功能具体分为以下四个方面。

（1）为进行外输性蛋白质合成的核糖体提供附着支架

粗面内质网最基本的功能之一就是为进行外输性蛋白质合成的核糖体提供附着的支架。

核糖体是所有细胞内蛋白质合成的唯一场所，一切蛋白质的合成都起始于细胞质溶质中游离的核糖体上。然而，蛋白质的合成过程会以两种不同的形式进行，因此可以把蛋白质分为内源性蛋白质和外输性蛋白质。

内源性蛋白质的合成通常是在游离核糖体上进行的，这些蛋白质包括以下四种：①非定位性分布的细胞质溶质驻留蛋白，它们在游离核糖体上合成后，立即成为不同的催化中心，参与细胞溶质中发生的一系列生理、生化代谢活动。②定位性分布的细胞质溶质蛋白，它们通常与其他组分组装在一起形成特定的细胞器或形成特定的大分子官能团。③合成后通过核孔复合体输送转运并定位于细胞核中的核蛋白，如组成染色质的组蛋白、非组蛋白和协助核小体组装的酸性耐热核质蛋白。④半自主细胞器（如线粒体和质体）所需的核基因组编码蛋白。

外输性蛋白质多肽链的延伸合成在起始后不久必须随同合成活动所在的核糖体一起转移、附着于粗面内质网上才能完成。该类蛋白主要有以下三种：①膜整合蛋白，该类蛋白可插入整合到内质网膜中，并伴随着功能结构的易行转换而进入内膜系统的各个区域及细胞膜中成为它们重要的功能组分，如膜抗原、膜受体等。②可溶性驻留蛋白，该类蛋白位于粗面内质网、光面内质网、高尔基复合体、溶酶体等多种细胞器中。③分泌蛋白，该类蛋白可通过出胞作用转运到细胞外，包括几乎所有的肽类激素、多种细胞因子、抗体、消化酶、细胞外基质蛋白等。

(2) 为新生多肽链的正确折叠和组装提供有利的环境

多肽链的氨基酸组成和序列决定了蛋白质的基本理化性质，而蛋白质功能的实现直接依赖于多肽链以特定的环状折叠方式形成的高级三维空间。丰富的内质网氧化型谷胱甘肽(GSSG)是多肽链上半胱氨酸残基之间形成二硫键的必要条件。附着在网膜腔面的蛋白二硫异构酶大大加快了二硫键的形成和多肽链的折叠。存在于内质网中的结合蛋白、内质蛋白、钙网蛋白和钙连蛋白等分子伴侣，均能够与折叠错误的多肽和尚未完成装配的蛋白亚单位识别结合并予以滞留，同时还可促使他们重新折叠装配与运输。

(3) 参与蛋白质的糖基化

糖基化是单糖或寡糖与蛋白质共价结合形成糖蛋白的过程。大多数由附着核糖体合成并通过内质网运输的蛋白质都要被糖基化。发生在粗面内质网中的糖基化主要是寡糖与蛋白质天冬酰胺残基侧链上氨基基团的结合，因此又称N-连接糖基化。催化糖基化的糖基转移酶是存在于粗面内质网的膜整合蛋白。

(4) 参与外源性蛋白质的加工合成

由附着型核糖体合成的各种外输性蛋白质，经过粗面内质网的修饰加工，最终被内质网膜包裹，以"出芽"方式形成膜性小泡转运。

不同细胞类型的光面内质网由于其化学成分和所含酶类型的不同，往往表现出完全不同的功能，主要分为以下五个方面。

(1) 脂质合成

脂质合成是光面内质网重要的功能之一。内质网脂质合成底物来源于细胞质基质，催化脂质合成的相关酶是位于内质网的膜镶嵌蛋白。脂质合成在内质网的细胞质侧开始并完成，合成的脂质通过翻转酶迅速重定向到内质网腔，然后转运到其他膜。脂质从内质网向其他膜结构的转运主要有两种形式：一种是以出芽小泡的形式转运到高尔基复合体、溶酶体和质膜；另一种是以水溶性磷脂交换蛋白为载体，使复合物进入细胞质基质，并自由扩散到缺乏磷脂的线粒体和过氧化物酶体中。

（2）参与糖原分解

葡萄糖-6-磷酸酶存在于肝细胞的光面内质网中,能催化胞浆基质中糖原降解产物（葡萄糖-6-磷酸）的去磷酸化。去磷酸化后的葡萄糖更容易通过脂质双分子层传递,然后通过内质网释放到血液中。

（3）参与肝脏解毒

肝脏是体内外源性和内源性毒物、药物分解解毒的主要器官和组织,肝脏的解毒主要是通过肝细胞内的光面内质网完成的。肝细胞的光面内质网中富含细胞色素 P450、NADPH-细胞色素 P450 还原酶、细胞色素 B5、NADH-细胞色素 B5 还原酶、NADPH-细胞色素 C 还原酶等。肝脏解毒的机理是：在电子转移氧化还原过程中,光面内质网中的各种酶通过催化氧化或羟基化多种化合物,使毒物、药物的毒性被钝化或破坏；另外,羟化作用增强了化合物的极性,使其更容易排泄,当然,这些催化反应也可能使某些物质更具毒性。

（4）参与肌细胞中 Ca^{2+} 的储存和浓度调节

在肌细胞中,十分发达的光面内质网特化为肌质网。通常肌质网网膜上的 Ca^{2+} ATP 酶能把细胞质基质中的 Ca^{2+} 泵入网腔储存起来,当细胞受到神经冲动的刺激或细胞外信号物质的作用时,网腔中的 Ca^{2+} 就可以向细胞质基质释放。肌质网腔中存在的 Ca^{2+} 结合蛋白浓度为 30～100 mg/mL,每个钙结合蛋白分子可与 30 个左右的 Ca^{2+} 结合,这使得内质网中的 Ca^{2+} 浓度高达 3 mmol/L。内质网中高浓度的 Ca^{2+} 和 Ca^{2+} 结合蛋白的存在还能够阻止内质网运输小泡的形成,这说明 Ca^{2+} 浓度的变化可能对运输小泡的形成具有一定的调节作用。

（5）参与胃酸和胆汁的合成

在胃壁腺上皮细胞中,光面内质网可使 Cl^- 与 H^+ 结合形成 HCl。在肝细胞中,光面内质网不仅能合成胆盐,还能通过葡萄糖醛酸转移酶的作用使不溶性胆红素颗粒形成水溶性结合胆红素。

第二节　高尔基复合体

高尔基复合体是由一层单位膜构成的扁平囊泡重叠堆积而成的膜性网状系统,在结构和功能上都表现出明显的极性。在高尔基复合体的整体形态上,不同囊泡具有明显的极性分布特征。据此,一般将高尔基复合体划分为具有形态组成特征的三个部分：扁平囊泡、小囊泡和大囊泡。扁平囊泡现统称为潴泡（cisterna）,是高尔基复合体中最具特征的主体结构组分。通常每 3～8 个略呈弓形弯曲的扁平囊泡整齐地排列堆叠在一起,构成高尔基复合体的主体结构高尔基堆（Golgi stack）。呈扁平状的高尔基潴泡囊腔宽 15～20 nm,相邻囊间距 20～30 nm,其凸面朝向细胞核,称之为顺面（cis-face）或形成面（forming face）,膜厚约 6 nm,与内质网膜厚度相近；凹面朝向细胞膜,称之为反面（trans-face）或成熟面（mature face）,膜厚约 8 nm,与细胞膜厚度相近。小囊泡统称为小泡（vesicles）,聚集分布于高尔基复合体形成面,是一些直径为 40～80 nm 的膜泡结构。小泡包括表面光滑的小泡和数量较少、表面有绒毛样结构的有被小泡。一般认为,这些小型囊泡是由其邻近的粗面内质网芽生、分化形成,并通过这种形式把内质网中的蛋白质转运到高尔基复合体中,因此它们也被称为运输小泡（transfer vesicle)。运输小泡可以通过相互融合形成扁平状高尔基潴泡,一方面完成从内质网向高尔基复合体的物质转运,另一方面使高尔基潴泡的膜结构及其内含物不断地得以更新和补充。大囊泡现统称为液泡(vacuole),直径100~500 nm,是高尔基复合体成熟面的分泌小泡,由扁平状高尔基潴泡末端膨大、断离而形成。不同分泌小泡在电镜下显示不同的电子密度,这可能反映了它们不同的成熟程度。

高尔基复合体具有明显的极性形态结构特征。构成高尔基复合体主体的潴泡,从形成面到成熟面可呈现近典型的扁平囊状、管状或管囊复合形等不同的形态结构,各层囊膜的标志化学反应及所执行的功能也不尽相同。因此,现在一般将高尔基复合体囊膜层依次划分为顺面高尔基网(cis-Golgi network)、高尔基中间膜囊(medical Golgi stack)和反面高尔基网(trans-Golgi network)三个具有功能结构特征的组成部分(图6-2)。

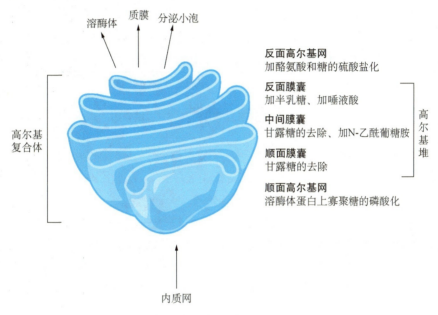

图6-2 高尔基复合体结构和功能区室化示意图

顺面高尔基网具有连续的分支管网络结构,表现出嗜锇反应的化学特征。据认为,该区域主要有两个功能:①接收内质网的蛋白质和脂类并进行分类,然后将其中大部分转移到高尔基中间膜囊中。②进行蛋白质修饰的O-连接糖基化及跨膜蛋白在细胞质基质侧结构域的酰基化。O-连接糖基化不同于N-连接糖基化,O-连接糖基化发生在内质网中,并与蛋白质多肽链上丝氨酸残基的羟基相连。

高尔基中间膜囊是由多个较大的扁平膜囊相互层叠、连通而成的囊管状结构复合体系。高尔基中间膜囊除与顺面高尔基网结构相邻的一侧对NADP酶反应微弱外,其余各层均有较强的反应。中间膜囊的主要功能是进行蛋白质的糖基化修饰和多糖及糖脂的合成。

反面高尔基网在结构形态和化学特征上表现出细胞的多样性,其主要功能是对蛋白质进行分选和转运,并对某些蛋白质进行修饰,如蛋白质酪氨酸残基的硫酸化、半乳糖α-2,6位的唾液酸化和蛋白质水解。

高尔基复合体在不同组织和细胞中的分布也不同。例如,在神经细胞中,高尔基复合体一般分布在细胞核周围;在具有生理极性的细胞,如输卵管内皮细胞、肠黏膜细胞中,高尔基复合体分布在细胞核附近，呈一级分布；在肝细胞中，高尔基复合体沿胆管分布于细胞边缘；在少数特殊的细胞，如精子细胞、卵细胞和大多数无脊椎动物的某些细胞中，高尔基复合体是分散的。高尔基复合体的数量和发育程度也随细胞的生长分化程度和细胞的功能类型而有较大差异。一般来说，高尔基复合体在分化成熟的细胞中较为发达，具有旺盛的分泌功能。高尔基复合体的形成及其在细胞中的定位和分布可能与微管的功能有关。研究发现，如果细胞内的微管被解聚，高尔基复合体就会分解并以单体的形式分散到整个细胞中。

高尔基复合体的化学组成

脂类是高尔基复合体的基本化学成分。研究人员对大鼠肝细胞中高尔基复合体的分析发现，除少量糖脂外，高尔基复合体膜的脂质成分主要是磷脂和胆固醇，总脂质含量约40%，介于质膜和内质网之间。因此，高尔基复合体是一种过渡性细胞器，能在质膜和内质网之间形成连接。质膜、高尔基复合体、内质网的膜脂含量对比见表6-1。

表6-1 质膜、高尔基复合体、内质网的膜脂含量及对比

膜的类型	脂质及其含量(%)					
	膜脂含量	磷脂酰乙醇胺	磷脂酰胆碱	鞘磷脂	磷脂酰丝氨酸	胆固醇
质膜	40.0	34.4	32.0	19.2	4.6	0.51
高尔基复合体膜	45.0	36.5	31.4	14.2	4.7	0.47
内质网膜	61.0	35.8	47.8	3.4	5.6	0.12

细胞不同结构区域中酶的分布种类及含量往往反映该结构区域的主要功能特性，一般认为糖基转移酶(glycosyl transferase)是高尔基复合体中最具特征性的酶，其主要有参与糖蛋白合成的糖基转移酶类和参与糖脂合成的磺化(或硫化)糖基转移酶类。在高尔基复合体中还存在着其他一些重要的酶类，如NADH-细胞色素C还原酶，NADPH-细胞色素还原酶的氧化还原酶，以5′-核苷酸酶、腺苷三磷酸酶、硫胺素焦磷酸酶为主体的磷酸酶类，参与磷脂合成的溶血卵磷脂酰基转移酶和磷酸甘油磷脂酰转移酶，由磷脂酶A1与磷脂酶A2组成的磷脂酶类，酪蛋白磷酸激酶和α-甘露糖苷酶等(表6-2)。

表6-2 分布于高尔基复合体不同结构区域中的几种主要酶类

酶	分布部位			酶	分布部位		
	顺面	中间膜囊	反面		顺面	中间膜囊	反面
半乳糖基转移酶			+	酸性磷酸酶			+
乙酰葡萄糖胺转移酶Ⅰ		+		磷脂酶		+	
甘露糖酶Ⅰ	+			5-核苷酶	+	+	+
甘露糖苷酶		+		核苷二磷酸酶		+	+
脂肪酰基转移酶	+			腺苷酸环化酶	+	+	+
唾液酸转移酶			+	NADP酶系		+	

高尔基复合体的功能

高尔基复合体作为内膜系统的主要结构成分之一,不仅是细胞内物质合成和加工的重要场所,而且与内膜系统的其他结构成分一起构成了细胞内物质运输的特殊通道。其功能主要有以下四种。

(1) 参与细胞内物质的运输和细胞的分泌活动

20 世纪 60 年代中期,人们利用放射性核素标记示踪技术将 ^{3}H 标记的亮氨酸注射到豚鼠胰腺细胞中,3 min 后,内质网中出现标记的亮氨酸;约 20 min 后,标记的亮氨酸从内质网进入高尔基复合体;2 h 后,细胞顶端分泌泡开始释放亮氨酸。本实验清楚地展示了细胞内外输性分泌蛋白的合成和转运途径。后续研究还进一步证明,除外输性分泌蛋白外,酸性水解酶蛋白、各种细胞膜蛋白、胶原纤维等细胞外基质成分也可以通过高尔基复合体进行定向转送和运输。

(2) 糖蛋白的加工合成

在内质网合成并经由高尔基复合体转送运输的蛋白质中,绝大多数都是经过糖基化修饰加工合成的糖蛋白。糖蛋白可按其糖分子的连接方式分为 N-连接糖蛋白和 O-连接糖蛋白。前者的糖链合成与糖基化修饰开始于内质网,完成于高尔基复合体;后者主要或完全是在高尔基复合体中进行合成和完成的。因此,高尔基复合体不仅具有对内质网来源的蛋白质进行修饰加工的作用,而且还是糖蛋白中多糖组分及分泌性多糖类合成的场所。由于高尔基复合体不同部位中存在的与糖的加工修饰相关的酶类是不同的,故糖蛋白在高尔基复合体中的加工修饰在空间和时间上具有高度有序性,大致趋势是从顺面开始,在反面完成。高尔基复合体在功能上的这种区域性,称作高尔基复合体的功能区隔化(或房室化)。

(3) 蛋白质水解

一些蛋白质或酶在高尔基复合体中经过特定的水解后才能成熟或转变为活性存在形式。例如,人胰岛素在内质网中由 86 个氨基酸残基组成,包括 A、B 两条肽链和起连接作用的 C 肽,以胰岛素原形式存在,胰岛素原被转运到高尔基复合体后,经水解和 C 肽去除成为活性胰岛素。此外,胰高血糖素和血清蛋白的成熟也通过高尔基复合体的切除和修饰完成。已有研究证实,溶酶体酸性水解酶的磷酸化、蛋白聚糖类的硫酸化等均发生和完成于高尔基复合体的转运过程中。

(4) 蛋白质的分选与胞内膜泡运输

各种各样的蛋白质在高尔基复合体中被修饰加工后,通常都要特异性地运输到特定的靶部位(多为不同的细胞器)以发挥其功能作用。新合成的蛋白质被特异性分送到需要它的靶部位的现象叫作蛋白质分选(protein sorting),这对于各种蛋白质在细胞各个部位的正确分布具有重要意义。在高尔基复合体中,被分散的蛋白质是通过运输小泡被运送到细胞内的靶部位的。运输小泡主要在高尔基复合体的反面形成,其外表面可以附着一层衣被蛋白。目前知道的衣被蛋白主要有网格蛋白(clathrin)、衣被蛋白Ⅰ(coat protein Ⅰ,COP Ⅰ)和衣被蛋白Ⅱ(coat protein Ⅱ,COP Ⅱ)三种,它们参与不同类型的运输小泡的组成。运输小泡在运输过程中,其表面的衣被蛋白会不断解离、消失。运输小泡到达靶部位时,便会与其靶结构的膜发生融合,从而将特定的蛋白质运输到特定目的地。蛋白质分选的现象不仅存在于高尔基复合体中,也存在于细胞的其他部位,其具体形式和作用机制将会在第七章进行阐述。

第三节 溶酶体

溶酶体(lysosome)是杜伟(De. Duve)等于 1955 年在鼠肝细胞的电镜观察中发现的一种细胞器,因其内含多种酸性水解酶而得名。溶酶体的一个显著的理化性质是其高度的异质性。溶酶体广泛存在于各种组织和细胞中。在电子显微镜下,溶酶体是被单位膜包裹的球状结构。溶酶体的大小变化很大,一般直径为 0.2~0.8 μm,最小直径仅为 0.05 μm,最大直径为几微米。一个典型的动物细胞含有几百个溶酶体,但溶酶体数量和水解酶含量在不同的细胞间有显著差异。

溶酶体具有许多重要的共同特征:①溶酶体是以单位膜为基本结构形式的膜性细胞器,所有的溶酶体都是由一层单位膜包裹而成的球囊状结构小体。②均含有丰富的酸性水解酶,并以酸性磷酸酶为共有标志性酶。溶酶体含有 60 多种酸性水解酶,包括蛋白酶、核酸酶、脂酶、糖苷酶、磷酸酶和溶菌酶等,其中酸性磷酸酶是所有溶酶体共有的标志。③溶酶体质膜上都嵌有质子泵。普遍存在于溶酶体膜上的质子泵可依赖水解 ATP 释放出的能量将 H^+ 逆浓度梯度泵入溶酶体中,以形成和维持溶酶体囊腔中酸性的内环境。④均富含两种高度糖基化的跨膜整联蛋白 IgpA 和 IgpB,这两种蛋白质分布在溶酶体膜腔面,可能有利于防止溶酶体所含的酸性水解酶对其自身膜结构的消化分解。⑤溶酶体膜糖蛋白家族具有高度的同源性。溶酶体膜糖蛋白家族又称溶酶体关联膜蛋白,该类蛋白质多肽链的分子组成和结构包括 1 个较短的 N 端信号肽、1 个高度糖基化的腔内区、1 个单次跨膜区和 1 个由 10 个左右的氨基酸残基组成的 C 端胞质区。

溶酶体的类型

根据溶酶体的不同发育阶段和生理功能状态,一般将其划分为初级溶酶体(primary lysosome)、次级溶酶体(secondary lysosome)和三级溶酶体(tertiary lysosome)三种基本类型。溶酶体的类型是根据其功能状态人为划分的,不同的类型只是同一种结构在不同功能状态下的转换形式。

初级溶酶体是新形成的溶酶体,通常为透明球形,但在不同细胞类型或同一细胞类型的不同发育阶段,它可表现为具有高电子密度的颗粒或有棘突的囊泡。初级溶酶体腔内的酶通常是非活性状态。

初级溶酶体成熟后成为次级溶酶体,接受来自细胞内外的物质并与之相互作用。次级溶酶体体积大且不规则,腔内含有消化分解的物质颗粒或受损的膜碎片。次级溶酶体根据所含底物的性质和来源可分为吞噬溶酶体(phagolysosome)和多泡体(multivesicular body)。吞噬溶酶体由初级溶酶体与吞噬体融合形成。多泡体由初级溶酶体和吞饮体融合形成。无论是吞噬溶酶体还是多泡体,其所含的功能性底物都是细胞本身或老化受损和破碎的细胞器的各种成分,统称为自噬溶酶体(autolysosome)或自体吞噬泡。如果底物是外来的,则统称为异噬溶酶体(heterophagic lysosome)或异体吞噬泡。

大部分底物被消化分解后,仍有部分物质不能被消化分解,随着酶活性的逐渐降低而消失,溶酶体进入生理功能的终末状态——三级溶酶体。一部分三级溶酶体可通过细胞的排异作用,以胞吐的方式被释放出细胞;另一部分则可能沉积在细胞内无法排出,并随着机体年龄的增长在细胞内积聚。

溶酶体的形成与成熟

溶酶体的形成涉及内质网和高尔基复合体。目前,人们普遍认为,以溶酶体酶蛋白在附着型多聚核糖体上的合成为起始,溶酶体的形成经历了以下四个重要阶段(图6-3)。

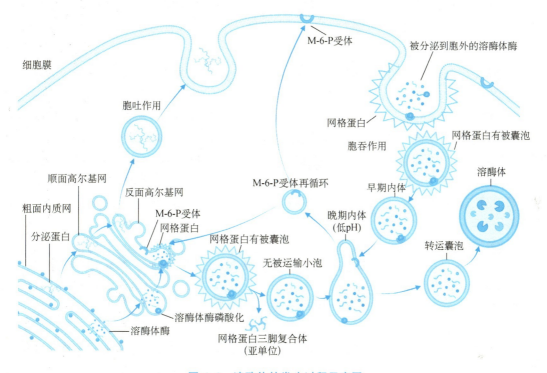

图6-3 溶酶体的发生过程示意图

(1) 酶蛋白的糖基化与磷酸化

合成的酶蛋白前体首先进入内质网网腔,经过加工修饰形成 N-连接甘露糖糖蛋白,然后再被内质网以出芽的形式包裹形成膜性小泡,转送运输到高尔基复合体的形成面。进入高尔基复合体形成面的 N-连接甘露糖糖蛋白,在高尔基复合体形成面囊腔内磷酸转移酶与 N-乙酰葡糖胺磷酸糖苷酶的催化下,寡糖链上的甘露糖残基磷酸化形成甘露糖-6-磷酸(M-6-P)。M-6-P 是溶酶体水解酶分选的重要识别信号。

(2) 酶蛋白的分选

带有 M-6-P 标记的溶酶体水解酶前体到达高尔基复合体成熟面,被其网膜囊腔面的受体蛋白识别结合,随即触发高尔基复合体局部出芽和网膜外胞质面网格蛋白的组装,并最终形成有被小泡从复合体囊膜脱离。该途径可能并非溶酶体酶蛋白分选的唯一途径。

(3) 内体性溶酶体的形成

断离的有被小泡很快脱去网格蛋白外被,形成无被运输小泡。无被运输小泡与胞内晚期内体融合,形成内体性溶酶体。内体是由细胞胞吞作用形成的一类直径为 300~400 nm 的抑制性膜泡。晚期内体是相对于早期内体而言的。最初形成的早期内体囊腔是一个 pH 值和细胞外液大致相当的碱性内环境,当早期内体分离出带有质膜受体的再循环内体后,就完成了向晚期内体的转化，而再循环内体则返回重新融入细胞膜中。

(4) 溶酶体的成熟

晚期内体相对靠近细胞核一侧，和来源于高尔基复合体含有酸性水解酶的运输小泡融合后，在质子泵的作用下，胞质中 H^+ 的泵入使囊腔内 pH 值从 7.4 左右降到 6.0 以下。在改变了的内环境条件下，溶酶体水解酶前体从与之结合的 M-6-P 受体上解离，并通过去磷酸化成熟。与此同时，M-6-P 受体以出芽形成运输小泡的形式，重新回到高尔基复合体成熟面的网膜上。

溶酶体的功能

溶酶体内含 60 多种酸性水解酶，几乎对所有生物分子都有强大的消化分解能力。基于此能力，溶酶体的具体生物学功能有以下五种。

(1) 细胞内物质的消化分解和易衰老、残存细胞器的清除更新

溶酶体能通过形成异噬溶酶体和自噬溶酶体的不同途径，及时地对经过胞吞、胞饮作用摄入的外来物质或细胞内衰老残存的细胞器进行消化，使细胞分解后的小分子可重复利用，再通过溶酶体细胞膜进入细胞质基质，参与细胞代谢。这不仅可以清除影响细胞生命活动的异物和已经失去功能的老化残存的细胞器，还可以促进细胞器的替换，有效保证细胞内环境的相对稳定。

(2) 细胞的营养作用

溶酶体作为细胞内的消化细胞器，在细胞饥饿状态下能通过分解一些非必需的生物大分子，为细胞的生命活动提供营养和能量，维持细胞的生存。事实上，原生动物从外界摄取的各种营养物质完全依赖于溶酶体的消化来被细胞利用。

(3) 防御保护功能

细胞防御是机体免疫防御系统的重要组成部分，溶酶体强大的消化分解能力是防御细胞实现免疫防御功能的基本保证。巨噬细胞中通常有发育成熟的溶酶体，其吞噬的细菌或病毒颗粒最终被溶酶体分解、消化和杀死。

(4) 参与调控某些腺体组织细胞的分泌过程

溶酶体通常在某些腺组织细胞的分泌活动中起重要作用。例如，储存在甲状腺腔内的甲状腺球蛋白首先通过吞噬作用进入分泌细胞，然后在溶酶体中被水解为甲状腺激素后分泌出细胞。

(5) 在生物体的个体发生和发展中起重要作用

在有性繁殖的生物体中，溶酶体专门化为位于精子头部最前部的顶体。当精子与卵子相遇、识别和接触时，精子释放顶体水解酶，溶解和消化卵细胞周围的滤泡细胞和卵细胞外被，从而为精核进入卵子受精打开通道。此外，无尾两栖动物幼体尾部的退化吸收、脊椎动物生长发育中骨组织的发生和骨质的更新、哺乳动物子宫内膜的周期性萎缩、衰老红细胞的清除、某些特定细胞的程序性死亡等，都是溶酶体在发生作用。

第四节　过氧化物酶体

过氧化物酶体(peroxisome)于 1954 年首次在大鼠肾小管上皮细胞中被发现。此后，大

量的观察表明,过氧化物酶体普遍存在于各种细胞中,是细胞的固有结构体。过氧化物酶体也是由单层单位膜包裹的膜性结构细胞器。过氧化物酶体在形态结构和物质降解功能上与溶酶体相似,且自身具有异质性,因此长期以来人们认为两者结构相同,直到20世纪70年代,人们才逐渐认识到过氧化物酶体是与溶酶体完全不同的细胞器,并根据其所含的氧化酶和过氧化氢酶的特性将其命名为过氧化物酶体。

过氧化物酶体通常为圆形或椭圆形,偶有半月形和长方形,直径0.2~1.7 μm。在电子显微镜下,过氧化物酶体与溶酶体的不同之处在于:①过氧化物酶体通常含有由尿酸氧化酶形成的高电子密度、排列规则的晶格结构,称为拟核或类晶体。②在过氧化物酶体边界膜的内表面有一个高度电子密度的条状结构,称为边缘板。边缘板的位置与过氧化物酶体的形状有关,如果它是在一边,过氧化物酶体就是半月形的;如果它分布在两侧,过氧化物酶体是矩形的。

过氧化物酶体质膜以磷脂酰胆碱和磷脂酰乙醇胺为主要结构组分,具有较高的通透性,可以允许氨基酸、蔗糖、乳酸等小分子的自由穿越,也可以在一定条件下允许一些大分子跨膜运输,以保证过氧化物酶体反应底物和代谢产物的顺利转运。

过氧化物酶体的功能

过氧化物酶体的功能有以下三种。

(1) 解毒功能

过氧化物酶体中的氧化酶可以利用分子氧,通过氧化反应从特定的有机底物中除去氢原子生成过氧化氢。过氧化氢酶可以使用过氧化氢氧化底物(如甲醛、甲酸、酚、醇)。氧化酶和过氧化物酶催化作用的偶联,形成一个由过氧化氢协调的简单呼吸链,能有效消除细胞代谢过程中产生的过氧化氢等毒性物质,保护细胞。以上反应在肝和肾的组织细胞中尤为重要。例如,人饮酒后进入体内的乙醇主要就是通过以上方式被氧化的。

(2) 调节细胞的氧张力

虽然过氧化物酶体消耗的氧仅占细胞耗氧量的20%,但其氧化能力随氧浓度的增加而增强。因此,即使细胞中有高浓度的氧,也可以通过过氧化物酶体的强氧化作用有效调节,避免细胞损伤。

(3) 分解转化脂肪酸等高能物质

过氧化物酶体的另一个功能是能将脂肪酸等含能分子分解或转化为乙酰辅酶A,并转运到细胞质基质中,使其在生物合成反应中重复使用或直接向细胞提供热量。

过氧化物酶体中的酶

过氧化物酶体中所含酶的种类和生理功能具有很强的异质性,目前已经发现的过氧化物酶有40多种,但未发现某种过氧化物酶体含有全部的40多种酶。根据不同的作用性质,过氧化物酶大致可以分为三类。

(1) 氧化酶类

氧化酶类包括尿酸氧化酶、D-氨基酸氧化酶、L-氨基酸氧化酶、L-α氨基酸氧化酶等黄素腺嘌呤二核苷酸(FAD)依赖氧化酶类,这类酶占过氧化物酶体酶总量的50%~60%。尽管各种氧化酶的作用底物不相同,但它们的作用是相同的,即在氧化过程中能够把氧还原为过氧化氢。

(2) 过氧化氢酶类

过氧化氢酶类约占过氧化物酶体酶总量的 40%。该类酶几乎存在于各类细胞的过氧化物酶体中，可以被看作是过氧化物酶体的标志性酶，其作用是能将过氧化氢分解成水和氧气。

(3) 过氧化物酶类

过氧化物酶类可能仅存在于如血细胞等少数几种类型的过氧化物酶体中，其作用与过氧化氢酶相同。

除此以外，过氧化物酶体中还含有苹果酸脱氢酶、柠檬酸脱氢酶等。

第五节 线粒体

线粒体(mitochondrion)是真核生物中普遍存在的重要而独特的细胞器。机体通过生物氧化分解糖分、蛋白质、脂肪等营养物质，通过线粒体的氧化磷酸化作用，将储存在食物中的能量转化为 ATP。人体内约 95% 的 ATP 是在线粒体中合成的，因此线粒体被称为细胞的"动力工厂"。

线粒体被发现至今已有 100 多年了。1850 年，德国生物学家阿尔特曼(Altman)在动物细胞中首次发现了线粒体，当时人们认为它可能是独立生活在细胞中的共生细菌。1897 年，本达(Benda)根据其形态特征将其命名为线粒体。到 20 世纪 80 年代，线粒体研究已经发展成为一门相对独立的学科——线粒体学。20 世纪 90 年代中期以来，人们发现线粒体 DNA 突变与 100 多种人类疾病的发生有关，线粒体医学(mitochondrial medicine)因此兴起。

线粒体的形态结构

光镜下线粒体呈线状、粒状或杆状，直径 0.5~1.0 μm。线粒体的形态、大小、数量和分布因细胞类型的不同而不同，甚至在同一细胞内，由于生理功能和环境的不同，线粒体的分布也会有很大的差异。例如，在低渗环境中，线粒体像气泡一样膨胀；在高渗环境中，线粒体伸长成线状。

线粒体的数量因细胞而异，从 1 个到 50 万个不等。线粒体普遍存在于除成熟红细胞以外的哺乳动物细胞中。动物细胞中一般有成百上千个线粒体，例如，大鼠肝细胞中线粒体的数量为 1 000~2 000 个，线粒体的总体积占肝细胞体积的 1/5。哺乳动物成熟的红细胞中没有线粒体。线粒体的数量还与细胞的生理活动和代谢功能有关。

线粒体均匀地分布在许多细胞中，但往往集中在生理功能强、需要能量供应的区域。例如，在肌肉细胞中，线粒体聚集在肌原纤维之间；在精子细胞中，线粒体紧密地围绕着鞭毛的中轴，为精子的尾部摆动提供能量。有时同一细胞在不同的生理条件下会出现线粒体移位现象，例如，分泌细胞在合成蛋白质时，线粒体集中分布于内质网周围；有丝分裂时，线粒体均匀分布于纺锤丝周围；分裂结束时，线粒体在两个子细胞之间大致均匀分布。线粒体在细胞质中的迁移和分布往往与微管有关，因此线粒体往往排列成与微管分布相对应的长链。

在电镜下，线粒体是由两层单位膜组成的封闭膜囊。两层单位膜将线粒体内部空间与细胞质分开，使线粒体内部空间划分为两个膜腔，构成线粒体的基本支架。

线粒体外膜是包裹在线粒体最外层的一层单位膜，厚 5~7 nm，光滑扁平，由 50% 脂质和 50% 蛋白质组成。线粒体的外膜内嵌有许多蛋白质，包括许多转运蛋白，它们在脂质双分子层上形成大的水通道，在线粒体外膜上形成直径为 2~3 nm 的孔，允许相对分子质量小于 5 kDa 的物质通过，包括一些小的多肽。线粒体外膜还含有一些特殊的酶，催化生化反应，如肾上腺素氧化、色氨酸降解、脂肪酸钠延伸等，这说明线粒体外膜不仅可以参与膜磷脂的合成，还可以对线粒体基质中会被完全氧化的物质进行初步降解。

线粒体内膜略厚于外膜，平均厚度约 4.5 nm，也是一层单位膜，其化学成分是 20% 的脂质和 80% 的蛋白质。线粒体内膜缺乏胆固醇，但富含一种罕见的磷脂，称为双磷脂酰甘油（心磷脂）。心磷脂约占线粒体内膜磷脂含量的 20%，与离子的不可通透性有关。线粒体内膜的通透性非常低，相对分子质量大于 150 Da 的物质均无法通过。一些较大的分子和离子需要借助特定的膜转运蛋白进出线粒体基质。线粒体内膜的高渗透性对质子电化学梯度的建立和 ATP 合成具有重要作用。

内膜将线粒体的内部空间分成两部分，其中由内膜直接包围的空间称内腔，含有基质，也称基质腔（matrix space）。内膜与外膜之间的空间称为外腔或膜间腔（intermembrane space）。线粒体内膜上有大量向内腔凸起的折叠，形成嵴（cirstae），嵴及与嵴之间的内腔部分称为嵴间腔。由于嵴向内腔突进，造成外腔向内深入的部分称为嵴内空间（intracirstae space）。

线粒体内膜（包括嵴）的内表面附着许多突出于内腔的颗粒，称为基粒（elementary particle）。每个线粒体有 10^4~10^5 个基粒。基粒由多种蛋白质亚基组成，分为头部、柄部和基片三部分。圆球形的头部突入内腔中，基片嵌在内膜中，柄部将头部与基片相连。基粒头部具有酶活性，能催化 ADP 磷酸化化生成 ATP，因此基粒又称 ATP 合酶（ATP synthase）或 ATP 合酶复合体。

线粒体的内外膜上有一些接触点，在那里膜隙变窄，称为转位接触点。转位接触点处分布有蛋白质等物质进出线粒体的通道蛋白和特异性受体，分别称为内膜转位子（translocon of the inner membrane）和外膜转位子（translocon of the outer membrane）。免疫电镜观察到转运接触点处蛋白质前体的积累。这说明内外膜转位接触点实际上是核编码蛋白进入线粒体的通道。

线粒体内腔充满了电子密度较低的均质胶状物，称之为基质（matrix）。基质中含有多种可溶性蛋白质和脂质，以及催化三羧酸循环、脂肪酸循环、丙酮酸氧化和蛋白质合成的酶。此外，基质中还有线粒体特有的双链环状 DNA、RNA 和核糖体，构成了线粒体相对独立的遗传信息复制、转录和翻译系统。因此，除细胞核外，线粒体是人类细胞中唯一含有 DNA 的细胞器。每个线粒体可以包含 1 个或多个 DNA，形成自己的基因组成和遗传系统。基质中致密的颗粒状物质含有 Ca^{2+}、Mg^{2+}、Zn^{2+} 等。含有 Ca^{2+} 的颗粒物质可能是磷酸钙的沉积物，可能与 Ca^{2+} 的储存有关。线粒体本身就是一种 Ca^{2+} 存储器，能在一定程度上控制细胞质中 Ca^{2+} 的浓度。

线粒体的化学组成

线粒体干重的主要成分是蛋白质，占干重的 65%~70%，大部分分布在内膜。线粒体蛋白可分为两类，一类为可溶性蛋白，包括基质中的酶和外周蛋白；另一类为不溶性蛋白，即膜结构蛋白或跨膜镶嵌酶蛋白。脂类占线粒体干重的 25%~30%，主要是磷脂。此外，线粒体还含有 DNA、完整的遗传系统、多种辅酶(如 CoQ、FMN、FAD、NAD^+ 等)、维生素和各种无机离子。线粒体含有多种酶系,目前已确认的超过 120 种,是细胞中含酶最多的细胞器,这些酶位于线粒体的特定空间位置,在细胞行使氧化功能时发挥重要作用。线粒体中的一些酶可以作为线粒体不同空间位置的标志酶,例如,细胞膜内外的细胞色素氧化酶和单胺氧化酶,苹果酸脱氢酶和腺苷酸激酶分别是基质和膜内腔中的标志酶。

线粒体的遗传体系与增殖

线粒体有自己的遗传系统。线粒体基质中有线粒体 DNA(mtDNA)、RNA、核糖体和合成蛋白质所需的酶,因此线粒体可以独立表达和合成蛋白质。线粒体具有独特的遗传规律,但线粒体基因组的编码序列有限,例如,哺乳动物细胞的线粒体 DNA 只能编码 13 种多肽。大多数线粒体蛋白质是由核基因组编码的,这些蛋白质在细胞质核糖体上合成后转运到线粒体的相应功能位点,以发挥其功能。线粒体自身的复制、转录、翻译必须依靠核基因提供酶蛋白。因此,线粒体的遗传系统与细胞核的遗传系统是一个整体,这种统一而独立的遗传特性被称为线粒体的半自主性。

线粒体的基因组是一个称为线粒体 DNA(mtDNA)的双链环状 DNA 分子。mtDNA 是裸露的,不与组蛋白结合,它存在于线粒体基质中或附着于线粒体内膜上。在 1 个线粒体中通常有 5~10 个 mtDNA 分子。mtDNA 主要编码线粒体的 tRNA、rRNA 以及一些线粒体蛋白质,如电子传递链酶复合体中的亚基。

经测序发现,不同种属 mtDNA 的大小、遗传密码及所编码的蛋白质的数量和特性均不相同。人 mtDNA 全序列(剑桥序列)共含 16 569 个碱基对,是一个小分子双链 DNA,包含 37 个基因,其中 22 个用于编码 22 种 tRNA,2 个用于编码 2 种 rRNA,剩余 13 个用于编码 13 种蛋白质。

与核基因组相比,线粒体基因组具有如下特点:①序列较为紧凑。核基因组中的非编码序列高达 90%,而线粒体基因组中非编码序列极少。②结构不对称。线粒体基因组的两条链的编码基因是不对称的,轻链只有 9 个编码序列,位于内环;重链含有 28 个编码序列,位于外环。13 个蛋白质编码序列中有 12 个在重链上。③密码子配对不严格。tRNA 的反密码子主要识别密码子的前两位碱基,第 3 位碱基的识别有一定的自由度。④遗传密码的意义有所不同。在线粒体的 64 种密码子中,大约有 4 种密码代表的意义与通用密码不同。

线粒体合成蛋白质也有自身特点:①线粒体基因组的转录从两个主要的启动子(promoter)处开始,分别为重链启动子(HSP)和轻链启动子(LSP)。线粒体转录因子 A(mtTFA)参与了线粒体基因的转录调节,它可以 HSP 和 LSP 上游的 DNA 序列相结合,并在 mtRNA 聚合酶的作用下启动转录过程。线粒体基因的转录类似原核生物的转录,产生 1 个多顺反子,其中包括多个 mRNA 和散布其中的 tRNA,剪切位置往往发生在 tRNA 处,从而使不同的 mRNA 和 tRNA 被分离和释放。②转录和翻译同时进行,即线粒体 mRNA 的转录与线粒体蛋白质的合成几乎同步进行,与原核生物相似。③线粒体蛋白质合成的起始密码是 AUA,起始步骤是携带 N-甲酰甲硫氨酸,与细菌的蛋白质合成相似。④线粒体自身编码的蛋白质几乎都是与线粒体功能相关的关键酶,它们组成 ATP 合成酶系和电子传递链中复合体的主要成分。⑤线粒体编码的 RNA 和蛋白质并不运出线粒体,线粒体的 tRNA、mRNA 都是自身专用的,但线粒体不能合成构成核糖体的蛋白质,构成核糖体的蛋白质是由细胞质运入线粒体内的。⑥某些对细菌起作用的药物也能抑制线粒体蛋白质的合成,如氯霉素、红霉素、链霉素等,但细胞质合成蛋白质的过程对此类药物不敏感。相反,能抑制细胞质合成蛋白质的放线菌酮等药物却不能抑制线粒体合成蛋白质。

关于真核生物线粒体的增殖方式主要有三种观点:重新合成、起源于非线粒体的亚细胞结构和通过原始线粒体的分裂形成。自从线粒体DNA被发现以来,生物学家普遍认为线粒体是通过分裂增殖的。目前认为,线粒体的生成可以分为两个阶段:①线粒体膜生长复制,然后分裂和增殖。②线粒体分化为具有氧化磷酸化能力的结构。线粒体的生长和分化阶段分别由细胞核遗传系统和线粒体遗传系统控制。

线粒体的功能

线粒体的主要功能是氧化磷酸化合成ATP。能量转换是通过营养物质(糖、脂肪、氨基酸等)的氧化(能量释放)和ADP的磷酸化(能量储存)的偶合反应来完成的,以ATP的形式提供细胞生命活动所需能量的95%以上。因此,线粒体是细胞有氧呼吸和能量供应的场所。此外,线粒体还与各种离子的跨膜转运、电解质平衡的调节、细胞信号转导、氧自由基的产生、细胞程序性死亡等一系列生理活动密切相关。

高等动物依靠呼吸系统吸收O_2并将CO_2排出,这种呼吸作用也发生在细胞中。在细胞中,某些细胞器(主要是线粒体)通过分解大分子产生CO_2,同时将分解代谢释放的能量储存在ATP中,这个过程就是细胞呼吸(cellular respiration),也称同时将生物氧化(biological oxidation)或细胞氧化(cellular oxidation)。细胞呼吸实质上是由线粒体内的酶系统催化的一系列氧化还原反应,其所产生的能量储存在ATP的高能磷酸键中。细胞呼吸的整个反应过程是分步骤进行的,能量是逐渐释放的,反应需要在恒定的温度(37 ℃)和压力下进行,反应过程需要水的参与。

ATP是一种高能磷酸化合物,细胞呼吸过程中释放的能量可以通过ADP磷酸化储存在ATP的高能磷酸键中。当细胞的各种生命活动需要能量时,ATP可以去磷酸化并打破高能量磷酸键,释放能量以满足生命活动的需要。ATP被称为"能量货币",因为它是细胞内能量转换的中间载体。ATP是细胞生命活动中直接供应能量的物质,也是细胞内能量获取、转化、储存和利用的关键物质。储存在ATP中的能量来自糖、氨基酸和脂肪酸的氧化,这是细胞内能量转换的前提。在葡萄糖氧化中,从糖酵解到ATP形成大致有三个步骤:糖酵解、三羧酸循环和氧化磷酸化。蛋白质和脂肪的完全氧化只有糖酵解过程与葡萄糖氧化不同。

第六节 细胞内膜系统与疾病

内质网与疾病

内质网是蛋白质、脂类合成与物质运输的重要场所,同时也是细胞内其他膜性细胞器的重要来源,在细胞内膜系统中占有中心地位。内质网对细胞内外环境因素相当敏感,许多有害因素(如缺氧、辐射、感染、饥饿以及某些化学药物等)均可引起病理变化。由于缺血、缺氧引起细胞内水、钠潴留从而导致内质网扩张和空泡化(vesiculation)是内质网最常见的病理变化。前者表现为内质网池宽度增加，但内质网仍保持网状互联的形态；后者表现为内质网断裂成大小不同的空泡。在病毒感染或有机物中毒（如 CCl_4、苯巴比妥、黄曲霉素、酒精中毒等）的情况下，粗面内质网可出现气球样变性、脱颗粒（degranulation）和多聚核糖体解聚（disaggregation）现象，这些是蛋白质合成障碍的超微结构特征；同时，当受到某些感染或毒性因子的刺激时，滑面内质网可出现弥漫性肥大和增生，这与代偿性解毒功能增强有关。例如，B 淋巴细胞在受到抗原物质如病原菌刺激时，可转变成浆细胞，浆细胞内会发生内质网肥大，分泌大量的免疫球蛋白。同样的原理，细胞在药物作用下首先会出现内质网代偿性肥大，长期大量用药后，便导致内质网肿胀、脱颗粒及破裂等不可逆的病理改变。内质网病理形态的出现可以作为实验研究或临床病理的形态学指标。近年来，随着对内质网损伤的研究越来越深入，人们发现内质网应激反应与疾病的发生在分子机制上有着微妙的联系。

当细胞受到外界各种理化因素（如紫外线、缺氧、营养物质缺乏、病毒、氧化应激等）的刺激时，细胞内质网功能的内稳态体系被完全打破，内质网因此转变为应激状态。内质网应激（endoplasmic reticulum stress）是细胞为应对内质网腔内错误折叠与未折叠蛋白聚集以及钙离子平衡紊乱等状况，而激活未折叠蛋白反应（unfold protein response, UPR）、内质网超负荷反应（endoplasmic reticulum overload response, EOR）以及 caspase-12 介导的凋亡通路等信号途径的反应过程。细胞通过激活这些信号通路综合影响特定基因表达，从而参与调节细胞的多项生理功能。一方面，细胞通过调动各种应激反应蛋白来抵御应激诱因的有害影响，调动细胞内质网的功能，以适应新的内环境变化；另一方面，细胞通过启动和表达细胞死亡相关应激蛋白的调节基因，增加内质网相关蛋白质的降解，进而通过激活 caspase-12 蛋白水解酶和 Jun 信号通路等途径诱导细胞凋亡。内质网应激是细胞内一种适应性机制，然而持续或过强的内质网应激可能对细胞造成损害，从而危害人体健康。因此，内质网应激与机体多种疾病的发生和发展密切相关。

骨质疏松症（osteoporosis, OP）是一种老年人常见的以骨骼疼痛、骨强度降低、骨脆性增加及骨组织微结构退变为特征的全身性代谢性疾病。骨质疏松症以低骨矿密度（bone mineral density, BMD）为标志，而低 BMD 与内质网应激有关。糖尿病患者的髋部和上肢易患骨折，就是因为胰岛素缺乏和高血糖会引起低 BMD。内质网应激与骨质疏松症和骨骼发育密切相关，内质网应激可以作为治疗骨骼疾病的靶点。

内质网应激是引起心血管疾病的主要机制之一。多项研究显示，内质网应激是多种心血管疾病（如动脉粥样硬化、缺血性心脏病、心肌肥大、心力衰竭及糖尿病心肌病等）发生、发展的共同通路，干预内质网应激可能成为心血管疾病治疗的新靶点。

内质网应激与多种神经系统疾病发生有关，例如，许多神经退行性疾病具有蛋白质沉积的共同特征。各种原因引起的蛋白质沉积及其所引发的胶质细胞激活、局部炎症免疫反应、氧化应激、代谢失衡、低氧状态、钙离子浓度紊乱等都可能干扰蛋白质在内质网中的折叠，从而引发内质网应激。内质网应激影响了神经信号传递及轴突运输，并激活了与细胞凋亡等有关的信号通路。

此外，还有研究发现，内质网应激与肌萎缩侧索硬化（amyotrophiclateral sclerosis, ALS）、帕金森病（parkinson disease）、癫痫、缺血性脑损伤及阿尔茨海默病等均有关系。

许多种类的癌细胞都依赖内质网分子伴侣的高蛋白质合成和折叠能力来保证其生长增殖和扩散。肿瘤细胞生长时的缺氧、氧化还原失衡、pH 值波动和营养供不应求的微环境特点会诱导 UPR 发生。此外，有研究发现，肿瘤细胞的 UPR 信号传递会增加。一些内质网应激反应中的关键分子已经被证明对肿瘤的发生是必需的。有研究表明，内质网应激能稳定 p53 活性，诱导 p53 介导的细胞凋亡。也有研究表明，内质网应激通过 GSK3β 诱导 p53 表达下调。此外，在临床环境下，肿瘤的发生发展及其治疗功效可能都与内质网应激抑制 p53 的能力有关。因此，抑制内质网应激可能是抑制癌症发展、增加癌症疗效的有效策略。

高尔基复合体与疾病

高尔基复合体的数量和形态随着细胞种类的不同而存在差异，而且同一类细胞在不同的增生阶段或不同生理、病理条件下高尔基复合体也会发生变化，主要表现为数量的增多或减少，形态上的肥大、萎缩或内含物的改变，但其敏感度弱于内质网和线粒体，病变也较轻。

高尔基复合体的肥大可出现在其功能亢进或代偿性功能亢进时，这种肥大现象是可逆的。例如，大鼠实验性肾上腺皮质再生过程，在神经垂体分泌促肾上腺皮质激素（adrenocorticotropic hormone，ACTH）的细胞中，高尔基复合体表现显著肥大，但当再生即将结束时，ACTH 水平下降，高尔基复合体又恢复正常大小。

高尔基复合体的萎缩、破坏或消失多发生在肝细胞受到中毒等病理损伤以及各种中枢神经系统变性疾病中。机体内的药物代谢首先经过肝脏，因此机体内发生药物中毒等病理情况下高尔基复合体出现的萎缩、破坏或消失可能是脂蛋白合成及分泌功能障碍所致。

脂蛋白的合成、分泌与高尔基复合体有关，电镜下观察肝细胞中的高尔基复合体可发现电子密度不等的颗粒，这是饱和（低电子密度）或不饱和（高电子密度）的脂肪酸。当某些中毒因子（如 CCl_4）引起脂肪肝时，肝细胞质内会充满大量脂质体，高尔基复合体中所含的脂蛋白颗粒消失，取而代之的是内腔出现大量扩张或断裂的大泡。

正常情况下，在分化成熟、分泌活动旺盛的细胞中高尔基复合体较为发达，在尚未分化成熟或处于生长发育阶段的细胞中高尔基复合体相对较少。研究人员通过对各种不同肿瘤细胞的大量观察研究发现，高尔基复合体在肿瘤细胞中的数量分布、形态结构及发达程度也因肿瘤细胞的分化状态不同而呈现显著差异。一般在迅速生长、发生恶变、分化程度低的肿瘤细胞中，高尔基复合体几乎都不发达。例如，分析胃腺癌患者的病理切片可发现，在低分化的腺癌细胞中，高尔基复合体不发达，仅为聚集、分布在细胞核周围的一些分泌小泡；而在高分化的腺癌细胞中，高尔基复合体特别发达，具有典型的高尔基复合体形态结构。有时在癌细胞中可见高尔基复合体的肥大和变形，如人的肝癌细胞。

溶酶体与疾病

溶酶体在细胞内主要承担着消化分解的功能，因此在机体新陈代谢和免疫防御屏障调节中发挥着重要作用。然而，溶酶体生理功能过强或溶酶体酶溢到细胞质或组织间隙，会造成消耗自身物质、促进细胞衰老或引起细胞和组织自溶等"自杀"现象，严重者会导致疾病发生，如肾小球肾炎等。另外，某种溶酶体酶发生先天性缺陷，可能造成某种代谢产物堆积的贮积性疾病，如糖原贮积症（Ⅱ型）等。正是由于溶酶体具有这些特殊功能，使溶酶体与医学的研究领域备受人们关注。目前关于溶酶体的研究有了新的进展，不仅涉及溶酶体与疾病发生的关系，也包括利用溶酶体自身的作用探讨溶酶体与疾病的治疗。

(一) 先天性溶酶体病

先天性溶酶体病(inborn lysosomal diseases)是指由于遗传因素导致溶酶体内某种溶酶缺乏,造成相应底物不能被消化而蓄积在溶酶体内而引起的代谢障碍性疾病,又称溶酶体贮积病(lysosomal storage diseases)。目前已知此类病有40余种,可分为糖原贮积症、脂沉积症(lipoidosis)、黏多糖贮积症(mucopolysaccharidosis, MPS)等几大类。

(1) 糖原贮积症Ⅱ型

糖原贮积症Ⅱ型(glycogen storage disease type Ⅱ)又称为Pompe病,是最早发现的溶酶体贮积症(lysosomal storage diseases, LSD)。该病是由于患者常染色体隐性基因缺陷,使肝细胞和肌细胞的溶酶体缺乏α-1-4-葡萄糖苷酶,导致摄入溶酶体的糖原无法分解而大量堆积,造成溶酶体过载,最后导致溶酶体膜破裂,其内含的各种水解酶溢出,产生细胞或组织的自溶。糖原贮积症Ⅱ型患者的主要临床表现为肌肉无力、心脏扩大、进行性循环和呼吸衰竭。据统计,该病多发生于婴儿,患者常于2岁内死亡。

(2) 黏多糖贮积症

黏多糖贮积症是由于特定的糖苷酶或硫酸脂酶遗传性缺乏,使大量的黏多糖蓄积在次级溶酶体内而导致的代谢障碍性疾病。根据缺乏的酶的种类不同可分将MPS为七大类型,即MPS Ⅰ、MPS Ⅱ、MPS Ⅲ、MPS Ⅳ、MPS Ⅴ、MPS Ⅵ和MPS Ⅶ,其中MPS Ⅰ和MPS Ⅳ最常见且较具特征性,尤以MPS Ⅰ型最典型,它是MPS的原型。MPS主要累及全身的结缔组织,如皮肤、韧带、动脉、心瓣膜、肝肺等。黏多糖贮积症患者的主要临床表现为身材矮小、特殊面容、骨骼畸形、多器官受累、智力发育不全等,部分患者可有角膜混浊和肝脾肿大。MPS属于常染色体隐性遗传病(autosomal recessive disease),目前缺乏根治的方法,最有希望的治疗方法是特异性的酶替代治疗及基因治疗,二者可改善患者的临床表现以及生存情况。

(3) 脂沉积症

脂沉积症是巨噬细胞和神经细胞的溶酶体由于缺乏神经鞘脂类代谢酶,使其相应的底物不能分解,贮积在次级溶酶体内,导致巨噬细胞和神经细胞受损而引起的疾病。脂沉积症多在脑、肝和肾组织中沉积脂类,所以患者易出现智力障碍、痉挛、肝脾肿大等临床症状。该疾病可通过测定白细胞、血清和尿等的各种溶酶体酶的活性进行酶学的诊断。脂沉积症是一类常染色体隐性遗传病,病种较多,主要有脑苷脂沉积病(cerebrosidosis)、神经鞘磷脂沉积病(sphingomyelin lipoidosis)及神经节苷脂沉积病。

脑苷脂沉积病又称Gaucher病,此病是由于巨噬细胞和脑神经细胞的溶酶体缺乏葡萄糖脑苷脂酶,导致大量的葡萄糖脑苷脂沉积在次级溶酶体内,引起巨噬细胞和脑神经细胞受损,巨噬细胞变成Gaucher细胞。该病患者的主要临床表现为肝、脾、淋巴结肿大,中枢神经系统的齿状核、基底神经节、黑质及脑干网状系统发生变性和萎缩。

神经鞘磷脂沉积病又称Niemann-Pick病,是一种常染色体隐性遗传病。该病是由于巨噬细胞或神经细胞中溶酶体缺乏神经鞘磷脂酶,导致神经鞘磷脂底物蓄积在溶酶体中,引起细胞变性肿胀,形成泡沫细胞,从而导致神经系统损伤的疾病。该病患者的主要临床表现为重度神经运动障碍,视网膜樱桃红斑,肝、脾肿大,骨髓有泡沫细胞。

泰-萨克斯病(Tay-Sachs disease)旧称家族性黑矇性痴呆,是由于患者缺乏氨基己糖苷酶A,阻断了GM2神经节苷脂的代谢,使得脂质在GM2神经节细胞中大量累积,引起的严重的神经系统损害性疾病。该病患者的主要临床表现为渐进性失明、痴呆和瘫痪。

(二) 溶酶体膜稳定性异常疾病

(1) 硅沉着病

硅沉着病(矽肺)是一种与溶酶体膜受损导致溶酶体酶释放有关的常见职业病,其发病机制是肺吸入含二氧化硅的粉尘后,粉尘被肺组织中的巨噬细胞吞噬,形成吞噬小体,进而与初级溶酶体融合为吞噬性溶酶体。二氧化硅在吞噬溶酶体内因无法消化而积聚形成硅酸,以非共价键与溶酶体膜受体或膜上的阳离子结合,影响到膜的稳定性,使得溶酶体酶和矽酸分子外泄,造成巨噬细胞自溶。一方面,外泄的溶酶体酶消化和溶解周围的组织细胞;另一方面,释放出的不能被消化分解的二氧化硅又被巨噬细胞所吞噬,重复上述过程。结果成纤维细胞增生并分泌大量胶原物质,造成肺组织纤维化,降低肺的弹性,引起肺功能障碍甚至丧失。

(2) 类风湿性关节炎

类风湿性关节炎(RA)发病率高,其发病机制目前尚不清楚。有研究发现,RA 发病期间可见到关节骨膜组织出现炎症变化和关节软骨细胞被破坏的现象,有人认为是溶酶体膜稳定性降低导致溶酶溢出所致。吲哚美辛有稳定溶酶体膜的作用,因此可用于治疗该病。

(三) 溶酶体与肿瘤的发生

肿瘤产生的机制相当复杂,可能与溶酶体有关。有研究发现,某些致癌物质可诱导溶酶体水解酶的释放,直接损伤核膜及 DNA,参与细胞癌变的过程。

过氧化物酶体与疾病

在人体许多疾病的发生发展过程中,机体某些细胞内的过氧化物酶体可表现为数量、体积、形态等多种异常。例如,在患有甲状腺功能亢进、慢性酒精中毒或慢性低氧血症等疾病时,患者肝细胞中可见过氧化物酶体数量增多;而在患有甲状腺功能低下、肝脂肪变性或高脂血症等时,患者肝细胞中的过氧化物酶体数量减少、老化或发育不全。过氧化物酶体的数目、大小以及酶含量的超常变化亦常见于病毒、细菌及寄生虫感染、炎症或内毒素血症等病理情况以及肿瘤细胞中。

第七节 线粒体与疾病

线粒体是一种半自主性的细胞器,具有自己的遗传物质 mtDNA,能够独立复制、转录和翻译。据推测,线粒体的生命活动需要 1 000~2 000 种蛋白质。目前已经确定在线粒体中发挥某种功能的蛋白质有近 900 种,其余的有待进一步检测和研究。如果编码这些蛋白质的基因发生了某种突变或损伤,蛋白质的功能就有可能受到影响甚至丧失。在这种情况下,线粒体的生命活动可能出现障碍,导致机体发生疾病。

线粒体病

在医学上,由线粒体功能障碍引起的疾病被称为线粒体病(mitochondrial disease)。目前,已发现的线粒体病有 100 多种,例如,线粒体心肌病、线粒体肌病、线粒体脑肌病等。线粒体病的发病机制是由于 mtDNA 异常,导致肌细胞内线粒体缺少某些酶,引起线粒体基质的转运、氧化磷酸化或呼吸链障碍,使肌细胞功能改变而发生的疾病。线粒体病的共同特点是:①异质性。每个细胞均含有成千上万个 mtRNA,并非一个细胞中所有的 mtDNA 都发生突变,因此线粒体病患者细胞中的 mtDNA 存在突变型与野生型两种类型,即异质性。只有当突变的 mtDNA 积累的比例达到一定程度才会引起疾病。②家族性。由线粒体 DNA 突变引起的线粒体遗传性疾病在遗传方式上表现出明显的母系遗传特征,不遵循孟德尔定律,因此该病具有家族性。③主要累及机体代谢旺盛、耗能高的组织,如神经细胞、肌肉等。

尽管 mtDNA 的发现已有 40 余年,线粒体病的概念也早在 1962 年就已提出,但线粒体在人类病理学方面的重要性在近些年的研究中才变得越来越明显,tDNA 突变与疾病的报道也是在近些年不断增加。研究者先后提出了线粒体遗传学(mitochondrial genetics)和线粒体医学等新概念及新学科,用以开展线粒体对人类寻根或人类起源、衰老和肿瘤,以及线粒体与心脏、神经、肌肉等疾病关系的研究,从而探讨线粒体与人类进化、疾病和衰老的关系,并指导临床上对线粒体病的诊治。

线粒体与肿瘤

肿瘤的发生发展是一个多种信号网络相互参与调节的复杂过程。近年来,随着针对线粒体与肿瘤研究的深入,研究者发现,线粒体在细胞能量代谢、氧自由基生成和细胞凋亡等过程中的作用都与肿瘤的发生发展密切相关。

首先,与正常组织相比,肿瘤组织中的活性氧(reactive oxygen species,ROS)水平较高,ROS 可损伤 mtDNA,会直接导致线粒体氧化磷酸化系统异常,使电子传递发生紊乱,产生更多 ROS,进而加剧线粒体功能障碍,最终促使肿瘤细胞主要依赖糖酵解产生 ATP。有氧糖酵解是肿瘤细胞能量代谢的标志之一。其次,线粒体在细胞中的分布和数量还会影响肿瘤细胞伪足的形成,进而影响肿瘤细胞的迁移和侵袭能力。此外,线粒体主要通过改变线粒体膜通透性,介导凋亡因子的释放来调节细胞凋亡。在肿瘤细胞中,B 细胞淋巴瘤/白血病因子-2(B-cell lymphoma/leukemia-2,Bcl-2)呈现高表达,Bcl-2 家族蛋白可以通过与一些蛋白质的相互作用来调节线粒体外膜的通透性,进而抑制凋亡前体蛋白聚合所引起的凋亡,有助于肿瘤细胞持续生长。

随着 mtDNA 与肿瘤关系研究的深入,越来越多的证据表明,mtDNA 的一些特点在肿瘤诊断方面也具有重要的临床应用价值。例如,mtDNA 缺乏损伤修复机制先于核 DNA 受到环境因素的影响且持续存在,mtDNA 数量多、复制率高、易于检测。因此,体液中肿瘤 mtDNA 的检测可能成为临床肿瘤诊断(特别是早期诊断)或评价的重要方法。线粒体与肿瘤的形成、诊断和治疗密切相关,深入开展该领域的研究有助于加深对肿瘤成因的认识,为肿瘤的防治提供新的依据和治疗手段。

线粒体与衰老

线粒体受到辐射等氧化刺激时会发生 mtDNA 突变。一方面,mtDNA 突变会造成线粒体内与电子传递链相关组分的合成障碍或缺失,造成线粒体功能障碍,线粒体功能障碍会导致机体组织细胞的能量代谢障碍和 ROS 代谢失调,引发细胞衰老。另一方面,mtDNA 突变会造成 mtDNA 复制障碍,使突变 mtDNA 在线粒体内积累,突变的累积可以激活 DNA 损伤应答,造成细胞周期阻滞及 ROS 生成增加,高水平的 ROS 可作为毒性分子进一步损伤线粒体,加剧细胞衰老甚至导致细胞凋亡。同时,线粒体功能损伤和 ROS 代谢障碍可以影响干细胞功能调节,造成组织再生、修复障碍和炎症反应的激活。线粒体损伤导致的线粒体蛋白、mtDNA 外溢以及线粒体功能受损可以作为损伤相关分子模式激活免疫应答,免疫因子大量表达,进一步损伤机体其他细胞。当然,机体可以通过线粒体自噬等途径来清除衰伤、功能障碍的线粒体,以维持机体代谢稳态,延缓细胞衰老。因此,线粒体损伤修复、线粒体功能复原及提高线粒体质量控制将是应对细胞衰老的有效策略。随着对衰老机制的深入研究,线粒体在细胞衰老中的作用会更加清楚,大范围的线粒体靶向治疗很可能成为应对衰老的有效策略之一,在缓解或治愈衰老相关疾病中发挥重要作用。

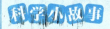

中国科学家解析出线粒体膜蛋白复合物 II 的晶体结构

线粒体膜蛋白复合物结构解析一直是结构生物学研究的热点问题之一。1995 年,日本科学家解析出了牛心呼吸链膜蛋白复合物 IV;1998 年,美国科学家解析出了牛心呼吸链膜蛋白复合物 III;2005 年,中国科学家解析出了猪心呼吸链膜蛋白复合物 II 的晶体结构。

线粒体膜蛋白复合物结构解析研究的难度主要在于膜蛋白结晶的提取,膜蛋白结晶的培养难度超乎想象,晶体生长条件摸索、质量优化、高分辨率数据收集、相位解析、结构修正等,差之毫厘,谬以千里。不同于日本和美国科学家使用的牛心、兔心和鸡心,中国科学家使用了基因与人类非常相近的猪心进行研究。

该研究发现,线粒体膜蛋白复合物 II 由 4 个蛋白组成,分别是 2 个亲水蛋白和 2 个穿膜蛋白。2 个亲水蛋白分别是黄素蛋白(622 个氨基酸)和铁硫蛋白(252 个氨基酸),2 个穿膜蛋白分别是大细胞色素结合蛋白(140 个氨基酸)和小细胞色素结合蛋白(103 个氨基酸),其中跨膜部分一共有 6 个穿膜螺旋。此外,该复合物尾部分布了 5 个带电的氨基酸和 2 个极性氨基酸,由此确定线粒体膜蛋白复合物 II 是 1 个镶嵌蛋白复合物,而不是人们所认为的外周膜蛋白。

人类有很多疾病如嗜铬细胞瘤、副神经节瘤等可能与线粒体膜蛋白复合物 II 的翻译提前终止或氨基酸突变相关,而氧自由基的产生、电子在线粒体膜蛋白复合物 II 中传递的丢失也参与其中。通过线粒体膜蛋白复合物 II 的结构研究,该研究组对与人类疾病相关的该复合物的突变位点进行了精确定位,发现这些突变位点主要位于电子传递体或醌结合位点的周围,它们的突变影响了电子传递体的结合以及醌的结合,导致电子传递中断,并逃逸到线粒体基质中或线粒体内膜中,产生大量氧自由基,进而形成肿瘤。有专家认为,这一研究结果对人类研究线粒体相关疾病意义重大。

第七章
蛋白质分选和囊泡运输

关键知识点

※ 信号假说的主要内容
※ 蛋白质分选信号的类型和特点
※ 核输入信号和核输出信号的作用机制
※ 蛋白质运输的两种不同途径
※ 囊泡运输的类型和功能

第一节　信号假说与蛋白质分选信号

细胞内的细胞器在生长过程中需要脂质和适当的蛋白质(膜蛋白和细胞器内的可溶性蛋白)的供应来制造新的细胞膜。即使细胞不分裂,蛋白质也在不断生成,新合成的蛋白质必须精确地传送到适当的细胞器中,其中一些最终从细胞中分泌出来,另一些则取代降解的细胞器蛋白质。因此,将新合成的蛋白质传递到合适的细胞器中是细胞生长、分裂和正常更新所必需的。有一些细胞器,如线粒体、叶绿体、过氧化物酶体和细胞核,蛋白质直接从细胞质导入靶细胞器中。还有一些细胞器,如高尔基体、溶酶体、核内体和核膜,其内部的蛋白质和脂质通过内质网间接运输到细胞器中。内质网是脂质和蛋白质合成的主要场所。蛋白质可直接从细胞质进入内质网,其中部分蛋白质留在内质网内,但大部分蛋白质通过囊泡运输到高尔基体;随后进入其他细胞器或质膜。

蛋白质分选(protein sorting)是指蛋白质分子在蛋白质内部的分选信号的指导下,从细胞质运往各种目标细胞器或细胞表面的过程。本节我们将讨论蛋白质从胞质溶胶进入特定膜被细胞器的机理,即蛋白质分选的机制。

信号假说

1971年,布洛伯尔(G. Blobel)首次系统地提出了信号假说。该假说认为,分泌到细胞外的蛋白质包含内在信号,以控制其穿过膜结构到达目标位置。根据假说,新合成的分泌蛋白的信号序列的N端与另一种物质结合,在这种物质的作用下,与粗面内质网上的核糖体受体结合,最后附着在内质网上继续蛋白质合成,并在蛋白质合成完成之前将信号序列切除。布洛伯尔还详细研究了信号假说过程中每个阶段的分子机制,证明了信号假说不仅是正确的,而且是适用于酵母、植物和动物细胞的一般规则。布洛伯尔还发现了类似的蛋白质信号序列控制着细胞间或细胞器间中蛋白质转移,研究出如何分类和识别对应于不同细胞器的蛋白质,提出每个蛋白质内都有指明其在细胞中正确位置的信息,该信息决定了蛋白质是否会穿膜进入另一个细胞器或转移出细胞,这一发现获得了1999年诺贝尔生理学或医学奖。

现在已知,引导粗面内质网分泌蛋白合成的决定因素是N端信号序列、信号识别颗粒和内质网膜上信号识别颗粒的受体的组合。

蛋白质分选信号

引导蛋白质运输到细胞质外特定位置的氨基酸序列被称为蛋白质分选信号(sorting signal)。蛋白质和脂类向特定细胞器的取向取决于两个因素:一个是蛋白质的氨基酸序列中含有特殊的蛋白质分选信号;另一个是膜被细胞器上具有分选受体(sorting receptor)。具有信号序列的蛋白质从细胞质运输到相应的膜包覆细胞器,并与膜包覆细胞器上的分选受体结合进入细胞器。不同的分选信号分别引导蛋白质进入细胞核、线粒体、叶绿体、过氧化物酶体和内质网。没有任何信号序列的蛋白质是留在细胞质基质中的细胞质基质驻留蛋白。

一个典型的蛋白质分选信号是一个连续的氨基酸序列,称为信号序列(signal sequence),通常由15~60个氨基酸组成。分选任务完成后,信号序列会从蛋白质中被切除。利用基因工程技术将信号序列从一种蛋白质转移到另一种蛋白质的实验证明,蛋白质分选信号是将蛋白质导向特定细胞器所必需的。例如,位于内质网的蛋白质有N端分选信号序列,而位于细胞质的蛋白质没有。利用DNA重组技术将内质网蛋白质的分选信号序列切除,可将其转化为胞质蛋白。将内质网分选信号序列放置在胞质蛋白序列的前面,可以将其重新定位到内质网。分配到同一目的地的信号序列可以有相当大的变化,即使它们具有相同的功能。物理性质,如疏水性或带电氨基酸的位置,往往比氨基酸的确切顺序对功能更重要。表7-1列出了一些典型的信号序列。

表7-1 一些典型的信号序列

信号的功能	信号序列的范例
输入内质网	$^+H_3$N-Met-Met-Ser-Phe-Val-Ser-Leu-Leu-Leu-Val-Gly-Ile-Leu-Phe-Trp-Ala-Thr-Glu-Ala-Glu-Gln-Leu-Thr-Lys-Cys-Glu-Val-Phe-Gln-
留在内质网腔内	-Lys-Asp-Glu-Leu-COO$^-$
输入线粒体	$^+H_3$N-Met-Leu-Ser-Leu-Arg-Gln-Ser-Ile-Arg-Phe-Phe-Lys-Pro-Ala-Thr-Arg-Thr-Leu-Cys-Thr-Ser-Arg-Tyr-Leu-Leu-
输入细胞核	-Pro-Pro-Lys-Lys-Lys-Arg-Lys-Val-
输入过氧化物酶体	-Ser-Lys-Leu-

从表7-1可以看出,细胞内不同蛋白质的定向、定位转运主要取决于不同的信号序列类型,大致包括以下几种。

(1) 内质网信号序列(ER signal sequence),此类信号序列是位于分泌蛋白N端被最先合成的一段,由疏水氨基酸组成的信号序列,主要引导合成中的蛋白质进入内质网腔。

(2) 驻留信号(retention signal),又称内质网驻留蛋白(如二硫键异构酶、结合蛋白等),此类信号序列主要包括:①内质网驻留信号(ER retention signal),它是内质网驻留蛋白所含有的C端KDEL序列,可引导蛋白质从高尔基复合体返回并驻留在内质网中。②内质网回收信号(ER retrieval signal),它是某些内质网驻留蛋白肽键C端所含有的特定氨基酸序列,可溶性蛋白中的驻留信号序列为"赖氨酸-天冬氨酸-谷氨酸-亮氨酸"(KDEL序列),膜蛋白中的驻留信号序列为"赖氨酸-赖氨酸-X-X"(KKXX序列)。该类蛋白质在进入高尔基复合体后,往往被包装成COPⅠ有被小泡再重新转运回到内质网。

(3) 核输入信号(nuclear import signal),又称核定位信号(nuclear localization signal,NLS)。在细胞质中合成的核蛋白在其肽链中含有由7个氨基酸(脯氨酸-赖氨酸-赖氨酸-赖氨酸-精氨酸-赖氨酸-缬氨酸)组成的特定信号序列,这些序列负责从细胞质中分选并引导蛋白质输入通过核孔复合物进入细胞。

(4) 核输出信号(nuclear export signal)。此类信号序列是在细胞核中形成的大分子复合物(如核糖体蛋白)上的氨基酸信号序列,它的特点是序列中几个疏水氨基酸的相间排列。核输出信号可被核孔复合物上的输出受体识别,进而引导胞内大分子复合物通过核孔复合物从细胞核传递到细胞质。

(5) 过氧化物酶体引导信号(peroxisomal targeting signal,PTS)。该类信号序列是过氧

化物酶体基质蛋白C端所含的("丝氨酸-赖氨酸-亮氨酸")3个氨基酸组成的特定信号序列，可引导细胞质中合成的过氧化物酶体蛋白进入过氧化物酶体。

(6) 转运肽(transit peptide)。该类信号序列是编码线粒体和(或)质体核基因组的前体蛋白N端的特定氨基酸序列。转运肽的信号序列由20~80个氨基酸组成，其主要特征有：①转运肽通常含有丰富的碱性氨基酸，尤其是精氨酸，这些带正电的氨基酸残基帮助肽序列运输到带负电的线粒体基质。②丝氨酸等亲水羟基氨基酸含量较高。③一般不含带负电荷的酸性氨基酸。④可形成亲水性和疏水性的α螺旋，有利于线粒体双膜的跨越。

根据蛋白质的序列组成和蛋白质分拣信号的结构特点，蛋白质分拣信号可分为两类：①信号序列。它是一个引导蛋白质定向转移的线性序列，通常有15~60个氨基酸残基，对引导蛋白没有特殊要求，通常发生在N端。信号序列确定了分选受体，能指导蛋白质运输到适当的位置。例如，一个分泌蛋白质的信号肽由位于多肽N端的16~26个氨基酸组成，它有三个区域，分别是带正电荷的N端区、中间的疏水核心区和极性的与成熟肽链连接的C端剪切区。新生分泌蛋白的信号肽将肽链导向内质网，然后将其切除。②信号斑(signal patch)。它由分隔开的氨基酸序列在蛋白折叠时相互接近组成，或者在蛋白折叠后形成暴露的固定距离的多个信号斑。折叠完成的蛋白质中存在信号斑，构成信号斑的信号序列不一定相邻。信号肽通常发生在多肽链的末端，但它们也可以位于其他位置。信号斑折叠在一起形成蛋白质分选信号。正常情况下，蛋白质分选和转运引导功能完成后，信号斑不会被切除，而是保留下来。信号斑识别特定糖残基标记的酶蛋白，并引导其定向转运。

虽然信号序列的蛋白质定位功能具有特异性，但具有相同转运定位靶点的信号序列，即使其氨基酸序列组成差异很大，也可以具有相同的功能，这可能是由信号序列的一些物理特性所决定的，如带电荷氨基酸在肽链中的位置、信号序列中氨基酸的疏水性等，这或许要比氨基酸序列的精确性在信号识别过程中的作用更为重要。

第二节 不同细胞器的蛋白质分选机制

蛋白质通过核孔进入核内

核膜包裹着DNA，是细胞核的边界，由两层同心膜组成，分别是核内膜和核外膜。核外膜的组成与附在其上的内质网非常相似。靠近细胞核中心的核内膜含有作为染色体结合位点的蛋白质。核内膜有一个相互交织的核纤层，由核纤层蛋白质组成，这是一个相互交织的蛋白质丝网络，能为核被膜提供结构支持。核纤层蛋白的完整性受磷酸化和脱磷酸化过程的调节。在细胞分裂早期，核纤层蛋白高度磷酸化和解体；在细胞分裂末期，核纤层蛋白被去磷酸化并重新聚合。所有真核细胞的核膜都贯穿着核孔，核孔为所有分子进出细胞核形成通道，通道可以进行双向运输，即新合成的预定进入核内的蛋白质自胞质溶胶通过，在核内合成的RNA分子和在核内装配的核糖体亚基通过核孔输出。剪接不完整的mRNA不能通过核孔，只有被加工成mRNA后才能通过核孔。

核孔是细胞核与细胞质进行物质交换的重要通道，它是由大约30种不同的蛋白质组成的篮状复杂结构，所以核孔也被称为核孔复合体(nuclear pore complex, NPC)。核孔复合体是一种特殊的跨膜转运蛋白复合物，是一种双功能、双向亲水的核质交换通道，控制着物质进出细胞核的运动(图 7-1)。脊椎动物的细胞核有大约 1 000 个核孔复合体。核膜上的核孔分布不均匀,不同类型细胞核孔的密度和总数不同。低转录活性或无转录活性的核孔较少,在细胞质与细胞核物质交换较多的区域核孔较多。成熟的精子几乎没有核孔,而卵母细胞却有大量的核孔。

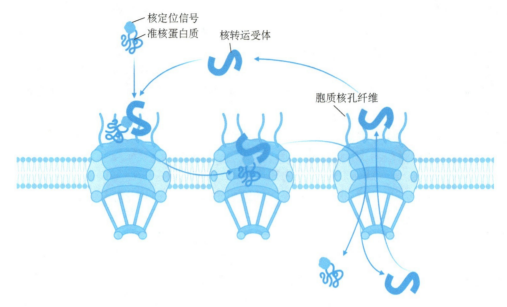

图 7-1 核孔复合物 NPC 作为分子进出细胞核通道的示意图

核孔的结构复杂,直径 70～80 nm,核孔通道的直径约 9 nm。核孔主要由胞质环(cytoplasmic ring)、核质环(nuclear ring)、辐(spoke)、中央栓等结构组成。胞质环位于核孔边缘的胞质面一侧,又称外环,内环上有 8 条胞质纤维对称分布并伸向胞质。核质环位于核孔边缘的核质面一侧,又称内环,内环上有 8 条细长纤维对称分布,向核内伸入 50～70 nm,在纤维末端形成一个直径为 60 nm 的小环,又称核篮。辐由核孔边缘伸向中心,呈辐射状八重对称,可进一步分为三个区域:①柱状亚单位,位于核孔边缘,连接内、外环,起支撑作用。②腔内亚单位,在柱状亚单位之外,接触核膜部分的区域,它穿过核膜伸入双层核膜的核周围间隙。③环带亚单位,在柱状亚单位之内,靠近核孔复合体中心的部分,由 8 个颗粒状结构环绕形成核孔复合体核质交换的通道。中央栓(central plug)位于核孔中心,呈颗粒状或棒状,又称中央颗粒。

每个核孔都含有充满水的通道,小的水溶性分子可以通过这些通道在核和胞质之间自由通行。许多核孔的内衬蛋白包含广泛的非结构化区域,并形成一个充满通道的无序网络。通道的中心会阻挡大分子,但允许小分子通过。大分子(如 RNA 和蛋白质)和大分子复合物必须携带适当的分选信号才能通过核孔。引导蛋白质从胞质进入细胞核的信号序列称为核定位信号,通常由 1 个或 2 个带正电荷的赖氨酸或精氨酸的短序列组成。

当需要转运进入细胞核的蛋白质接近核孔时,一些被称为核转运受体的胞质蛋白质与蛋白质上的核定位信号结合。这些受体通过与从核孔边缘延伸出来的细胞质核孔纤维相互作用,帮助新合成的蛋白质到达核孔。在运输过程中,核转运受体锁定在核蛋白缠绕结内重复的氨基酸序列上,将自己从一个核蛋白拉到另一个核蛋白,帮助它们携带的蛋白质进入细胞核。一旦蛋白质被运输到细胞核,核转运受体就通过核孔返回到细胞质,并在那里被重复利用。以上过程利用 GTP 水解提供能量,驱使核转运朝合适的方向进行。

蛋白质从细胞质到内质网的跨膜运输

根据布洛伯尔的信号假说,指导蛋白质多肽链在粗面内质网上进行合成的决定因素是信号序列,除了信号序列的指导性作用,核糖体与内质网的结合以及肽链穿越内质网膜的转移还有赖于细胞质基质中信号识别颗粒(signal recognition particle,SRP)的介导、内质网膜上的信号识别受体以及被称为转运体或易位子蛋白的协助(图 7-2),这一过程的基本步骤大致如下。

新生分泌性蛋白质的多肽链在细胞质基质中的游离核糖体上起始合成,当新生肽链 N 端的信号序列被翻译后,随即被细胞质基质中的 SRP 识别结合。SRP 是由 6 个多肽亚单位和 1 个沉降系数为 7 S 的小分子 RNA 构成的 RNA 蛋白复合体,其一端与信号序列结合,另一端与核糖体结合,从而形成 SRP-核糖体复合结构,使得翻译暂时中止,肽链的延长受到阻碍。

与信号序列结合的 SRP 识别结合内质网膜上的 SRP 受体(SRPR),并介导核糖体锚泊附着于内质网膜的转运体上,而 SRP 则从信号序列-核糖体复合体上解离,返回细胞质基质中重复上述过程,此时暂被阻遏(repression)的肽链衍生又继续进行。SRPR 是内质网的一种膜整合蛋白,由于该蛋白能够通过与 SRP 的识别使核糖体附着结合于内质网上,因此也被称为锚定蛋白质。

在信号肽的引导下,合成中的肽链通过由核糖体大亚基的中央管和转运体共同形成的通道,穿膜进入内质网网腔,随后信号序列被内质网膜腔面的信号肽酶切除。新生肽链继续延伸,直至翻译完成,最后完成肽链合成的核糖体大小亚基解聚,并从内质网上解离。

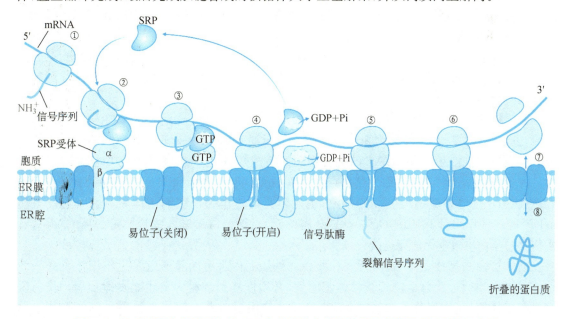

图 7-2 信号序列由细胞质中的 SRP 和结合位点的转运蛋白进行双重识别的示意图

以上是分泌蛋白穿越内质网的过程，如果是穿膜驻留蛋白，尤其是多次穿膜驻留蛋白的插入转移，会比分泌蛋白的转移过程复杂得多。据推测，单次穿膜蛋白插入内置网膜可能有两种机制：①新生肽链共翻译插入（cotranslational insertion）转移机制。新生的穿膜驻留蛋白多肽链上既有位于 N 端的起始转移信号肽，也有存在于多肽链中的停止转移序列。停止转移序列是由特定氨基酸组成的一段疏水性序列区段，与内质网膜有极高的亲和性，可与内质网膜的脂双层结合。在由信号肽导引的肽链转移过程中，当停止转移序列进入转运体并与其相互作用时，转运体由活性状态转化为钝化状态并终止肽链的转移。N 端起始转移信号序列从转运体上解除释放，停止转移肽段，形成单次穿膜 α 螺旋结构区，使蛋白肽链的 C 端滞留于细胞质一侧。②内信号肽介导的内开始转移肽（internal start transfer peptide）插入转移机制。内信号肽因信号肽序列不在新生蛋白质多肽链的 N 端，而位于多肽链中。内信号肽具有与 N 端信号肽同样的功能。随着合成肽链的生成，内信号肽被合成并到达转运体时，被保留在类脂双分子层中，成为单次穿膜的 α 螺旋。在由内信号肽引导的插入转移过程中，插入的内开始转移肽能够以方向不同的两种形式进入转运体。如果在内信号肽疏水核心氨基端有比其羧基端更多的带正电荷氨基酸序列组成，这时插入的方向为从多肽链的羧基端进入内质网腔面，反之则插入方向相反。

多次穿膜驻留蛋白质的转移插入过程比单个跨膜蛋白复杂得多，但基本机理大致相同。在多次穿膜蛋白质的多肽链上，通常存在两个或两个以上的疏水性起始转移肽序列和终止转移态序列。一般认为，多次穿膜蛋白质以内信号肽作为开始转移信号。

蛋白质解折叠进入线粒体

线粒体含有 1 000～1 500 种蛋白质，其中 98% 以上由细胞核内的基因编码，并由细胞质运输到线粒体。这些蛋白质大部分被运输到线粒体基质中，少数进入线粒体内外膜之间的空间并插入内外膜。核编码蛋白质进入线粒体需要一种叫作分子伴侣（molecular chaperone）的蛋白质的帮助（图 7-3）。输入线粒体的蛋白质，在其 N 端均有一段基质导入序列（matrix-targeting sequence，MTS），线粒体外膜和内膜上的受体可识别并结合不同的 MTS。MTS 富含精氨酸、赖氨酸、丝氨酸和苏氨酸，很少含有天冬氨酸和谷氨酸，并包含所有介导在细胞质中合成的前体蛋白输入线粒体基质的信号。

当线粒体蛋白可溶性前体（soluble precursor of mitochondrial protein）在核糖体内形成以后，少数前体蛋白与一种称为新生多肽相关复合物（nascent-associated complex，NAC）的分子伴侣蛋白质相互作用。NAC 的确切作用尚不清楚，但它确实提高了蛋白质运输的准确性。大多数前体蛋白与一种称为热休克蛋白 70（heat shock protein 70，hsP70）的分子伴侣结合，它能阻止前体形成不可破坏的构象，也能阻止前体作为松散的前体聚集在一起。虽然 hsP70 的这种作用对于细胞质蛋白不是必需的，但对于蛋白质进入线粒体是必需的，因为紧密折叠的蛋白质根本无法穿过线粒体膜。

前体蛋白一旦和受体结合，就要和线粒体外膜及内膜上的膜通道发生作用才可进入线粒体。蛋白质通过跨膜运输到线粒体基质后，必须恢复到自然构象才能发挥功能。蛋白质穿过线粒体膜后，大多数蛋白质的 MTS 被基质作用蛋白酶去除。蛋白质水解的确切时间尚不清楚，但这个反应很可能是一个早期事件。蛋白质分子需要重新折叠，大多数情况下，多肽链进入线粒体的最终折叠需要另一组分子伴侣的协助，如 hsP60、hsP10。经过上述过程后，线粒体蛋白顺利进入线粒体基质，形成自然构象，发挥生物学功能。核编码的线粒体蛋白除了向线粒体基质转运，还要向线粒体的膜间隙、内膜和外膜转运。核编码的线粒体蛋白质除了具有 MTS，一般还具有第二类信号序列，它们通过与进入线粒体基质类似的机制进入线粒体的其他部位。

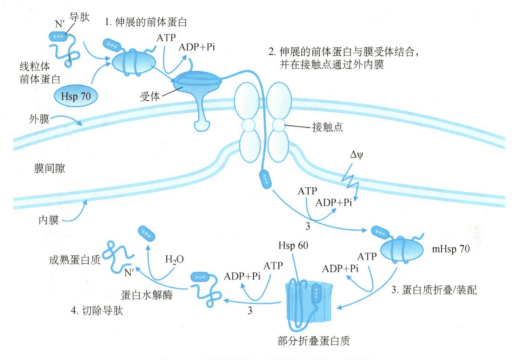

图 7-3　线粒体蛋白跨膜转运过程示意图

过氧化物酶体蛋白质的分选

与线粒体不同，过氧化物酶体是真核细胞中唯一将分子氧氧化底物形成的小分子用于合成途径的细胞器，它不含自身 DNA 与核糖体，因此它所有的蛋白质都是由核基因编码。过氧化物酶体的蛋白质在细胞质基质中合成，然后输入到已有的或新增殖产生的过氧化物酶体中。可溶性细胞质受体识别并结合具有 C 端 SKL(Ser-Lys-Leu) 序列的基质蛋白，并将其靶向运输到过氧化物酶体的基质中。含有过氧化物酶体靶向序列的基质蛋白 C 端信号序列为三肽 SKL，它首先与胞质中可溶性 Pex5 受体蛋白结合，结合基质蛋白的 Pex5 受体再与过氧化物酶体膜上的 Pex14 受体相互作用，可溶性 Pex5 受体和膜结合的 Pex4 受体似乎与 SRP 和 SRP 受体的功能有相似性。基质蛋白 Pex5 受体复合物通过定位在过氧化物酶体膜上的一组蛋白质复合物(Pex10/Pex12/Pex2)以尚不清楚的机制转运到过氧化物酶体基质中，在转运过程或在过氧化物酶体基质中，Pex5 与 Pex10/Pex12/Pex2 复合物解离，返回细胞质基质中再利用。须注意的是，折叠好的基质蛋白在 C 端 PTS1 指导下可以输入到过氧化物酶体基质中，但其信号序列不被切除。此外，蛋白质输入过氧化物酶体需要 ATP 的水解，但目前仍不清楚 ATP 释放的能量如何作为蛋白质单向跨膜转运的动力。

第三节 蛋白质分选的类型与基本途径

蛋白质分选的基本途径

蛋白质的分选大体可分为以下两条途径。

（1）后翻译转运途径

后翻译转运途径（post-translational translocation）是指在细胞质基质的游离核糖体上合成多肽链，并将其运输到线粒体、叶绿体、过氧化物酶体和细胞核中，或者成为细胞质基质的可溶性驻留蛋白和骨架蛋白的过程。最近，有研究人员在酵母细胞中也发现一些分泌蛋白，它们不像大多数真核细胞中的分泌蛋白那样跨膜运输，而是通过 ATP 分子伴侣 Bip 蛋白和膜蛋白 Sec63 复合物相互作用，水解 ATP 提供动力驱动后翻译转运途径，即分泌蛋白在细胞质基质游离核糖体上合成，然后再转运至内质网中。

（2）共翻译转运途径

共翻译转运途径（co-translational translocation）指的是蛋白质合成在游离核糖体上起始之后，由信号肽及与之结合的 SRP 引导转移至粗面内质网中，然后新生肽边合成边转入粗面内质网腔或定位在内质网膜上，再经高尔基复合体加工包装，转运至溶酶体、细胞质膜或分泌到细胞外的过程。内质网与高尔基复合体本身的蛋白质分选也是通过这一途径完成的。

蛋白质分选的类型

蛋白质主要通过四类机制进入膜被细胞器（图 7-4）。

（1）选择性门控运输

选择性门控运输（gated transport）即通过核孔转运，是指在细胞质中合成的多肽，在核定位信号或核输出信号的介导下，通过核孔复合物选择性地运输到细胞核内外的过程。这个过程是主动运输，需要能量。核孔作为选择性通道，积极运输特定的大分子，但也允许小分子自由扩散。

（2）跨膜转运

跨膜转运（transmembrane transport）是指蛋白质从细胞质到内质网、线粒体、叶绿体和过氧化物酶体的运输是通过细胞器膜上的蛋白质转运体进行的。与通过核孔运输不同，跨膜转运运输的蛋白质分子通常需要伸展才能穿过细胞膜。研究人员在细菌的质膜中也发现了类似的蛋白质转运体用以将蛋白质从细胞质中转运出来。

（3）膜泡转运

膜泡转运（vesicular transport）是指蛋白质通过囊泡从内质网或内膜系统的一个细胞器（或腔室）运输到另一个细胞器（或腔室）的转运方式，通常包括出芽、运输和融合三个步骤。转运囊泡从一个细胞器（或腔室）的内部间隙或腔内装载蛋白质，然后从膜上脱落，这些囊泡再通过膜融合将蛋白质运输到另一个细胞器（或腔室），在这个过程中，膜脂和膜蛋白也一起运输。正确折叠的蛋白质通过囊泡运输，在运输过程中，它们的方向性保持不变。囊泡运输的类型有 CopⅠ介导的囊泡运输、CopⅡ介导的囊泡运输、网格蛋白介导的囊泡运输。蛋白质在内质网-高尔基质膜、溶酶体和核内体中的运输均通过这一机制进行。

(4) 细胞质基质中蛋白质的转运

上述几种分选类型也涉及蛋白质在细胞质基质中的转运,这一过程显然与细胞骨架系统密切相关。但由于细胞质基质的结构尚不清楚,因此人们目前对细胞质基质中蛋白质转运特别是信号转导途径中蛋白质分子的转运机制了解甚少。

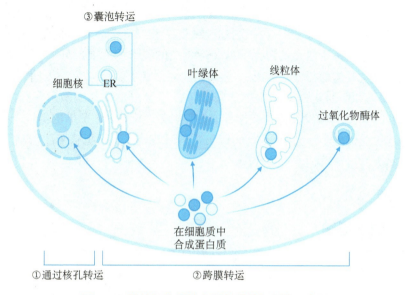

图 7-4　膜被细胞器输入蛋白质的机制的示意图

蛋白质分选与疾病

蛋白质分选是依靠蛋白质自身信号序列,从蛋白质的起始合成部位转运到功能发挥部位的过程。蛋白质分选不仅保证了蛋白质的正确定位,也保证了蛋白质的生物学活性。然而,当蛋白质分选过程中的相关因子的性质发生异常改变时,就可能导致疾病的发生。全基因组关联研究(GWAS)已被广泛用于识别人类和动物模型中与心血管和代谢疾病相关的基因,该研究目前已经发现了一些引发疾病的罪魁祸首,低密度脂蛋白受体(LDLR)、前蛋白转化酶枯草杆菌蛋白酶/kexin9 型(PCSK9)和过氧化物酶体增殖物激活受体-γ 等。此外,GWAS 还发现了另一种影响心血管和代谢功能的蛋白——VPS10P 结构域受体,这是一组细胞内分选因子,可在许多类型细胞的分泌区室和内吞区室之间引导靶蛋白,VPS10P 结构域受体还参与心血管系统和代谢紊乱相关的多种疾病的病理过程,如高胆固醇血症、动脉粥样硬化、肥胖和糖尿病。

VPS10P 作为一种分选因子,能将新合成的水解酶从高尔基体区室移动到它们在液泡中的作用位置,并且能在细胞表面与细胞的内吞和分泌区室之间穿梭。研究发现,所有哺乳动物的 VPS10P 结构域受体都在中枢和外周神经系统的神经元中表达,早期的研究工作揭示了它们具有对许多控制神经元细胞死亡和存活的靶蛋白进行分类的能力。VPS10P 结构域受体的神经元配体包括神经营养因子及其受体或淀粉样前体蛋白和颗粒蛋白前体,它们分别是阿尔茨海默病和额颞叶变性发生的病因。另外,VPS10P 结构域受体也在与心血管和代谢过程相关的外周组织中表达。外周组织中 VPS10P 结构域受体的表达模式在很大程度上是非重叠的,这表明每个受体在心血管和代谢过程中都具有独特的功能。

分拣蛋白（sortilin）是一种相对分子质量为 95 kDa 的受体，仅包含 1 个 VPS10P 结构域作为其胞外域。GWAS 已将位于 1p13.3 编码位点的分拣蛋白 1（SORT1）与血浆胆固醇水平和人类心肌梗死的风险相关联，这表明分拣蛋白与全身胆固醇稳态有关。已有研究发现，分拣蛋白通过控制淋巴细胞释放促炎性细胞因子的能力和（或）促进巨噬细胞摄取低密度脂蛋白以加速泡沫细胞的形成，进而促进血管壁动脉粥样硬化的发生发展。有研究证实，造血系统中分拣蛋白的缺乏减轻了小鼠的动脉粥样硬化。另外，尽管尚未得到人类遗传数据的证实，但细胞和小鼠模型中的功能研究表明，分拣蛋白在控制葡萄糖稳态和肥胖症发作方面发挥着重要作用，值得进一步研究阐明。分拣蛋白是携带葡萄糖转运蛋白的囊泡的主要成分，GLUT4 是脂肪细胞和骨骼肌细胞内最主要的葡萄糖转运蛋白，胰岛素刺激后，GLUT4 从细胞内储存囊泡移动到细胞表面，以促进肌肉和脂肪组织对葡萄糖的吸收。分拣蛋白发挥其细胞内分选因子的作用与 GLUT4 蛋白相互作用，并触发其包含在储存囊泡中，减少细胞对葡萄糖的摄取。有研究发现，缺乏分拣蛋白这种受体的小鼠会免受饮食引起的肥胖和脂肪肝（肝脂肪变性）的影响，表明分拣蛋白在控制体重方面可能发挥着重要作用。

第四节 囊泡运输

囊泡运输是一种独特的蛋白质分选方法，在真核细胞中普遍存在，转运过程不仅包括蛋白质自身的修饰和组装，还包括各种膜泡靶向转运和复杂的调控过程（图 7-5）。在细胞分泌和胞吞作用中，囊泡运输介导蛋白质分选途径，形成复杂的细胞膜流，具有高度的组织性和方向性，并具有维持动态平衡的功能。

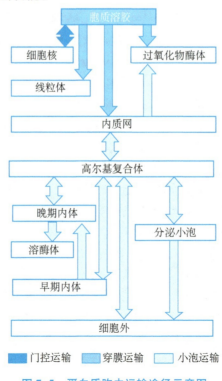

图 7-5　蛋白质胞内运输途径示意图

囊泡运输的类型和功能

研究推测,承担细胞内物质定向运输的囊泡至少有 10 种,它们之间的区别在于蛋白质外壳的构成、电子显微镜下的外观以及在细胞运输中的作用。目前研究得较多的三种包被囊泡是网格蛋白有被囊泡(clathrin-coated vesicle)和 COP Ⅱ 有被囊泡(COP Ⅱ-coated vesicle)、COP Ⅰ 有被囊泡(COP Ⅰ-coated vesicle)(图 7-6)。

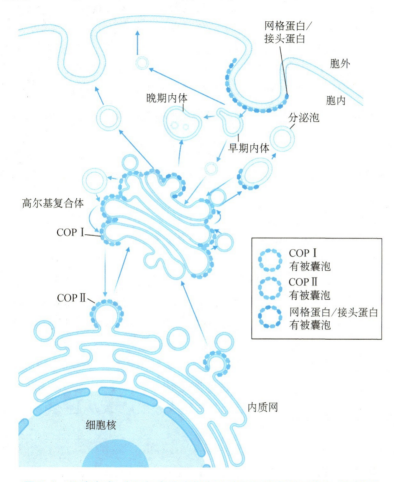

图 7-6 细胞合成-分泌与内吞途径中三种主要的囊泡运输方式示意图

网格蛋白是由高尔基复合体中的小泡或由细胞膜受体介导的内吞作用产生的。高尔基复合体产生的网格蛋白有被囊泡,可将物质从高尔基复合体反面膜囊(TGN)运输到核内体、溶酶体和植物液泡中。而通过细胞内吞作用形成的网格蛋白有被囊泡,是将外来物质运输到细胞质中或从胞内体运输到溶酶体的囊泡中。网格蛋白有被囊泡直径一般在 50～100 nm 之间,该类囊泡的结构特点有两个:一个是它的外被是网格蛋白纤维构成的网架结构,它也因此得名;另一个是网格蛋白结构外框与囊膜之间约 20 nm 的间隙被大量的衔接蛋白填充。衔接蛋白一方面形成相对于网格蛋白框架的囊泡内壳结构,另一方面介导网格蛋白与囊膜穿膜蛋白受体的连接,从而形成并维持"网格蛋白-囊泡"整体结构系统。目前已经发现的衔接蛋白有 AP1、AP2、AP3 和 AP4 四种,它们通过与不同的受体-转运分子复合物选择性地结合,从而转运不同的物质,形成特定的转运囊泡。这种复杂的相互作用也会导致输送的物质集中到网格有被囊泡中。

网格蛋白有被囊泡的形成是一个非常复杂的过程。除网格蛋白和接合蛋白外,发动蛋白(dynamin)在囊泡形成中也起着重要作用。发动蛋白是细胞质中能够结合和水解 GTP 的一种特殊蛋白,由 900 个氨基酸残基组成。当膜上的囊泡芽生形成时,发动蛋白在芽柄周围聚集成一个环。随着发动蛋白对 GTP 的水解,发动蛋白环向中心收缩,使茎部膜尽可能接近(小于 1.5 nm),直致膜融合,网格蛋白有被小泡收缩,直至囊泡脱落。因此,发动蛋白也被称为缢断蛋白。一旦囊泡芽形成,网格蛋白立即被移除,成为无被转运小泡,开始转运过程。发动蛋白的突变可能导致细胞内不能产生网格蛋白有被囊泡,只产生与膜连接的长颈部结合发动蛋白的芽体。然而,COP Ⅱ 和 COP Ⅰ 有被囊泡的收缩没有发现发动蛋白的参与。

COP Ⅱ 有被囊泡由粗面内质网产生,属于非网格蛋白有被囊泡类型。有研究人员利用酵母细胞突变体进行研究,发现 COP Ⅱ 包被由四种蛋白组分形成,四种蛋白组分别是:小分子 GTP 结合蛋白 Sar 1、Sec 23/Sec 24 复合物、Sec 13/Sec 31 复合物、大的纤维蛋白 Sec 16。COP Ⅱ 有被囊泡是通过胞质可溶性 COP Ⅱ 包被蛋白在供体膜(ER 膜)出芽时聚合形成的。包被装配的聚合过程受小 G 蛋白 Sar 1 的调控,通过 GDP-Sar 1/GTP-Sar 1 的转换,起到分子开关调控作用。

COP Ⅱ 有被囊泡的形成过程(图 7-7)有以下几步。① 细胞中可溶性 Sar 1-GDP 与 ER 膜蛋白 Sar 12(鸟苷酸交换因子)相互作用,催化 GDP 脱落换为 GTP,形成 Sar 1-GTP。GTP 的结合引发 Sar 1 构象改变,暴露出疏水 N 端,并插入 ER 膜。膜结合的 Sar 1 对包被蛋白的进一步装配起到了募集作用。Sar 1 与膜的结合提供了随后 Sec 23/Sec 24 复合物的结合位点,从而在 ER 膜出芽区形成 Sar 1-GTP/Sec 23/Sec 24 复合物。② Sec 13/Sec 31 复合物与 Sar 1-GTP/Sec 23/Sec 24 复合物结合。因为纯化的 Sec 13 和 Sec 31 蛋白具有自主组装、形成网格结构的特点,因而能起到 COP Ⅱ 包被蛋白骨架的作用。③ 大的纤维蛋白 Sec 16 结合在 ER 膜的胞质表面,一方面与已装配的复合物相互作用,另一方面组织其他包被蛋白的结合,从而增加包被蛋白的聚合效率。当包被组装完成以后,Sec 23 亚基促进 GTP 被 Sar 1 水解,Sar 1-GDP 从膜泡上释放,引发包被蛋白发生去装配,导致囊泡脱去衣被成为无被转运小泡。

COP Ⅱ 有被囊泡介导细胞内顺向运输(anterograde transport),即负责从内质网到高尔基复合体的物质运输,将物质从内质网"向前"运输到内质网-高尔基复合体的中间体和高尔基复合体。实验证明,应用 COP Ⅱ 囊泡外被蛋白的抗体能够有效阻止 ER 膜小泡的出芽。有人采用绿色荧光蛋白标记示踪技术观察 COP Ⅱ 有被囊泡的转运途径,发现当 COP Ⅱ 囊泡在 ER 上生成之后,在向高尔基复合体的转移途中,经常数个囊泡彼此融合,形成内质网-高尔基体复合中间体,然后再沿微管系统继续运行,最终到达高尔基复合体顺面(形成面)。COP Ⅱ 囊泡物质运输具有选择性,因为 COP Ⅱ 蛋白能识别与内质网跨膜蛋白受体细胞质侧结合的信号序列,而内质网穿膜蛋白受体网腔侧的一端又与 ER 网腔中的可溶性蛋白结合。因此,COP Ⅱ 蛋白在囊泡的选择性运输中起着重要作用。

COP Ⅰ 有被囊泡最早在高尔基复合体中被发现,也属于非网格蛋白有被囊泡类型,主要负责内质网逃逸蛋白的捕获、回收和转运,以及蛋白质在高尔基复合体膜中的反向转运。COP Ⅰ 有被囊泡介导细胞内膜逆向运输(retrograde transport),负责从高尔基复合反面膜囊

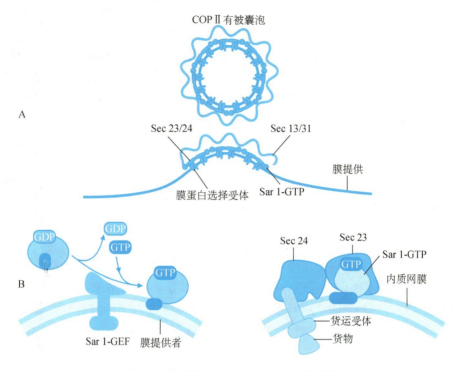

A. COP Ⅱ 的结构组成 B. COP Ⅱ 的组装激活

图 7-7　COP Ⅱ 有被囊泡的形成及物质运输示意图

到高尔基体顺面膜囊以及从高尔基顺面网状区到内质网的转运,是内质网回收错误分选逃逸蛋白的重要途径。经分析发现,COP Ⅰ 有被囊泡含有 7 种不同的蛋白质亚基和 1 种调节膜泡转运的 GDP 结合蛋白 ARF。ARF 和 Sar 1 一样,也是一种结合 GDP/GTP 转换的分子开关调控蛋白。

COP Ⅰ 有被囊泡的形成过程有如下几步。① 游离于细胞质中的非活化状态 ARF 蛋白与 GDP 解离并与 GTP 结合,形成 GTP-ARF 复合体。② GTP-ARF 复合体作用于高尔基复合体膜上的 ARF 受体。③ COP Ⅰ 蛋白亚基聚合,同 ARF 一起与高尔基复合体膜囊表面其他相关蛋白结合,诱导转运囊泡芽生。一旦 Cop Ⅰ 有被囊泡从高尔基复合体顺面膜囊生成并断离,COP Ⅰ 外被蛋白即可解离。体外实验证明,GDP 的存在是 COP Ⅰ 外被蛋白发生聚合与解离的必要条件。

COP Ⅰ 有被囊泡负责内质网逃逸蛋白的捕捉、回收和转运,并在高尔基复合体中负责蛋白质的反向转运。那么是什么决定了蛋白质是回收进入内质网还是进入高尔基复合体呢?研究发现,内质网腔内和膜内的正常驻留蛋白在 C 端都含有一系列的回收信号,如果它们被意外地包装进转运囊泡,并从内质网逃逸到高尔基复合体,高尔基复合体的膜结合受体蛋白将识别并结合这些逃逸蛋白的回收信号,形成 COP Ⅰ 囊泡并将其回收到内质网。内质网腔中的可溶性蛋白,如蛋白二硫异构酶和折叠辅助分子伴侣,具有 KDEL 回收信号。如果一个内质网蛋白缺乏 KDEL 序列,该蛋白就不能返回内质网,而是通过运输囊泡被运送到质膜。已有研究表明,如果通过基因重组使表达的溶酶体蛋白或分泌蛋白在 C 端附加了 KDEL 序列,这种蛋白将返回到内质网,而不是被转运到溶酶体或分泌泡。内质网膜蛋白如 SRP 受体在 C 端有不同的回收信号,通常是 KKXX(K 代表赖氨酸,X 代表任意氨基酸识别),识别并结合该信号的受体是包被蛋白的 COP Ⅰ α 亚基和 β 亚基,作用是促进它们返回内质网。

在内质网膜上整合蛋白 v-SNARE(供体膜受体蛋白)和其他被转运蛋白是通过与包被蛋白的相互作用,包装到转运膜泡的。可溶性转运蛋白通过与出芽膜泡上相应受体的结合而被募集,包被囊泡脱去包被复合物,包被蛋白就可以再循环利用,而 v-SNARE 暴露在小泡膜表面。膜泡脱去包被后,在小分子 GDP 结合蛋白 Sar1 蛋白参与下,脱包被的膜泡留在高尔基复合体顺面膜囊,暴露的内质网膜蛋白 v-SNARE 与高尔基复合体顺面膜囊上同类蛋白 t-SNARE 配对,介导膜泡与靶膜融合,内含物释放进入高尔基复合体顺面膜囊。内质网腔中的蛋白在出芽过程中可以被动掺入 COP Ⅱ 有被囊泡并转运到高尔基复合体。许多这类蛋白带有 C 端 KDEL 序列。KDEL 的受体主要定位在高尔基复合体 TGN 区、COP Ⅱ 和 COP Ⅰ 包被囊泡的膜上,它们能识别并结合 KDEL 分选信号,帮助这些蛋白质从内质网释放。如果内质网发生错误包装和转运,COP Ⅰ 膜泡上也有 KDEL 受体,所以能保证逃逸蛋白被内质网回收。这种由回收信号介导的回收机制有助于防止内质网管腔蛋白(新合成的分泌蛋白适当折叠所需的伴侣蛋白)的丢失。在生物合成途径中,每个膜组分可能都有其独特的回收信号,因此即使运输囊泡在特定的空间中不断移动,每个细胞器也能保持其独特的蛋白质组成。

囊泡运输是一个非常复杂的过程。有研究人员在酵母基因组中发现了超过 25 个与膜泡运输有关的基因。

囊泡运输的关键步骤包括以下三步:①供体膜出芽、组装和断裂,形成不同的包膜转运膜泡。②由马达蛋白驱动,将膜泡转运到特定的区域。③转运囊泡与特定靶膜的锚定和融合。NSF、SNAP 和 SNARE 在运输囊泡上与目标膜配对融合,融合过程具有特异性。已知一种小 G 蛋白 Rab 蛋白(靶向 GTPase)参与了囊泡靶向运输的过程。与 Sar 1 和 ARF 蛋白一样,Rab 蛋白属于小 G 蛋白,起分子开关的作用。目前已知的 Rab 蛋白有 30 多种,不同的膜上有不同的 Rab 蛋白。Rab 蛋白与靶膜效应蛋白结合,协助 v-SNARE 和 t-SNARE 的结合,从而促进和调节运输小泡的锚定和融合。Rab 蛋白也有一些效应因子,帮助运输囊泡聚集和接近目标膜,触发 SNAREs 释放其抑制剂。

在特异性鸟苷酸交换因子(GEF)的催化作用下,胞质中的 Rab-GDP 转换为 Rab-GTP,引发 Rab 蛋白构象改变,进一步使其与特定转运囊泡的表面蛋白相互作用插入转运囊泡内,同时与靶膜上称作 Rab 效应器的结合蛋白相互作用,使转运囊泡被锚定在合适的靶膜上发生囊泡融合,接着 Rab-GTP 被水解成 Rab-GDP,Rab-GDP 释放,进行转换、结合与水解的下一个周期。转运囊泡的形成、运输及其与靶膜的融合需要耗能,具有特异性,涉及多种蛋白间识别、组装、去组装的复杂调控,囊泡与靶膜的选择性融合是保证细胞内定向膜流的重要因素之一。小泡特异性锚定和融合被认为是通过运输小泡膜上的特异性的 v-SNARE 和靶膜上的 t-SNARE 蛋白特异的相互作用完成的。SNARE 蛋白是一个蛋白家族,在动物细胞中已发现至少 20 种。有研究人员从神经细胞中分离出了参与特异性囊泡锚定和融合的蛋白组分,例如,神经元突触前膜含有一种突触融合蛋白,能与突触小泡膜上的蛋白 VAMP 特异性结合,这两种蛋白的相互作用可介导膜的融合和神经递质的释放。

不同来源、不同类型的囊泡承载和介导不同物质的定向运输,它们必须遵循正确的路径,以特定的方式操作,使每个物质到达特定目标的锚点,并通过膜的融合释放载体物质。一般认为,如果囊泡在较短的距离内运输,它们主要以简单弥散的模式运行,例如,从内质网到高尔基复合体的囊泡运输就是这样进行的。当运输距离较长时，囊泡运动由类似于骨骼肌纤维的运动蛋白辅助，例如，在长神经细胞中，源于高尔基复合体的囊泡向细胞轴突远(末)端的转移就是如此。

囊泡运输不仅是一种简单的物质运输，而且是一种严格的质量检验、改造和加工过程。例如，进入内质网的蛋白质被决定去留的方向，而那些外输性的蛋白质通常要经过修饰、加工和质量检查，才能以囊泡的形式运输到高尔基复合体。有时一些内质网驻留蛋白或不合格的外输蛋白可能从内质网逃逸，但进入高尔基复合体后仍被 COP Ⅰ 囊泡识别、捕获并遣返。囊泡运输实际上是一个高度有序、严格控制的物质运输过程，无论其来源、类型和途径形式如何。

囊泡运输极其复杂。细胞膜和内质网是囊泡转运的主要发源地，高尔基复合体是囊泡运输的中心。内质网产生的转运囊泡溶入高尔基复合体，并成为高尔基复合体形成膜的一部分。高尔基复合体成熟面不断产生和分化的各种分泌囊泡，要么直接运输到细胞膜上，要么进入溶酶体，最终流入并整合到细胞膜上。从细胞膜运输出来的囊泡以胞内体或吞噬体的形式与溶酶体融合转化。由此可见，不断地产生、形成、存在和穿梭于质膜及内膜系统结构之间的囊泡转运，从一种细胞器膜到另一种细胞器膜，形成一种有序的流动和稳定的膜流，并以此进行细胞膜和内膜系统不同功能结构的相互转化和代谢更新。

囊泡运输与疾病

囊泡运输在细胞乃至整个机体的生命活动中起着至关重要的作用。囊泡运输一旦发生障碍，将会导致多种细胞器缺陷和细胞功能紊乱。囊泡运输与许多重大疾病的发生发展密切相关，如神经退行性疾病、发育疾病、代谢性疾病、感染与免疫缺陷等的发生发展。

马达蛋白异常表达，会影响细胞的囊泡运输功能，进而可能引发机体疾病的发生。在痉挛性截瘫(hereditary spastic paraplegia, HSP)病人家系中，驱动蛋白重链的马达结构域中存在点突变。此外，在具有远端脊髓肌肉萎缩症(spinal muscular atrophy, SMA)和皮质发育异常的病人中发现了 dynein 重链的功能失活突变。利用果蝇、小鼠等模式动物进行的研究也提示，肌萎缩侧索硬化症、阿尔茨海默病、亨廷顿舞蹈症(Huntington's disease, HD)等疾病与神经轴突中的囊泡运输障碍有关。

Rab 蛋白家族在囊泡运输与融合中发挥重要的调节作用。Rab 蛋白家族是一个大的 GTP 结合蛋白家族，是参与囊泡转运识别、锚泊融合调节的蛋白因子，目前已发现大约 70 个"家庭成员"。Rab 蛋白定位于质膜和膜性细胞器(内质网、高尔基复合体、内体、溶酶体等)，特异性地控制真核生物细胞内的膜转运过程，参与内吞途径。研究发现，每一种细胞器的胞质面至少含有一种 Rab 蛋白。Rab 蛋白的这种选择性分布使其成为理想的鉴定细胞器的分子，例如 Rab 5 定位于早期内体、高尔基复合体，Rab 9 定位于晚期内体、高尔基复合体等。不同 Rab 蛋白经活化传送定位于不同膜性结构中主要用于促进和调节囊泡的停泊和融合，以此来确保"货物"被正确地运输到细胞内特定的位置。研究表明，Rab 蛋白能够调节神经元细胞的内吞和轴突运输，参与多种神经类疾病的病理进程，下面介绍 Rab 蛋白与几种神经退行性疾病病变的关系。

阿尔茨海默病的典型病理学特征是错误折叠的 β 淀粉样蛋白(amyloid β-protein, Aβ)异常聚集与过度磷酸化 Tau 蛋白的神经原纤维缠结(neurofibrillary tangle, NFT)。

有研究表明，Tau 蛋白的降解与 Rab35 蛋白有关，糖皮质激素通过抑制 Rab35 转录降低 Rab35 的表达，进而抑制 Tau 蛋白降解。

亨廷顿舞蹈病（Huntington's disease，HD）是一种致命的神经退行性疾病，患者会出现一系列复杂的精神、认知和运动功能障碍，直至死亡。研究表明，Rab 5 和（或）其激活的下游分子活性的降低会影响早期自噬体的伸长，进而影响自噬体的形成。此外，HD 患者中 Rab11 活性和内体循环功能的异常可能与除转铁蛋白外的许多关键蛋白的转运有关，并对神经元的树突和轴突产生影响。

科学小故事

第 22 种天然氨基酸的发现

过去人们一直认为蛋白质分子中由遗传密码编码的标准氨基酸只有 20 种。直到 1986 年，科学家们在含硒蛋白质中发现了第 21 种标准氨基酸——含硒半胱氨酸。2012 年，来自俄亥俄州立大学的两个研究小组报道，他们发现了第 22 种由遗传基因编码的氨基酸——吡咯赖氨酸。

抱着对巴氏甲烷八叠球菌如何将含甲基化合物转化为甲烷的好奇心，Joseph A. Krzycki 领导的研究小组开始对这种生物进行研究。经过努力，该研究小组于 1995 年分离出参与此过程的特异蛋白，之后他们又分离并测序了其中一个相关基因，并发表文章宣布该基因内一个叫框内琥珀的密码子有异常现象。密码子是存在于 mRNA 中的三个相邻的核苷酸序列，是蛋白质合成中某一特定氨基酸的编码密码。正常情况下，琥珀型密码子会发出一种终止蛋白质合成的信号。但奇怪的是，该琥珀型密码子并没有终止翻译，这种奇怪的行为提示可能存在一种新氨基酸。

Krzycki 的同事 Michael Chan 领导的另一研究小组将此特异蛋白降解为多肽小片段，并对其进行测序。经过两年的研究，研究小组终于确定了该蛋白质的晶体结构，其中一部分结构显示出一种新氨基酸的迹象。同时，研究小组还发现了插入这个新氨基酸到蛋白质中所需的特异转运 RNA（tRNA）以及另外一个插入过程必需的酶。这两个发现以及蛋白质详细晶体结构的破译，不仅证实了先前的推测，还发现了一种新的由遗传基因编码的氨基酸——吡咯赖氨酸。

第八章
细胞骨架

关键知识点

- ※ 细胞骨架的类型和主要功能
- ※ 微管的结构和组装特点
- ※ MTOC 的作用和中心体的结构特点
- ※ 马达蛋白的类型和其与细胞骨架的相互作用关系
- ※ 肌肉收缩的分子机制
- ※ 微丝在细胞运动中的作用
- ※ 中间丝的类型和功能

用电子显微镜观察经非离子去垢剂处理后的细胞,可以发现细胞质中有复杂的纤维网状结构,称之为细胞骨架(cytoskeleton)。细胞骨架主要由微丝、微管和中间丝组成。细胞骨架弥散分布在细胞质中。微丝一般分布在细胞膜的内侧;微管分布于细胞核周围,在细胞质周围呈放射状;中间丝分布在整个细胞中。微丝、微管和中间丝三者共同构成了一个三维的网络结构体系。

细胞骨架的功能可以总结如下:①细胞骨架是一种动态支架,能为细胞的形状提供结构支持,并抵抗使细胞变形的力量。②在细胞内形成框架结构,为细胞内的各种细胞器提供附着位点。③是细胞内引导物质和细胞器的轨迹网络。④使细胞移动的动力产生装置。⑤细胞分裂机制的基本组成部分。细胞骨架元件是细胞在有丝分裂和减数分裂期间负责染色体分离的装置,以及在细胞分裂期间将母细胞分裂成两个子细胞的装置。

第一节 微管

微管(microtubule,MT)是由微管蛋白原丝组成的、不分支的中空管状结构。细胞内微管呈网状或束状分布,参与维持细胞形态、细胞极性、细胞运动及细胞分裂等。

微管的结构组成

微管是一种球形微管蛋白亚基聚合物,直径约 25 nm,是中间丝宽度的 2 倍,是微丝宽度的 3 倍,壁厚约 4 nm。微管的长度从几微米到几百微米不等。细胞中有两种类型的微管:稳定的长寿命微管和不稳定的短寿命微管。稳定的长寿命微管通常存在于非复制细胞中,例如,纤毛和鞭毛中有一束中央微管,可使质膜的延伸部分有节奏地运动,从而使带有纤毛或鞭毛的细胞发生移动,精子游动便是通过鞭毛运动实现的。

微管由 α-微管蛋白和 β-微管蛋白聚合而成的,α-/β-微管蛋白二聚体组成的,α-微管蛋白和 β-这两种相对分子质量都为 55 kDa Da 的单体存在于所有的真核生物中,它们的序列高度保守。在微管中,蛋白质亚基之间横向和纵向的相互作用能够使其维持管状结构。相邻亚基末端之间的纵向接触将亚基头尾连接成线性原纤维。在每个原纤维内,二聚亚基每 8 nm 重复 1 次。通过横向的相互作用,13 根原纤维并排连接成一个薄片或圆筒——微管(图 8-1)。在大多数微管中,邻近的原纤维形成倾斜成排的 α-/β-微管蛋白单体微管墙。头尾相连的 α-/β-微管蛋白二聚体及其在原纤维中的位置使微管整体带有极性。因为所有的原纤维微管都有相同的方向,一端由 α-微管蛋白包围,另一端由 β-微管蛋白环绕。α-微管蛋白和 β-微管蛋白各有一个 GTP 结合位点,β-微管蛋白上的 GTP 在微管蛋白二聚体参与组装成微管后即被水解为 GDP。γ微管蛋白是第三种微管蛋白,它尽管不属于微管蛋白亚基,但可能起到使各亚基聚合形成微管的作用。

从结构上看,细胞内微管有三种类型(图 8-1-B):单管(singlet)、二联管(doublet)和三联管(triplet)。单管由 13 根原丝构成,是胞质中微管的主要形式,如胞质微管和纺锤体微管,它们通常分散或成束分布。单管不稳定,在低温、Ca^{2+} 和秋水仙碱的作用下易解聚。二联管由两根单管组成,第一根单管是由 13 根原丝组成的完全微管,第二根单管仅有 10 根原丝,有 3 根原丝与第一根单管共用。二联管主要分布在纤毛或鞭毛的杆状部分。三联管由三根单管组成。第一根单管有 13 根原丝,第二、三根单管均由 10 根原丝组成,相邻两管共用 3 根原丝。三联管主要分布在中心粒和纤毛鞭毛体中。二联管和三联管为稳定微管。

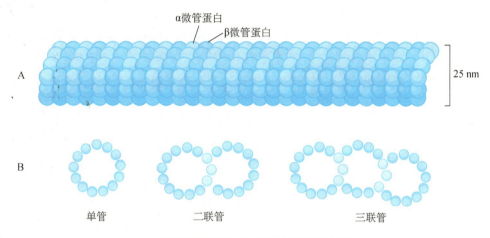

A. 微管结构模式图　B. 不同类型的微管截面图

图 8-1　微管的结构与类型示意图

人们将始终伴随着微管的组装和去组装的蛋白质称为微管结合蛋白。微管结合蛋白依据其在电泳时所显示相对分子质量的不同,依次被命名为 MAP1、MAP2、MAP3、MAP4、Tau 蛋白等。由于大多数相似的研究都集中在神经组织上,因此已鉴定的 MAP 中有相当一部分仅在神经细胞中表达。微管结合蛋白通常由单基因编码,有一个或多个带正电的微管结合域,这些结合域与带负电的微管表面(微管蛋白的 C 端所形成的)相互作用以稳定微管。其余突出于微管表面的微管结合蛋白结合域与相邻的微管或细胞结构相互作用,调控微管网络的结构和功能。

微管的组装与去组装

微管组织中心(microtubule-organizing center,MTOC)是真核细胞中形成微管的结构。微管组织中心的主要功能包括:组织真核细胞中鞭毛和纤毛的形成,组织真核细胞减数分裂和有丝分裂过程中纺锤体的形成。MTOC 是细胞内微管成核化的主要部位,可以通过 γ-微管蛋白的免疫组织化学染色方法显现出来。

微管在体外的组装过程可以分为成核和延伸两个阶段。由于缺乏中心体,微管在体外的成核过程有点特别。一些微管蛋白二聚体首先纵向聚合形成短的丝状结构,称为成核反应。微管蛋白二聚体继续添加在丝状结构的两端和两侧使之扩展成片状,当片状聚合物扩大到约 13 根原丝时,它们就会紧密地结合在一起,形成一段微管。新的微管蛋白二聚体不断地在微管的两端组装,使微管延长。由于微管的一端是α-微管蛋白,另一端是β-微管蛋白,因此微管蛋白二聚体在微管两端进行组装时的平衡常数不同,导致微管两端的组装速率差异很大。一般情况下,α-微管蛋白持有端(负极)组装较慢,β-微管蛋白持有端(正极)组装较快。

微管的组装与其底物(携带 GTP 的 α-/β-微管蛋白二聚体)的浓度有关。底物浓度较高时,其在微管末端组装的速度快,使微管延长。α-/β-微管蛋白二聚体组装到微管的末端后,结合在β-微管蛋白上的 GTP 被水解为 GDP。由于高能磷酸键断裂所释放的能量储存在微管结构中,这使得末端带有 GDP 帽(GDP-cap,D 型)的微管解聚所产生的自由能的变化(ΔG)高于末端带有 GTP 帽(GTP-cap,T 型)的微管。当体系中 α-/β-微管蛋白二聚体的浓度介于这两个临界浓度之间时,末端带 GDP 帽的微管解聚,而带 GTP 帽的微管因组装而延长。微管末端 β-微管蛋白上 GTP 的水解会导致自由能和微管蛋白构象发生变化,使微管原丝的末端发生弯曲,这种状态使 α-/β-微管蛋白二聚体之间的结合力下降,使之更容易发生解聚。电镜下观察正在解聚的微管可以在其末端观察到弯曲的原丝,而正在组装过程中的末端亚基的核苷酸是 GTP 的,这种末端的原丝是伸直的。

当组装体系中结合 GTP 的 α-/β-微管蛋白二聚体的浓度较高,微管末端的组装速度大于 GTP 的水解速度时,微管的末端可以形成一个结合 GTP 的帽子,从而使微管稳定地延伸(图 8-2-A)。反之,随着微管的组装而使底物的浓度下降时,发生在微管末端的聚合速度下降,当微管组装的速度小于 β-微管蛋白上 GTP 水解的速度时,微管末端暴露出结合 GDP 的微管蛋白,它会使微管结构不稳定,从而表现出动力学的不稳定性。由于微管两端极性的不同会使微管两端组装的临界浓度有差异,所以,当组装体系内底物的浓度接近微管正极端组装所需的临界浓度,负极端已在临界浓度之下,并且可以检测到在同一根微管上,其正极端因组装而延长,而其负极端因去组装而缩短(图 8-2-B)。当一端组装的速度和另一端解聚的速度相同时,微管的长度保持稳定,即所谓的"踏车行为"。

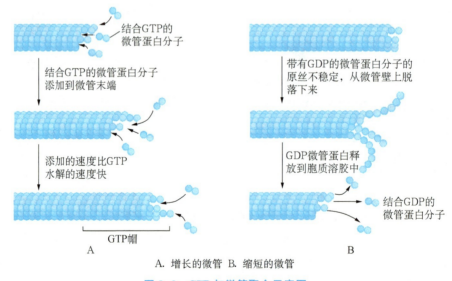

A. 增长的微管　B. 缩短的微管

图 8-2　GTP 与微管聚合示意图

微管的体外组装可以分为成核和延伸两个阶段。在活细胞中,启动和延伸微管成核作用的细胞结构称为微管组织中心。除了中心体,类似于微管组织中心的结构还有位于纤毛和鞭毛基部的基体等。

影响微管组装的药物主要有：①秋水仙素。秋水仙素与游离微管蛋白紧密结合，阻止其聚合成微管。不同浓度的秋水仙素对微管有不同的影响。高浓度秋水仙素处理细胞时，细胞内微管全部解聚；低浓度秋水仙素处理细胞时，微管保持稳定，细胞中期受阻。②紫杉醇。紫杉醇与微管紧密结合，可防止微管的亚基的丢失。紫杉醇被称为抗分裂剂，在医学实践中被用作抗癌药物。紫杉醇是红豆杉属植物中一种复杂的次生代谢产物。紫杉醇只与聚合的微管结合，不与未聚合的 α-/β-微管蛋白二聚体发生反应。③长春碱类药物。长春碱类药物通过阻断微蛋白聚合和诱导微管解聚，使细胞分裂停止有丝分裂中期。常见的长春碱类药物有长春碱、长春新碱、长春地辛等。

微管的主要功能

（1）支持和维持细胞形态

微管的强度足以抵抗压缩和弯曲，能为细胞提供机械支持。微管可以在细胞内形成支架网络，支持和维持细胞形态。例如，蝾螈的红细胞呈椭圆形，由细胞质膜下排列的微管束维持，这些微管束形成边缘带，支持红细胞的形状，并赋予其一定的灵活性。秋水仙碱能使微管解聚，如果用秋水仙碱处理蝾螈的红细胞，椭圆的细胞就会变成圆形。微管在细胞突起部分如纤毛、鞭毛、神经元的轴突和树突的形成和维持中也起着关键作用。

（2）参与细胞内物质的运输

微管从中心体释放出来，为细胞内的物质运输提供了轨道。细胞内合成的一些运输小泡、分泌颗粒、色素颗粒等物质，是沿着微管提供的轨道定向运输的。如果微管被破坏，物质运输就会受到抑制。微管通过马达蛋白（motor protein）参与细胞内物质的运输。细胞的马达蛋白将储存在 ATP 中的化学能转化为机械能，以产生动力和运输附着在马达蛋白上的细胞货物。马达蛋白可分为三大类：驱动蛋白（kinesin）、动力蛋白（dynein）和肌球蛋白（myosin），其中驱动蛋白和动力蛋白依赖于微管运输，而肌球蛋白依赖于微丝运输。

通常所说的驱动蛋白是科学家在鱿鱼神经元巨大的轴突内分离到的，能沿微管移动，但不同于肌球蛋白和动力蛋白。驱动蛋白能运载膜性细胞器沿着微管向轴突的末梢移动。驱动蛋白在结构上与Ⅱ型肌球蛋白相似，由 2 条具有马达结构域的重链（kinesin heavy chain，KHC）和 2 条与重链的尾部结合、具有货物结合功能的轻链（kinesin light chain，KLC）组成。用低角度旋转投影电子显微技术观察的结果显示，驱动蛋白分子是 1 条长 80 nm 的杆状结构，头部一端有 2 个呈球状的马达结构域，直径约 10 nm，另一端是重链和轻链组成的扇形尾端，中间是重链组成的杆状区。驱动蛋白分子球状的头部具有 ATP 结合位点和微管结合位点。

沿着微管驱动蛋白有两种分子模型，一种是步行模型，另一种是尺蠖爬行模型。在步行模型中，驱动蛋白的 2 个球形头交替向前移动，每水解 1 个 ATP 分子，落在后面的那个马达结构域向前移动两倍的步长，即 16 nm，领先的头部在下一个周期再向前移动。在尺蠖爬行模型中，驱动蛋白的 2 个头部中有一个总是向前移动，另一个总是向后移动，每一步移动 8 nm。

胞质动力蛋白是一种向微管负极移动的马达蛋白。每个胞质动力蛋白重链由 1 个大球形头部和 2 个细长的突出物（杆状）组成，每个杆状区的顶端包含所有重要的微管结合位点。动力蛋白的马达结构域由许多不同的模块组成，这些模块以车轮的形状组织起来。

总之，马达蛋白驱动物质进行胞内运输，将物质从一个膜室运输到另一个膜室。

（3）维持细胞器的空间方向和分布

微管在真核细胞中帮助排列细胞器。在大多数动物细胞中，内质网的小管几乎延伸到细胞的边缘，而高尔基复合体位于细胞内部，靠近中心体。内质网和高尔基复合体依赖微管定位。随着细胞的发育和内质网的生长，附着在内质网上的驱动蛋白沿着微管向外拉，将微管像网一样拉伸。动力蛋白将高尔基复合体拉向微管的另一个方向，即细胞的中心。假如使用秋水仙碱处理细胞，内质网和高尔基复合体的位置会发生巨大变化。

（4）参与鞭毛和纤毛的运动

鞭毛和纤毛中的微管起源于其基部的基体。基体与中心粒在结构上基本相同，其周围由9组三联体微管组成。每组三联体微管中的2根管穿过纤毛板与纤毛轴丝上相应的亚纤维相连，第3根管在纤毛板或基板附近终止。

纤毛和鞭毛的弯曲首先发生在它们的基部，在那里动力蛋白首先被激活。当动力蛋白依次被激活或灭活时，纤毛和鞭毛的弯曲沿着轴丝有规律地向顶端传播。动力蛋白的激活受中央微管和放射辐的调控，缺乏这些结构的突变鞭毛没有拍打能力。在纤毛和鞭毛的拍动过程中，内侧的动力蛋白臂主要与纤毛和鞭毛弯曲有关，决定纤毛和鞭毛弯曲波形的大小和形状，外侧的动力蛋白臂可增加拍动力和频率。

（5）参与细胞分裂

当细胞进入分裂前期时，微管网络解聚并重组形成纺锤体。纺锤体参与染色体的排列和运动，而染色体的排列和运动依赖于纺锤体微管的组装和去组装。纺锤体微管分裂后解聚重组形成细胞质微管。

（6）参与细胞内信号转导

有研究表明，微管可参与 Hedgehog、JNK、Wnt、ERK 以及 PAK 蛋白激酶信号通路的调控，信号分子可直接或通过马达蛋白和支架蛋白与微管相互作用。

第二节　微丝

微丝（microfilament，MF）是真核细胞中常见的由肌动蛋白组成的骨架丝，在细胞质中呈束状、网状或散落分布。微丝、微管和中间丝共同构成细胞的支架，参与细胞形态维持、内外物质运输、细胞连接和细胞运动等多种功能。

微丝的结构组成

微丝是由肌动蛋白亚单位组成的纤维结构（图8-3）。肌动蛋白细胞骨架（微丝）形成各种大的结构，延伸到整个细胞。肌动蛋白的细胞骨架很大，可以很容易地通过组装或去组装来改变细胞的形状。在前几章中，有一些大型蛋白质复合物的例子，其中有一些的亚基数量和位置是固定的。例如，所有核糖体具有相同数量的蛋白质和RNA成分，它们的三维几何形状是恒定的。然而，肌动蛋白的细胞骨架不同，其细胞骨架蛋白的比例并没有严格保持，肌动蛋白纤维的长度变化很大，交联成不完整的纤维束和纤维网络，肌动蛋白细胞骨架的这种结构灵活性使其呈现多种形状,并且很容易改变。在一个可移动的细胞中,细胞骨架必须快速组装,因此并不总是有机会形成组织良好、高度有序的结构。

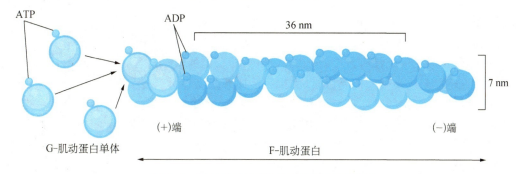

图 8-3　肌动蛋白亚单位构成微丝的示意图

肌动蛋白由球状单体的 G-肌动蛋白和其丝状聚合物 F-肌动蛋白纤维构成,用电子显微镜观察细胞中的微丝可发现其是 F-肌动蛋白纤维加上任何结合蛋白,每个肌动蛋白分子都含有一个与 ATP 或 ADP 络合的镁离子。因此,肌动蛋白有四种状态:ATP-G-肌动蛋白、ADP-G-肌动蛋白、ATP-F-肌动蛋白纤维和 ADP-F-肌动蛋白纤维。其中,ATP-G-肌动蛋白和 ADP-F-肌动蛋白纤维在细胞中的含量占优势。肌动蛋白纤维中的所有亚基都指向纤维的同一末端,这意味着一端的电荷分布与另一端的电荷分布不同,因此肌动蛋白纤维与微管一样具有极性。一般将 ATP 结合位点暴露于周围溶液的终端肌动蛋白亚基末端命名为(—)端,另一端命名为(+)端。ATP 结合位点与相邻的肌动蛋白亚基接触而不暴露。

微丝结合蛋白

肌动蛋白丝在体外可形成缠结。然而,细胞需要将丝状结构的肌动蛋白丝组装成稳定的网状结构和束状结构才能为质膜提供支撑框架。有一类蛋白质可以与肌动蛋白单体或肌动蛋白纤维结合并改变其在细胞中的性质,这类蛋白质被称为肌动蛋白结合蛋白(actin binding protein)。一些肌动蛋白结合蛋白是在一个多肽链中包含两个肌动蛋白结合域的单体蛋白。但是许多肌动蛋白结合蛋白,尤其是那些形成丝状网络的蛋白,由两条或两条以上的多肽链组成,每条多肽链都包含一个肌动蛋白结合域。肌动蛋白束和肌动蛋白网络通常由几种不同的肌动蛋白结合蛋白来稳定。

在肌动蛋白结合蛋白的帮助下,肌动蛋白可以形成多种不同的亚细胞结构,如应力纤维、肌肉肌原纤维、小肠微绒毛的轴心、精子顶端的刺突等,这些结构的形成,以及它们的变化和功能状态,在很大程度上受到不同肌动蛋白结合蛋白的严格调控。人们目前已分离出 100 多个肌动蛋白结合蛋白,根据其功能可分为三类:①与 F-肌动蛋白聚合有关的蛋白,如抑制蛋白、胸腺嘧素,它们的作用是与 G-肌动蛋白单体结合并抑制其聚合。②与微丝结构有关的蛋白,如片段化蛋白,它们的作用是把肌动蛋白纤维分解成更短的片段,然后与断点结合,这样它们就不能再连接了。还有一种细丝蛋白可以横向交叉连接肌动蛋白细丝,它有两个肌动蛋白结合位点,可将肌动蛋白丝编织成网状结构。③与微丝收缩有关的蛋白,如肌球蛋白、原肌球蛋白和肌钙蛋白等。

微丝的组装

肌动蛋白单体组装成微丝的过程大体上可以分为三个阶段：成核期、延长期、稳定期。成核期是指由 2～3 个肌动蛋白单体组成寡聚体，然后开始多聚体组装的阶段。当聚合作用在只含有肌动蛋白单体，没有纤维状肌动蛋白的试管中进行时，组装的起始过程相当缓慢。G-肌动蛋白必须先形成一个具有数个亚基的低聚物，即所谓的成核过程，该过程是 G-肌动蛋白组装的限速步骤，无论是微丝还是微管，如果组装体系是从单体开始，都会有一个起始的延长期。跟随着起始延长期的是一个纤维快速延长的过程。随着系统中肌动蛋白单体浓度的降低，组装过程到达一个稳定状态，称为稳定期。稳定期的纤维正极组装速度与负极解聚速度相同，纤维的长度保持不变。此时，体系中肌动蛋白单体的浓度称为临界浓度（C_c），它在数值上等于解聚速度常数和组装速度常数的比值，即 $C_c = K_{off}/K_{on}$。微丝末端的延长或解聚取决于增加亚单位时体系中自由能（ΔG）的变化，当体系中游离的肌动蛋白浓度高于 C_c 时，ΔG 小于零，微丝的末端会自发组装。相反，当游离的肌动蛋白浓度低于 C_c 时，ΔG 大于零，微丝将自发解聚。

在细胞中，微丝的成核过程需要肌动蛋白相关蛋白（actin-related protein，Arp）复合物的参与，其中 Arp2、Arp3 等蛋白相互作用，形成微丝组装的起始复合物。肌动蛋白单体与起始复合物结合形成用于肌动蛋白进一步组装的寡聚体。微丝组装的第二阶段是纤维伸长。肌动蛋白具有 ATP 酶活性，能催化 ATP 的水解。肌动蛋白单体在参与微丝组装之前必须结合 ATP。装配在微丝末端的肌动蛋白执行 ATP 酶的活性，将 ATP 水解成 ADP，释放磷酸基。当微丝的组装速度比肌动蛋白水解 ATP 的速度快时，微丝末端的一些肌动蛋白亚基所携带的 ATP 没有时间水解，在微丝上会有一个由肌动蛋白亚基和 ATP 组成的帽。有这种结构的微丝相对稳定，可以继续组装。相反，当微丝末端肌动蛋白亚基与 ADP 结合时，构成细丝的肌动蛋白亚基更容易解聚。由于微丝两端的结构差异，新的肌动蛋白亚基通常在正端添加，很少在负端添加。微丝组装到一定长度时，肌动蛋白亚基的组装/去组装会达到一个平衡状态，也就是说，肌动蛋白亚基的组装和去组装相等，而微丝的长度几乎不变，微丝的组装进入稳定期。在微丝的体外组装过程中，有时会观察到微丝的正端由于肌动蛋白亚基的不断加入而伸长，而负端由于肌动蛋白亚基的解体而缩短，这种现象被称为微丝的踏车行为，在试管中可以观察到单根微丝的踏车行为。

影响微丝组装的药物主要有：①细胞松弛素，它与微丝的正端结合，在负端使微丝去极化。②鬼笔环肽，它能与完整的肌动蛋白丝结合并阻止其更新。③拉春库林，它能与游离单体结合，防止其与聚合物结合。

微丝的主要功能

（1）形成和维持细胞的支架

在大多数细胞中，细胞质膜上有一个微丝与微丝结合蛋白相互作用的网络，称为细胞皮层（cell cortex），这种结构是高度动态的，能为细胞膜提供强度和韧性，并维持细胞形态。细胞中有一种相对稳定的纤维结构，称为应力纤维（stress fiber），在真核细胞中广泛存在，它是由肌动蛋白丝和肌球蛋白Ⅱ丝组成的可伸缩微丝束，在细胞内紧邻质膜下方，通常大致平行于细胞的长轴并贯穿整个细胞。应力纤维的微丝是极性的，一端与穿膜整联蛋白相连，另一端插入细胞质或与中间丝结合。应力纤维具有收缩功能,但不能运动,只具有抵抗细胞表面张力和维持细胞形态的功能。微丝的收缩也能改变细胞的形状,例如,上皮细胞能形成可收缩的环状微丝束即黏着带(又称带状桥粒),微丝束收缩时细胞形状可变为圆锥形。在胚胎发育过程中,微丝的收缩功能在神经管和腺体的形成中也起着重要作用。

(2) 参与细胞的运动

在非肌细胞中,微丝参与多种细胞运动,如变态、胞质环流、细胞的胞吞和胞吐以及细胞内物质运输等。微丝可以通过两种不同的方式产生运动,一种是滑动机制,如微丝与肌球蛋白丝的滑动;另一种是微丝的聚合与解聚。许多动物细胞,如变形虫、巨噬细胞、白细胞、成纤维细胞等,都利用变形运动来移动位置,这些细胞富含微丝,依靠肌动蛋白和肌动蛋白结合蛋白四处移动。

(3) 参与细胞内的物质运输活动

在参与细胞内物质运输的马达蛋白家族中,有另一个马达蛋白家族叫肌球蛋白,它能利用微丝作为运输轨道参与物质的运输。基于各种肌球蛋白分子结构的差异,Ⅱ型肌球蛋白通常被称为传统肌球蛋白,其他各种类型的肌球蛋白被称为非传统肌球蛋白。

典型的Ⅱ型肌球蛋白分子包含 2 条相对分子质量为 220 kDa 的重链和 4 条轻链,是一个高度不对称的结构。2 条重链的尾部卷曲盘绕形成直径约 2 nm、长约 150 nm 的双股 α 螺旋。用胰蛋白酶处理肌球蛋白分子,可产生轻酶解肌球蛋白(light meromyosin, LMM)和重酶解肌球蛋白(heavy meromyosin, HMM)。重酶解肌球蛋白经木瓜蛋白酶处理,可形成肌球蛋白头部(HMM-S1)和杆部(HMM-S2)。当反应体系中有 ATP 存在时,S1 片段可以驱动肌动蛋白丝位移。

与传统的Ⅱ型肌球蛋白分子不同,Ⅰ型肌球蛋白只有 1 个头部(马达结构域)和 1 个尾部,长度约 70 nm,并且在体外不能组装成纤维。头部结构域能在 ATP 存在时沿微丝运动,尾部结构域在不同种类的Ⅰ型肌球蛋白中各不相同,尾部结构域的多样性与它们所运输"货物"的种类有关。有些Ⅰ型肌球蛋白的尾部可以和特殊类型的囊泡结合,沿微丝移动;也有一些是和细胞质膜结合,牵引质膜和皮层微丝做相对运动,从而改变细胞的形状。

Ⅴ型肌球蛋白分子是由 2 条肽链组成的二聚体,具有 2 个头部,其颈部长度约为Ⅱ型肌球蛋白颈部长度的 3 倍,约 23 nm。在运动过程中,Ⅴ型肌球蛋白的步长恰好是微丝上由 13 个肌动蛋白亚基组成的重复结构的长度。另外,Ⅴ型肌球蛋白的 2 个头部会与微丝结合,以确保整个分子和它所携带的"货物"保持连接。

(4) 参与细胞质的分裂

在动物细胞有丝分裂的末期,细胞质分裂形成 2 个子细胞,这个过程被称为细胞分裂。细胞分裂是由质膜下微丝束形成的收缩环完成的,这一过程可被细胞松弛素 B 抑制。

(5) 参与肌肉收缩

肌肉细胞的收缩是实现机体机械运动和各种器官生理功能的重要途径。骨骼肌细胞又称肌纤维,是在胚胎时期由大量单核成肌细胞融合而成的,但细胞核仍然存在于肌纤维中。电镜观察到的肌纤维纵切面显示,肌纤维是由数百个较细的肌原纤维(myofibril)组成的簇状结构。

肌原纤维由称为肌节(sarcomere)的收缩单位的重复线性排列组成。每个肌节都有其特有的带型。肌原纤维的条状结构由粗肌丝和细肌丝组成。粗肌丝由肌球蛋白组装而成,细肌丝主要由肌动蛋白组成,辅以原肌球蛋白和肌钙蛋白。肌球蛋白头部从粗肌丝表面突出,可与细肌丝上的肌动蛋白亚基结合,形成粗肌丝与细肌丝之间的横桥。

原肌球蛋白是一种伸长的分子,与肌动蛋白丝的沟槽紧密相连。肌钙蛋白是一种由3个亚基组成的球状蛋白复合物,每个亚基在分子的整体功能中起着重要而独特的作用。原肌球蛋白分子在肌肉松弛状态下阻断肌动蛋白结合位点。

迄今为止人们发现的最大的蛋白质是肌联蛋白。肌联蛋白起源于M线,沿着肌球蛋白丝延伸,穿过A带,终止于Z线。

研究发现,肌肉收缩时肌节缩短,但在肌节内并无粗肌丝和细肌丝的长度变化,而只是由神经冲动引发的细肌丝与粗肌丝之间的相对滑动所致,这就是肌肉收缩的滑行学说(sliding theory),其基本过程可总结如下。①动作电位产生。来自脊髓运动神经元的神经冲动经轴突传到神经-肌肉接头(运动终板),使肌细胞质膜去极化,并经T小管传至肌质网。②Ca^{2+}释放。肌质网去极化后释放Ca^{2+}至肌浆中,触发Ca^{2+}浓度升高,使之达到收缩期的Ca^{2+}阈值浓度(约为10^{-6} mol/L)。③原肌球蛋白位移。Ca^{2+}与Tn-C结合,引起肌钙蛋白构象变化,Tn-C与Tn-I、Tn-T的结合力增强,导致Tn-I与肌动蛋白结合力削弱,使肌动蛋白与Tn-I脱离;同时,Tn-T使原肌球蛋白移位到肌动蛋白双螺旋沟槽的深处,暴露出细肌丝肌动蛋白与横桥结合活化位点,解除了肌动蛋白与肌球蛋白结合的障碍。④细肌丝与粗肌丝之间相对滑动。在肌丝的滑动过程中,肌球蛋白将ATP中储存的化学能转化成肌丝滑动的机械能。肌球蛋白的头部结构域与细肌丝之间的每个机械运动周期消耗1分子ATP。根据滑动模型(图8-4),当肌球蛋白头部结构域没有与ATP结合,突出于粗肌丝表面的头部结构域与细肌丝上的肌动蛋白亚基处于紧密结合状态。ATP结合到肌球蛋白的头部,会引起肌球蛋白头部结构域与细肌丝的分离;同时,肌球蛋白头部结构域的ATP酶被激活,将ATP水解成ADP和Pi,ATP水解释放出的能量被肌球蛋白吸收,导致进一步构象变化,肌球蛋白头部结构域向前抬升,并结合到靠近细肌丝正端的一个肌动蛋白亚基上。随着Pi和能量的释放,肌球蛋白颈部结构域发生构象变化,由此产生的力改变了肌球蛋白的头部结构域与细肌丝的角度,拉动细肌丝导致相对于细肌丝的滑动。接着是ADP的释放,肌球蛋白头部结构域与细肌丝之间又回到僵直状态。如果体系中仍有高浓度的Ca^{2+}存在,肌球蛋白将继续下一个周期,沿细肌丝滑动。到达肌细胞的冲动一旦停止,肌质网就通过Ca^{2+}泵将Ca^{2+}回收,使胞质中Ca^{2+}浓度降低,收缩周期随之停止。

肌动蛋白通常与肌球蛋白一起负责非肌肉细胞的各种动态活动,这些活动包括胞质分裂、吞噬、胞质流动(发生在一些大型植物细胞中的胞质定向质量流动)、囊泡运输、血小板激活、细胞膜内整合蛋白的横向移动、细胞-基底层相互作用、细胞运动、轴突生长和细胞形态改变等。

(6) 参与受精作用

卵子表面有一层胶质层,受精时精子头端顶体要释放水解酶,溶解卵子的胶质层,并激活微丝的组装,形成顶体刺突,顶体刺突微丝不断延伸,穿透胶质层和卵黄层,融合精卵膜,才能完成受精。

(7) 参与细胞内信息传递

细胞外的某些信号分子与细胞膜上的受体结合,可以触发膜下肌动蛋白的结构变化,从而启动细胞内激酶变化的信号传递过程。微丝主要参与 Rho 蛋白家族相关的信号转导。Rho 蛋白家族与单体 GTP 酶密切相关,属于 Ras 超家族,包括 Cdc42、Rac 和 Rho。Rho 蛋白通过 GDP 结合状态和 GTP 结合状态的分子转换控制细胞转导信号。Cdc42 激活后,触发细胞内肌动蛋白聚合作用和成束作用,形成丝状伪足或微棘。激活的 Rac 触发肌动蛋白在细胞外周聚合,形成斑片状伪足和褶皱。Rho 激活后,肌动蛋白纤维被激活,成束的肌球蛋白Ⅱ纤维形成应力纤维,促进细胞黏着斑的形成。

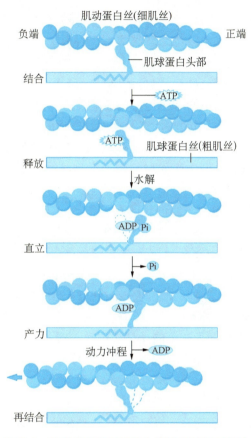

图 8-4 肌球蛋白在细肌丝上的移动过程示意图

第三节 中间丝

中间丝(intermediate filament)又称中间纤维,是 20 世纪 60 年代中期在哺乳动物细胞中发现的直径约为 10 nm 的纤维,由于其直径介于微丝和微管之间,故称为中间丝。中间丝是三种细胞骨架纤维中最稳定的成分,也是化学成分最复杂的纤维结构成分。中间丝的结构稳定且坚韧,对秋水仙碱和细胞松弛素 B 不敏感。当细胞被高盐和非离子去垢剂处理时,大部分细胞骨架纤维被破坏,只留下中间丝。在大多数情况下,中间丝形成的细胞质网络生长在细胞边缘,并与细胞连接。中间丝与核纤层和核骨架一起形成贯穿细胞核内外的网络系统,该系统在细胞构建、分化等生命活动中发挥重要作用。

中间丝蛋白的类型和结构

中间丝是实心的，不分支，直径约 10 nm，无极性，是一组化学组成上不均匀的结构，通常与其他类型的细胞骨架相互连接。中间丝状亚基蛋白除了能够形成直径约 10 nm 的丝状结构，它们还有一个共同的结构域：1 个中心螺旋核。中心螺旋核的两侧是球形的 N-和 C-末端结构域，中心螺旋结构域是所有中间丝蛋白中的保守结构域，由 4 个长螺旋组成，由 3 个非螺旋间隔区隔开。螺旋段成对形成螺旋二聚体。

在电子显微镜下，中间丝二聚体是末端有球形结构域的棒状分子，2 个二聚体横向结合形成四聚体，四聚体是中间丝的基本单位。N 端或 C 端结构域抗体的标记实验结果表明，多肽链在二聚体中是平行的，而在四聚体中是反平行的。与微管和微丝相比，中间丝对化学物质的敏感性较低，较难溶解。中间丝的组装和去组装是动态平衡的。

中间丝的蛋白质分子复杂，不同来源的组织细胞表达不同类型的中间丝蛋白。根据中间丝蛋白的氨基酸序列、基因结构、组装特性以及在发育过程的组织特异性表达模式等，可以将中间丝分为六个主要类型：Ⅰ型（酸性）和Ⅱ型（中性和碱性）角蛋白，在上皮细胞内以异二聚体的形式参与中间丝的表达；Ⅲ型中间丝包括多种类型，通常在各自的细胞内形成同源多聚体，例如，波形蛋白存在于间充质来源的细胞，结蛋白是一种肌肉细胞中特有的中间丝蛋白且在成熟肌细胞中表达，胶质细胞原纤维酸性蛋白特异性分布在中枢神经系统星形胶质细胞中；外周蛋白存在于中枢神经系统神经元和外周神经系统感觉神经元中。Ⅳ型神经丝蛋白主要分布在脊椎动物神经元轴突中，由三种特定的神经丝蛋白亚基（NF-L、NF-M、NF-H）组装而成；Ⅴ型核纤层蛋白存在于内层核膜的核纤层，有 laminA、laminB、laminC 三种。神经（上皮）干细胞蛋白也称"巢蛋白"，是较晚发现的分布在神经干细胞中的一种Ⅵ型中间丝蛋白。

在人类基因组中至少有 67 种不同的中间丝蛋白，它们的多样性与人体中 200 多种细胞类型有关。不同来源的组织细胞表达不同类型的中间丝蛋白，为各种细胞提供了独特的骨架网络。中间丝蛋白的这一特性可作为细胞类型的识别特征。

中间丝结合蛋白（intermediate filament associated protein，IFAP）是一种在结构和功能上与中间丝连接，但不是中间丝的组成部分的蛋白。IFAP 作为中间丝超分子结构的调节剂，介导中间丝交联成束和形成网状连接，并将中间丝交联到质膜或其他骨架成分上。目前已知大约有 15 种 IFAP 结合到特定的中间丝。与微管和细丝的结合蛋白不同，IFAP 未发现 IF 切割蛋白、加帽蛋白以及 IF 马达蛋白。

中间丝的组装

中间丝的组装大致分为四个步骤：①2 个中间丝蛋白分子的杆状区域平行排列，形成双螺旋二聚体。双螺旋二聚体可以是同源二聚体，如波形蛋白、GFAP 等；也可以是异源二聚体，如一条Ⅰ型角蛋白和另一条Ⅱ型角蛋白构成的异型二聚体。②2 个二聚体以反平行和半分子交织的形式组装成四聚体。一般认为四聚体可能是细胞质中间丝组装的最小单位。由于四聚体中的 2 个二聚体是以反向平行方式组装而成的，因此形成的四聚体两端是对称的，没有极性。③四聚体在纵向端到端（首尾）连接形成原纤维。④8 条原纤维相互作用形成 1 条中间丝，其横截面由 32 个中间丝蛋白分子组成，长度不等。

各种中间丝可以在不需要核苷酸和结合蛋白参与的情况下在体外组装，且不受温度和蛋白浓度的影响。许多中间丝在低离子强度和微碱性条件下能发生明显的解聚。一旦离子浓度和 pH 值到接近生理水平,中间丝蛋白就会迅速自组装成中间丝,各种中间丝的组装方式大致相同。

在体内,大部分中间蛋白组装成中间丝,游离单体很少,几乎没有相应的可溶性蛋白库,也没有踏车行为。在有丝分裂周期的细胞质中,中间丝网络在分裂前解体,分裂后重新组装。中间丝蛋白的磷酸化和去磷酸化控制着中间丝的组装和分解。中间丝蛋白的丝氨酸和苏氨酸的磷酸化是最常见的中间丝动态调控方式。在有丝分裂前期,中间丝网络由于中间丝蛋白的磷酸化而解体。分裂结束后,中间丝蛋白经过去磷酸化,重新参与中间丝网络组装。

中间丝的主要功能

(1) 在细胞间分配拉力,为细胞提供机械强度

中间丝的结构特点决定其容易弯曲,在受到较大剪切力时能产生机械应力而不易断裂。因此,中间丝在易受到物理压力的细胞中含量丰富,如神经细胞、肌细胞和皮肤的上皮细胞。

(2) 构成细胞完整的支撑网架系统

中间丝可通过膜整连蛋白向外与质膜和细胞外基质连接,也可在细胞质中与微管、微丝等细胞器相连,形成完整的细胞支持网络系统。中间丝也参与细胞核的形态支持和定位。

(3) 参与细胞的分化

中间丝的表达和分布具有高度的组织特异性,提示中间丝与细胞分化密切相关。发育分子生物学研究表明,胚胎细胞可根据其发育方向调控中间丝蛋白基因的表达。不同类型的细胞或细胞发育的不同阶段可以表达不同类型的中间丝。

(4) 参与细胞内信息传递及物质运输

中间丝与质膜、细胞外基质和核骨架相连,在细胞内形成跨膜信息通道。中间丝蛋白在体外与单链 DNA 具有较高的亲和力。有实验证实,中间丝水解产物在信息传递过程中进入细胞核,通过与组蛋白和 DNA 相互作用调节复制和转录。研究发现,中间丝与 mRNA 的转运有关,细胞质 mRNA 在中间丝的锚定可能对其在细胞内的定位和翻译中起重要作用。

(5) 维持核膜的稳定

核纤层是核膜内层下面由核纤层蛋白构成的网络,在细胞核形态的维持中起着重要的作用。核纤层蛋白是一种中间丝,组成网格结构的核纤层蛋白 A 和 C 交联并通过核纤层蛋白 B 连接到核膜内层。

第四节 细胞骨架与疾病

细胞骨架具有支撑细胞,维持细胞形态,参与细胞内物质运输、细胞分裂和信号传递等重要作用。细胞骨架作为细胞生命活动必不可少的结构,如其结构或功能出现异常,可引起机体出现多种疾病,例如,遗传病(如单基因病)、神经系统疾病和肿瘤等。

细胞骨架与肿瘤

在肿瘤细胞中，常发生细胞骨架结构的异常。微管的减少是恶性转化细胞的一个重要特征。近年来，荧光抗体技术已证明，在长期传代的癌变细胞内，微管显著减少，网架紊乱甚至消失。研究人员将人食管癌细胞与正常人上皮细胞微管的免疫荧光染色在细胞周期内的表现进行对比观察发现，癌细胞微管的变化主要发生在间期。另外，肿瘤细胞的中心体结构显著异常，包括中心粒数量过多、中心粒周围基质过量、中心粒筒状结构混乱、中心粒长度异常、中心体错位和中心体蛋白异常磷酸化等，中心体是动物细胞主要的微管组织中心，这些异常会使细胞极性改变、细胞和组织分化异常及染色体异常分离。

肿瘤细胞中的微丝应力纤维被破坏或消失，肌动蛋白发生重组，形成小体，聚集分布在细胞皮层，可能会影响肿瘤细胞的侵袭能力，促进其向周围或远处转移。重组的肌动蛋白由于形状为小球形或不规则形，被命名以肌动蛋白小体、皮层小体、面包圈和玫瑰花小体等。肿瘤细胞的侵袭能力对其在机体内的转移和疾病的恶化进程有十分重要的影响，多种肿瘤中都有 Rho GTP 酶基因高表达与肿瘤侵袭迁移的生物学特性。Rho GTP 酶是一个有着 20 个小 G 蛋白的家族，它通过调节下游效应蛋白调节细胞骨架，从而影响细胞周期、细胞极性和细胞迁移。Rho GTP 酶是作为分子转换器存在与 GDP 结合的无活性形式和与 GTP 结合的活性形式。GTP 酶活性的调节是一个复杂的过程，哺乳动物通过 GTP 酶超家族的活化蛋白使 Rho GTP 酶失活，通过 GEFs 超家族激活 Rho GTP 酶。普遍认为，Rho 能招募到 ROCK 激酶超家族，它能使众多细胞骨架蛋白磷酸化、促进肌动蛋白压力纤维的形成并形成可收缩能力。Rac 通过改组肌动蛋白细胞骨架促进大量膜突起的形成，膜突起被称为板状伪足，板状伪足在很多细胞中均具有驱动运动的作用。

此外，中间丝蛋白异常表达也是肿瘤细胞的特征表现。巢蛋白是一种中间丝蛋白，已被证实在多种肿瘤细胞中过表达。在胰腺癌、前列腺癌、恶性黑色素瘤以及恶性胶质瘤中，巢蛋白的表达与肿瘤的侵袭性、转移性以及不良预后相关。波形蛋白是另一种中间丝蛋白，已被证实与肿瘤细胞的侵袭性有密切的联系，虽然它与巢蛋白的作用类似，但其在肿瘤细胞发展中的详细机制尚不清楚。

肿瘤的发生与转移需要细胞骨架重组的参与。大量与细胞骨架相互作用的蛋白直接或间接地对肿瘤细胞的侵袭迁移产生重要影响，同时在肿瘤细胞转移中细胞骨架的不同组分间相互作用，相互影响。重要的是，细胞骨架的改变与肿瘤细胞的发生与侵袭迁移在临床上的密切关系表明，细胞骨架可能是肿瘤重要的潜在治疗靶点。细胞侵袭迁移高度复杂的特性给肿瘤的治疗带来挑战，而这些挑战同时也带来针对细胞骨架和肿瘤发生与转移的靶向治疗的可能。

某些影响细胞骨架蛋白组装或解聚的药物可能抑制肿瘤细胞的分裂，诱导细胞凋亡。例如，秋水仙碱、紫杉醇等可以特异性地与微管蛋白结合，组织微管的组装和去组装，从而影响细胞的正常活动。秋水仙碱可与微管蛋白异二聚体稳定结合，阻止微管聚合，促进微管解聚，使细胞停留在有丝分裂中期。紫杉醇是从红豆杉属植物中提取的一种四环二萜化合物。实验证明，紫杉醇通过与微管结合，抑制微管蛋白解聚，在保持微管稳定的同时，促进微管蛋白的聚合，同样抑制细胞有丝分裂。对于微管合成，虽然紫杉醇与秋水仙碱的作用看似相反，但其最终结果都是使微管的动态性遭到破坏，使细胞在有丝分裂时不能形成纺锤体，抑制细胞分裂和增殖，从而发挥抗肿瘤的作用。目前在临床上紫杉醇可作为化疗药应用于卵巢癌等肿瘤的治疗中。

细胞骨架与神经系统疾病

细胞骨架在神经元的生长发育、小泡转运、神经递质的释放、信号传递等过程中发挥重要作用，与多种神经系统疾病的发生、发展密切相关。神经元的微管即神经微管（neurotubule）可延伸到神经元的突起，与 Tau 蛋白、MAP2 等多种微管结合蛋白（MAPs）相互作用，主要参与神经元的迁移极化、物质运输过程。神经元的微丝广泛分布在胞质和突起内，可与微管等结构相互作用，具有高度的动态性，常聚集成束并交织成网，形成具有收缩作用的伪足等结构，以适应神经元生理活动的形态改变，参与神经元发育和分化等过程。

阿尔茨海默病是以老年斑、神经纤维缠结（rneufibrillary tangles）、突触密度减少和神经元丢失为主要病理改变的神经退行性疾病。神经元纤维缠结中的主要成分是大量异常磷酸化的纤维状 Tau 蛋白。Tau 蛋白是一种微管结合蛋白，主要分布在神经元轴突中，发挥着促使微管装配和保持微管稳定性的作用，Tau 蛋白结合的微管蛋白可作为微管组装早期的核心，进而促进其他微管蛋白在此核心上延伸聚集形成微管。Tau 蛋白是可以磷酸化的蛋白，过度磷酸化可降低其稳定性及其与微管结合的能力。研究发现，在 AD 患者脑中，Tau 蛋白不再与微管结合，而是在神经元中缠结成双螺旋细丝，Tau 蛋白丧失其促微管组装的生物学功能，导致细胞骨架的破坏、丝状物形成和神经缠结。由于神经元的微管、马达蛋白的异常改变，轴突运输发生了障碍，使重要物质无法运输到轴突末梢，影响轴突末梢与胞体的交流，使突触功能失调，导致神经元死亡，细胞间通讯中断，最终导致认知功能发生障碍。这可能是 AD 的发病原因之一。

肌萎缩侧索硬化是一种以运动神经元退化和肌肉麻痹为典型特征的致命的神经退化状态。有研究者在 ALS 患者的脊髓运动神经元中发现了富集神经纤维的内涵体。研究发现，神经丝蛋白质异常磷酸化及在神经元核周与近端轴索的异常聚集是 ALS 早期的病理特征，随后运动神经元丧失，导致骨骼肌因失去神经支配而萎缩，造成瘫痪，最终死亡。

亨廷顿舞蹈症是一种发生在中枢神经系统的疾病，引发的神经损伤会导致患者运动障碍、精神抑郁以及认知能力下降，患者会表现出不自觉地手舞足蹈。研究表明，细胞骨架系统中的胞质动力蛋白与 HD 的发病有关，它是一种微管相关蛋白。

细胞骨架与遗传性疾病

细胞骨架蛋白或相关蛋白的基因突变可引起细胞骨架结构或功能的异常，这些突变是一些遗传性疾病的主要发病原因。

单纯型大疱性表皮松解症（epidermolysis bullosa simplex，EBS）属于常染色体显性遗传病，临床症状主要是表皮对机械损伤的反应加剧，故当多次摩擦后，患者暴露部位关节面如手足、膝肘、颈及其他部位会发生水疱及大疱。EBS 的发病原因是编码角蛋白 K5 及 K14 的基因点突变，突变引起基底细胞内角蛋白的组成和结构异常，不能组装成正常的角蛋白纤维网络，使皮肤抵抗机械损伤的能力下降，轻微的挤压即可破坏基底细胞，使患者的皮肤起疱。EBS 患者的机体很脆弱，容易死于机械创伤。

原发性纤毛不动综合征（primary ciliary dyskinesia，PCD）属常染色体隐性遗传性疾病，包括纤毛不动综合征、Kartagener 综合征、纤毛运动不良和原发性纤毛定向障碍等几种类型。精子尾部是一种纤毛的变型,当其结构异常时,精子摆动能力缺乏,可引起不育。PCD 的发病原因主要是编码动力蛋白的重链基因突变,导致纤毛和鞭毛杆部的动力蛋白臂缺失或缺陷,从而使纤毛和鞭毛运动异常。

威斯科特-奥尔德里奇综合征(Wiskott-Aldrich syndrome,WAS)为一种罕见的血液病和免疫缺陷病,属于 X 连锁隐性遗传病,患者主要见于男性儿童,成人罕见,典型临床表现为血小板减少、湿疹和免疫缺陷三联征。湿疹多发生于头、面及肢体曲侧,类似特应性皮炎或脂溢性皮炎。该病患者由于免疫缺乏会出现反复性感染,肝脾肿大,大多于 10 岁前死亡。研究发现,WAS 患者的淋巴和血小板细胞变小,微丝结构发生异常,微绒毛数量减少。WAS 的主要发病原因是微丝在体内的成核及聚合异常。连锁分析将 WAS 致病基因定位于染色体 Xp11.22。WAS 尚无有效的治疗方法,造血干细胞移植有望能有效重建该病患者的造血及免疫系统。

科学小故事

跨学科研究的突破——能控制的细胞骨架

2019 年,加州理工学院的一个跨学科研究团队设计了一种方法可以在实验室里研究和操控试管中的细胞骨架,这项工作有助于开发生物学相关的小尺度流体操控新工具。该研究的相关论文发表在同年 8 月出版的《自然》杂志上。

微管是细胞骨架的重要组成部分,它们可以在细胞内形成三维支架。微管比人的头发细 1 000 倍,与驱动蛋白结合能推动相对较大的细胞,就像蚂蚁推动汽车一样。研究人员曾将微管分子从细胞内取出放入试管中,发现微管和驱动蛋白会自发地聚集在一起,形成星状体。"我们已经能够在实验室中使星状体自发形成,那么我们如何才能像细胞那样控制这些分子呢?"这项研究的第一作者 Tyler Ross 说。加州理工学院的研究人员探索了如何在细胞的自然环境之外操控微管组纤维和运动蛋白。他们在试管中将运动蛋白与植物中的光激活蛋白连接起来,这样只有在光线照射下,这些微管才会组织成星状体,研究人员通过投射不同模式的光线来控制星状体形成的时间和位置。研究人员开发了简单的光线模式程序,用来放置、移动、合并各种大小的星状体。该技术提供了在一种非常小的长度范围内调控微管结构、研究流体动力学的方法。通过与在光学方面拥有广泛专业知识的科学家 Heun Jin Lee 合作,研究人员合作开发了一种特殊的显微镜,利用这种显微镜,研究人员可以观察星状体的形成,并根据观察结果相应地改变光的模式,让星状体在非常小的长度范围内搅拌、混合溶液。

第九章
细胞核与遗传信息表达调控

关键知识点

※ 染色质和染色体的化学组成及关系
※ 核小体的结构要点
※ 染色体包装的主要模型
※ 常染色质与异染色质的概念和意义
※ 遗传信息表达调控的主要方式

细胞核是真核细胞中体积最大且最重要的结构,它使核内物质在一定区域内保持稳定,为遗传物质的活动建立稳定的环境。细胞核是遗传信息储存、复制和转录的地方。遗传信息指导细胞中蛋白质的合成,从而调节细胞的增殖、生长、分化、衰老和死亡。因此,细胞核是生命活动的控制中心。

在真核生物中,除了哺乳动物的成熟红细胞和高等植物韧皮部的成熟筛管等少数细胞,其他细胞都含有细胞核。正常情况下,当一个细胞失去细胞核后,它就无法执行正常的生理功能,最终死亡。细胞核的形态与细胞的形态有一定的关系,可以是球形、椭圆形和杆状等,也有少数细胞有不规则的细胞核,如白细胞的细胞核是马蹄形或多叶状。细胞核的大小约为细胞体积的 10%,高等动物细胞核的直径一般为 $5\sim10~\mu m$,高等植物细胞核的直径一般为 $5\sim20~\mu m$。

细胞多为单核,但也有双核和多核,例如,肝细胞、肾小管细胞和软骨细胞均有双核,破骨细胞有数百个细胞核。细胞核通常位于细胞的中心,但也可能因分泌颗粒的形成或内含物的积累而移位。在细胞周期中,细胞核的形态变化很大,处于分裂间期的细胞核被称为间期细胞核。间期细胞核由核膜、染色质、核仁和核基质(核骨架)组成。只有在间期,细胞核才能完好无损。细胞进入分裂期后,核膜分裂,核仁消失,细胞核的各种成分重新分布,看不到完整的细胞核。

第一节 核膜

核膜(nuclear membrane)又称核被膜,它是真核细胞的细胞核和细胞质之间的边界膜。核膜将细胞分为两个结构和功能区域,即细胞核和细胞质。DNA 复制、RNA 转录和加工在细胞核中进行,蛋白质翻译在细胞质中进行。这样可以避免细胞核与细胞质之间的干扰,使细胞的生命活动有序进行。

核膜的主要化学成分是蛋白质和脂类,此外还含有少量核酸。核膜中蛋白质占 65%~75%,有 20 多种,相对分子质量为 $16\sim160$ kDa,包括组蛋白、基因调节蛋白、DNA 和 RNA 聚合酶、RNA 酶等。

核膜中所含的酶与内质网中的酶非常相似,例如,内质网的标记酶 G6PD 也存在于核膜中。核膜中也存在 NADH 细胞色素 C 还原酶、NADH 细胞色素 b5 还原酶和细胞色素 P450 等电子相关酶,但含量不同。细胞色素 P450 在内质网中的含量高于核膜中的含量。核膜中所含的脂质类似于内质网。核膜和内质网都含有卵磷脂、磷脂酰乙醇胺、胆固醇和甘油三酯,但含量不同。核膜含有较低水平的不饱和脂肪酸和较高水平的胆固醇和甘油三酯。以上结构成分的相似性和特异性表明,核膜和内质网是密切相关的,但有各自的特点。

核膜的结构

在电子显微镜下,核膜由内核膜、外核膜、核周隙、核孔复合体和核纤层组成。内外核膜的组成和结构不同,核膜是一种不对称的双层结构。

外核膜(outer nuclear membrane)是核膜中面向胞质侧的一层膜,在形态和生化特性上与粗面内质网相似,并与粗面内质网连续。外核膜的外表面附着核糖体,可用于蛋白质合成。外核膜与细胞质相邻的表面可见中间丝和微管形成的细胞骨架网,它可以固定细胞核并维持其形态。

内核膜(inner nuclear membrane)与外核膜平行排列,表面光滑,无核糖体附着。核质表面附着一层致密的纤维蛋白网,称为核纤维层,用以支撑核膜。

内外核膜之间的空间被称为核周隙(perinuclear space),宽度为 20~40 nm,具体宽度取决于细胞的类型和功能状态。核周隙与粗面内质网腔相连,含有多种蛋白质和酶。内外核膜各自特化,分别与细胞质和细胞质组分相互作用,在生化特性和功能上表现出很大的差异。核周隙是内外核膜的缓冲区。

核孔(nuclear pore)是内外核膜融合处形成的圆形开口。核孔的数量、密度和分布随细胞类型和生理状态的变化而变化。一般来说,动物细胞的核孔比植物细胞的多,非活性细胞的核孔少,RNA 转运率高、蛋白质合成高的细胞核孔多。核孔是由多种核孔蛋白按照特定的排列方式形成的复杂的隧道结构。在隧道的内外开口和中心都有由核糖核蛋白组成的颗粒和纤丝,它们控制着物质进出隧道。因此,核孔又称为核孔复合体(nuclear pore complex,NPC)。NPC 由胞质环、核质环、辐和中央栓组成,具体结构已在前文中描述。核孔复合体蛋白质可分为两类:穿膜蛋白和外周蛋白。gp210 和 p62 是最具代表性的两个组分,分别代表两种类型的核孔复合体。

gp210 代表一类结构性穿膜蛋白,位于核膜的孔膜区,在锚定 NPC 的结构上起重要作用。gp210 是一种糖蛋白,其糖基化修饰位点在天冬酰胺残基上,为 N 连接甘露糖残基寡糖链。gp210 主要有三个功能:①介导 NPC 与核膜的连接,将 NPC 锚定在孔膜区域,为 NPC 的组装提供起始位点。②在内外核膜融合形成核孔中起重要作用。gp210 的氨基酸序列中有两个疏水区域,C 端附近的疏水区域位于孔膜区域,即穿膜结构域;另一个疏水区域位于核周隙。据推测,当 NPC 开始组装时,gp210 位于核周隙内的肽段构象发生变化,使其中的疏水区暴露,使之与核膜相互作用,通过这一方式诱导内外核膜融合。③在核质运动中起一定作用。

核纤层(nuclear lamina)是位于内核膜下和染色质之间的高度电子密集的纤维蛋白的层状网络。核纤层调节细胞分裂过程中核膜的解聚和重建,厚度一般为 10~20 nm,有的可达 30~100 nm。核纤层的主要化学成分是核纤层蛋白。在哺乳动物和鸟类细胞中,核纤层由三种中间纤维性质的多肽组成,称为核纤层蛋白 A、B、C。爪蟾有四种核纤层蛋白,分别是 LⅠ、LⅡ、LⅢ、LⅣ。

核纤层与核膜、NPC 及染色质在结构和功能上有密切的联系,其主要功能有以下四个:①调节核膜的解体与组装。真核细胞在细胞分裂过程中,细胞核经历裂解与重建的变化,核纤层也经历解聚与聚合的变化。lamin A、lamin B 和 lamin C 均有亲膜结合作用,其中以 lamin B 与核膜的结合力最强。在内核膜上有 lamin B 受体,可为 lamin B 提供结合位点,从而把核膜固定在核纤层上。在细胞分裂前期,核纤层蛋白磷酸化,核纤层可逆性去组装,发生解聚,使核膜破裂。这个过程中 lamin A 与 lamin C 分散到细胞质中,lamin B 解聚后与核膜小泡结合,这些小泡在分裂末期是核膜重建的基础。在细胞分裂末期,核纤层蛋白发生去磷酸化,进而聚合,电镜下可见核纤层又重新在细胞核的周围聚集,核膜再次形成,说明核纤层蛋白在细胞周期中发生磷酸化与去磷酸化的周期性变化,调节核膜的解体与组装。②与染色质的结构和功能相关。核纤层蛋白与染色质上的一些特殊位点相结合,为染色质提供结构支架。在细胞分裂间期,染色质与核纤层紧密结合,因此不能螺旋化成染色体。而在细胞有丝分裂前期,核纤层蛋白解聚,染色质丧失了与核纤层蛋白的结合,染色质逐渐凝聚成染色体。核纤层与染色质的相互作用有助于维持和稳定间期细胞中染色质高度有序的结构,这对于基因的表达调控十分重要。③参与细胞核的构建。在间期细胞中,核纤层与内核膜中的镶嵌蛋白相结合,也与核基质相互连接,构成核的支架,参与维持核孔的位置和核膜的形状。有选择性地去除 lamin A、lamin B 和 lamin C 可以广泛性地抑制核膜和 NPC 围绕染色体的组装,这表明核纤层在间期核的组装中具有决定性作用。④参与 DNA 的复制。爪蟾卵母细胞核重建体系的研究发现,重建的没有核纤层的细胞核,虽然细胞核里具有 DNA 复制过程所需要的蛋白质和酶,但不能进行 DNA 的复制,这表明只有染色质完整而无完整的核膜是不能复制 DNA 的,因此提示核纤层参与了 DNA 的复制。

核膜的主要功能

核膜作为细胞核和细胞质之间的边界膜,将细胞核与细胞质分隔,控制着细胞核和细胞质之间的物质交换,在生物大分子的合成和细胞分裂中起着重要的作用。

核膜是基因表达的隔离屏障。原核细胞缺乏核膜,其遗传物质 DNA 分子分散在细胞质中,RNA 转录和蛋白质合成也发生在细胞质中。因此,在原核细胞中,当 RNA 3′端转录未完成时,其 5′端已被核糖体结合,开始蛋白质合成,导致 RNA 转录在本应进行翻译之前,由于缺乏时间和空间,不能有效地剪切和修饰。而在真核细胞中,核膜将核物质和细胞质物质限制在各自的区域内,使 DNA 复制、RNA 转录和蛋白质合成在时间和空间上相互分离,从而为遗传物质的活动建立了稳定的环境。核膜的出现保证了 RNA 在进入细胞质之前可以被加工和修饰,进而引导和参与蛋白质的合成,使遗传信息的表达调控更加准确和高效。

核膜参与了生物大分子的合成。外核膜表面附着有核糖体,可用于蛋白质合成。免疫电镜证实,抗体的形成首先出现在核膜外层。核周隙有多种结构蛋白和酶,还可以合成少量的膜蛋白和脂质。

核膜控制着细胞核和质粒之间的物质交换。已有的研究结果表明,水分子和一些离子如 K^+、Ca^{2+} 等,以及单糖、双糖、氨基酸、核苷、核苷酸等相对分子质量在 5 kDa 以下的小分子,都能通过 NPC 自由扩散,并在核间穿梭。然而绝大多数大分子需要通过 NPC 进行主动运输。

主动运输具有高度选择性。NPC 的直径可以调整。主动输运的功能直径大于被动输运的功能直径,范围为 10~20 nm,可调至 26 nm。NPC 主动运输是一个信号识别和载体介导的过程,需要消耗能量。一般来说,被转运的蛋白质上存在被核转运蛋白受体识别的位点,称为核定位信号(nuclear localization signal, NLS)。当这些信号被核转运受体识别并结合时,核孔会暂时增大,允许更大的分子通过,NPC 有 Mg^{2+} + ATP 酶为这个过程提供能量。

除了识别和定位信号的受体外,NPC 上还有识别 RNA 或 RNA 结合蛋白的受体,这些受体可以将 RNA 从细胞核转移到细胞质中。已有实验表明,如果将包裹胶体金颗粒的 RNA 注射到蛙卵的细胞核中,注射的物质会迅速出现在细胞质中;如果将包裹 RNA 的金胶体注射到蛙卵的细胞质中，注射的物质不会转移，而是停留在原地。

NPC 的主动运输也是双向的，具有核输入和核输出功能，不仅可以通过 NPC 将 DNA 复制和转录所需的各种酶、组蛋白、核糖体蛋白和核质蛋白运输到细胞核内，也可以通过 NPC 将细胞核内组装的核糖体大小亚基和转录后的 RNA 运输到细胞质内。

第二节 染色质和染色体

染色质（chromatin）和染色体（chromosome）是遗传物质在细胞中的存在形式，是遗传信息的载体。用碱性染料染色可以显示染色质和染色体。在细胞分裂间期，遗传物质以染色质的形式存在于细胞核中，是一个由伸展、分散的丝状结构组成的网络。在细胞分裂过程中，遗传物质以染色体的形式存在于细胞核中。染色体是由高度螺旋化、折叠和卷曲的染色质形成的短棒小体。染色质和染色体是同一物质在细胞周期不同功能阶段的不同构象。

染色质和染色体的化学组成

染色质和染色体的主要化学成分是 DNA 和组蛋白，占染色质和染色体总化学成分的 98% 以上。在染色质和染色体中，DNA 和组蛋白的比例接近 1∶1。此外，染色质和染色体也含有非组蛋白和少量 RNA。

DNA 是高度稳定和复杂的。正常情况下，同一种不同间期细胞的 DNA 分子结构和数量是一致的，但不同种细胞的 DNA 数量和长度差异很大。每条染色体都由一个线性 DNA 分子组成。在真核细胞中，染色体 DNA 序列按其分子组成可分为单一序列和重复序列。单一序列是指在基因组中只出现一次或几次的非重复、单拷贝序列。大多数编码蛋白质的结构基因都是单一序列。重复序列是具有多个拷贝的序列。拷贝数在 $10^2 \sim 10^5$ 之间的序列称为中度重复序列，重复单元由几百到几千个 bp 组成。中度重复序列多为非编码间隔序列，少数具有编码功能或基因调控功能。拷贝数大于 10^5 的序列为高度重复序列，重复单元一般为 2~200 bp。高度重复序列分布在染色体的着丝粒和端粒中。

组蛋白（histone）是真核生物染色体的基本结构蛋白，在成年脊椎动物的不同组织中相对稳定，没有物种和组织特异性（组蛋白 H_1 除外）。组蛋白不含带正电荷的精氨酸、赖氨酸和其他碱性氨基酸，等电点的 pH 值一般在 10.0 以上，它可以与带负电荷的 DNA 分子紧密结合，通常不需要特殊的核苷酸序列。组蛋白在细胞周期 S 期与 DNA 同时合成。组蛋白在细胞质中合成后被转移到细胞核，在细胞核内组蛋白与 DNA 紧密结合并组装成染色质。聚丙烯酰胺凝胶电泳可将组蛋白分离为 H_1、H_2A、H_2B、H_3 和 H_4 5 种组分，几乎所有的真核细胞都含有这 5 种组蛋白，并且数量丰富，每个细胞中的每种类型的组蛋白约 6×10^7 个分子。组蛋白在功能上可分为核小体组蛋白和 H_1 组蛋白。

核小体组蛋白（nucleosomal histone）相对分子质量较小，一般由 102~135 个氨基酸残基组成。核小体组蛋白包括 H_2A、H_2B、H_3 和 H_4 4 种，它们有相互作用形成聚合体的趋势，使 DNA 卷曲成核小体。核小体在进化上具有高度保守性，没有物种和组织特异性，其中 H_3 和 H_4 组蛋白是已知蛋白中保守性最强的。例如，海星与哺乳动物的 H_4 组蛋白中只有 1 个氨基酸不同,牛和豌豆的 H_4 组蛋白中 102 个氨基酸残基中只有 2 个不同。这表明,H_3 和 H_4 组蛋白的功能几乎涉及所有的氨基酸,其中任何一种氨基酸的突变都可能会对细胞有害。

H_1 组蛋白相对分子质量相对较大,由 220 个氨基酸组成,其保守性较核小体组蛋白低,具有一定的物种和组织特异性。哺乳动物细胞中大约有 6 种密切相关的 H_1 组蛋白亚型,它们的氨基酸序列略有不同。H_1 组蛋白在核小体形成中起连接作用,使染色质极化,并参与染色体高级结构的构建。

组蛋白可以被化学修饰,如乙酰化(acetylation)、磷酸化、甲基化等。乙酰化可以改变赖氨酸携带的电荷,减弱组蛋白与 DNA 的结合,导致 DNA 解旋,有利于 DNA 的复制和转录。磷酸化也有类似乙酰化的作用。甲基化可以增强组蛋白与 DNA 的结合,降低 DNA 的转录活性。

非组蛋白(non-histone)是染色质中除组蛋白外的其他蛋白质的总称,是一种带负电荷的酸性蛋白质,富含天冬氨酸、谷氨酸等。非组蛋白数量不多,但种类繁多,双向凝胶电泳可得到 500 多种,相对分子质量为 10~15 kDa。非组蛋白包括一些参与核酸代谢和染色体化学修饰的结构蛋白、调节蛋白和相关酶。大多数非组蛋白能识别并结合特定的 DNA 序列,启动和促进基因复制和转录,调控基因表达。非组蛋白还能促进 DNA 分子在核小体结构中的进一步折叠,从而在染色体的构建中发挥作用,形成有利于 DNA 复制和转录的结构域。非组蛋白具有物种特异性和组织特异性,可以在整个细胞周期中合成。非组蛋白的数量通常随细胞类型和生理状态而变化。一般来说,在功能活跃的组织中,非组蛋白在染色质中含量较多。非组蛋白最重要的特性之一是在细胞周期的不同时期或基因表达的不同阶段高度磷酸化,这也被认为是基因表达调控的重要环节。

在细胞分裂阶段,细胞核中的染色质很容易被碱性染料染色。在核分裂过程中,染色质由于形态、性质和功能的不同,导致折叠和压缩方式不同,因此被分为常染色质(euchromatin)和异染色质(heteromatin)。

常染色质是细胞分裂间期核内压缩和折叠程度较低的、处于伸展状态的染色质细纤维丝。常染色质由单一序列和中度重复序列的 DNA 组成,虽然不是全基因,但具有转录活性。在分裂细胞中,常染色质分布于染色体的臂上。

异染色质由高度重复序列的 DNA 组成,具有限制性转录的特点,一般分布在间期核的外围,在中期染色体上主要分布在着丝粒和端粒上。异染色质包括组成性异染色质(constitutive heteromatin)和兼性异染色质(facultative heteromatin)。组成性异染色质是指在不同细胞类型的所有发育阶段都是凝集状态的染色质,代表永久转录和沉默的 DNA,主要位于染色体的端粒和着丝粒上,不转录和编码。兼性异染色质是指在某些细胞类型中或一定的发育阶段呈凝集状态的异染色质,如雌性哺乳动物的 X 染色体失活。X 染色体失活是指雌性哺乳动物的两个 X 染色体拷贝中的一个被失活的过程,失活的 X 染色体通过包装成转录失活的兼性异染色质而沉默。X 染色体失活确保了男性和女性细胞具有相同数量的活性 X 染色体,从而合成了相同数量的由 X 染色体连接的基因编码的产物。异染色质具有多种功能,如基因调控、保护染色体的完整性等。

常染色质和异染色质在细胞学上的区别是用碱性染料染色时颜色的深浅,常染色质染色较浅,异染色质染色较深。常染色质比异染色质复制早,常染色质的复制普遍在 S 期的早期和中期,而异染色质的复制在 S 期后期。常染色质通常在快速增殖的细胞(如胚胎细胞、骨髓细胞和肿瘤细胞)中丰富。异染色质在高度分化的细胞中占主导地位,含量可达染色质总量的 90%～100%。然而,常染色质和异染色质之间的上述差异并不是绝对的,它们在同一细胞的不同功能状态下也可以相互转化。可以说,常染色质和异染色质在化学性质上没有差异,它们是染色质存在的不同状态,这种不同状态与组蛋白的分布比例有关。一定量的组蛋白与常染色质结合,可促进常染色质向异染色质转化。

染色体的结构

细胞核中的线状结构体称为染色体(chromosome),由核蛋白和 DNA 组成,可以被碱性染料染色,是遗传物质的基因载体。染色体具有以下特点:①分子结构相对稳定。②能够自我复制,从而保持亲代和子代之间的连续性。③能够指导蛋白质的合成,从而控制生命的整个过程。④能够产生可遗传的变异。

不同物种的染色体数目存在差异。正常情况下,同一物种内每一条染色体所携带的 DNA 数量是稳定不变的,且不同染色体或不同的物种所携带的 DNA 数量有较大差别。例如,人类的 X 染色体携带 1.28 亿对核苷酸,而 Y 染色体仅携带 1 900 万对核苷酸。

在细胞分裂中期,由高度螺旋状染色质形成的染色体具有相对稳定的形态和结构,可以作为染色体一般形态和结构的标准。中期染色体的主要结构包括染色单体、着丝粒、动粒、次缢痕、核仁组织区、随体、端粒(图 9-1-A)。

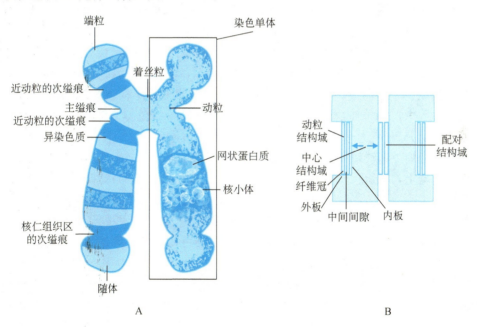

A. 中期染色体 B. 着丝粒-动粒复合体

图 9-1 中期染色体的结构特征以及着丝粒-动粒复合体结构示意图

每个周期的染色体均含两条染色单体(chromatid),由细胞分裂间期时组成染色体的 DNA 与组蛋白复制后组装形成,又称为姐妹染色单体,每条染色单体之间以着丝粒相连。着丝粒是染色体上的一个特殊区域,位于两条染色单体的连接处,是染色体上一种凹陷的、浅染的缢痕,即主缢痕或初级缢痕的中心。着丝粒由高度重复的易染色质组成,将染色单体分为两臂。着丝粒也是动粒形成的部位。动粒位于着丝粒的外表面，是与纺锤体微管相连的盘状多蛋白复合物。着丝粒和着丝粒所在的区域统称为着丝粒-动粒复合体（图9-1-B），由三个不同的结构域组成，三种不同的结构域分别是沿着丝粒外表面的动粒结构域（kinetochore domain）、中心结构域（central domain）和位于中心结构域内表面的配对结构域（pairing domain）。

电镜下的动粒结构域分为三层：①外层电子密度中等，厚30～40 nm，是大部分纺锤丝、微管的连接位点。②内层电子密度高，厚15～40 nm，呈颗粒状，与中心结构域相连。③中层电子密度最低，厚15～60 nm，呈半透明状，起着联系内外两层结构的桥梁作用。在没有动粒微管存在时，外板表面还可见覆盖着一层由微管蛋白构成的纤维管，动粒微管与外板相连后可沿纤维管相互作用。动粒结构域主要由与动粒结构和功能相关的蛋白质及少量的着丝粒DNA和RNA组成。动粒结构域中的蛋白质主要为进化上高度保守的着丝粒蛋白，在多种动植物中均有同源性。一些与染色体运动相关的蛋白质（如微管蛋白、钙调蛋白、动力蛋白等）在动粒结构域中也有分布。

中心结构域位于动粒结构域的内表面，由高度浓缩、富含DNA高度重复序列的异染色质组成，具有抗低渗膨胀和核酸酶消化的特性。在中心结构域中，DNA高度重复序列在不同物种之间差异很大。

配对结构域位于中心结构域的内表面，在有丝分裂中期，姐妹染色单体在这里连接。配对构域中有内着丝粒蛋白（inner centromere protein）和染色单体连接蛋白（chromatid linking proteins），它们分布在配对结构域的表面，并延伸到两个姐妹染色单体的动粒牵丝上。配对结构域中的两种蛋白与细胞分裂后期姐妹染色单体的配对和分离密切相关。随着姐妹染色单体的分离，内着丝粒蛋白迁移到纺锤体的赤道板区域，染色单体连接蛋白逐渐消失。

动粒结构域、中心结构域和配对结构域在组成和功能上是不同的，但又相互关联。在细胞有丝分裂过程中，三个结构域相互协作、共同作用，保证了染色体与纺锤体的整合和同源染色体的有序配对分离。

染色体主缢痕外的浅缢缩部位称为次缢痕（secondary constriction），通常位于近端着丝粒染色体的短臂上，其数量、位置和大小相对恒定，是某些染色体的特殊形态特征，可作为染色体鉴定的标记。

核仁组织区（nucleolar organizer region，NOR）是一个与核仁形成有关的结构，具有核仁缔结的作用。NOR的rRNA基因转录活跃，阻断了染色质凝集。因此，NOR在形态上表现为次缢痕，但并非所有的次缢痕都是NOR。

随体（satellite）指是位于染色体末端的球形或棒状结构，通过次缢痕区的染色质丝与染色体短臂相连，主要由异染色质构成，含高度重复的DNA序列，不具有常染色质的功能活性。染色体上随体的形态、大小是固定的，是识别染色体的又一重要形态特征。带有随体的染色体称为sat-染色体。

端粒（telomere）是染色体末端的一种特殊结构，具有极性，由端粒DNA和端粒蛋白质组成。端粒是一个简单的重复序列，富含GC，在进化中高度保守。人类染色体的端粒DNA主要由重复的GGGTAA序列组成。端粒末端不能被核酸外切酶和单链特异性核酸内切酶识别。端粒结构蛋白是非组蛋白，可保护端粒不受酶或化学的降解。端粒在染色体的两端各形成一个"帽"，以保护染色体的末端不受损害。端粒能保证染色体的完全复制，保护染色体末端不受核酸酶的侵袭,防止染色体末端的融合。

端粒长度在维持细胞生命周期进程中起着重要作用。在正常的细胞周期中,染色体每复制一次,端粒的 DNA 序列核苷酸丢失数达 50~100 bp。当端粒缩短到某一点,表示细胞已经衰老。90% 的人类肿瘤都含有活性端粒酶,肿瘤细胞的无限增殖被认为与肿瘤细胞中端粒酶活性的存在有关。在端粒酶的帮助下,肿瘤细胞不断生成新的端粒来替代失去的端粒片段,因此肿瘤细胞不会像正常细胞那样衰老。端粒缩短在保护身体免受癌症侵袭方面起着关键作用。

在某些生物体的细胞中,特别是正在发育的某些阶段,可以观察到特殊的大染色体(lampbrush chromosome),包括多线染色体和灯刷染色体,统称巨大染色体。

灯刷染色体是带有正在转录的环状突起的巨大染色体,在经历减数分裂的细胞中很常见。灯刷染色体通常是由同源染色体配对形成的四条染色单体组成的二价体。卵母细胞发育中所需要的全部 mRNA 和其他物质都是由灯刷染色体转录合成的。灯刷染色体的两条同源染色体由几个相交点连接,包含四条染色单体,由染色体轴和侧丝组成,呈灯刷状。染色体轴由染色粒轴丝组成。染色体轴长 400 μm,从染色粒向两侧伸出两个相类似的侧环,伸出的环是成对对称的,每个环平均约含 100 kb DNA。

灯刷染色体是研究基因表达的理想实验材料。有证据表明,灯刷染色体上的环状结构可能与基因活性有关。灯刷染色体只有在两栖类动物卵细胞减数分裂时才能看到,是一条完全伸长的染色体,两对姐妹染色体通常由一个"交叉点"连接在一起。高倍电镜显示,灯刷染色体上有许多"泡"或"环"结构,有时还可以看到 RNP 沿着这些结构移动,表明 DNA 正在被 RNA 聚合酶转录。

为了保证染色体在细胞世代中的复制和稳定遗传,染色体需要具有以下三个功能序列:①复制源序列(replication origin sequence)。该序列可确保染色体在细胞周期中能够自我复制,并在染色体通过细胞世代传递的过程中保持连续性。②着丝粒序列(centromere sequence)。该序列可使细胞在进行细胞分裂时将复制的染色体在子细胞中平均分布。③端粒序列(telomere sequence)。染色体的两端必须有端粒来保护它们免受核酸酶的攻击,从而保持它们的独立性和稳定性。染色体的以上三个关键序列称为染色体的功能序列。

复制源序列是 DNA 复制的起点。研究人员通过对不同来源的复制源的 DNA 序列的分析发现,所有 DNA 序列均具有高度同源性的富含 AT 的保守序列,即 200 bp-A(T)TTTAT(C)A(G)TTTA(T)-200 bp,该序列及其上下游 200 bp 左右的区域是维持复制源序列功能所必需的。真核染色体具有多个复制源序列,保证了染色体的快速复制。

在真核细胞中,着丝粒序列是两个姐妹染色单体在细胞分裂过程中连接的区域,其功能是形成着丝粒,其共同特征是有两个相邻的核心区,该区一个是 80~90 bp 的 AT 区,另一个包含 11 个高度保守的碱基序列。在细胞分裂过程中,两个姐妹染色单体从着丝粒分离,保证了两个子代染色单体的均匀分布。研究人员通过着丝粒序列缺失损伤实验或插入突变实验发现,一旦着丝粒序列的两个相邻的核心区被破坏,着丝粒序列的功能就会丧失。

端粒序列是线性染色体两端的特殊串联重复序列,端粒序列双链中的一条的 3′ 端为富含 TG 的序列,互补链为富含 CA 的序列,这一串联重复序列在进化中高度保守。端粒由端粒酶合成,端粒酶是由 RNA 和具有反转录酶活性的蛋白质组成的复合结构,其 RNA 长 159 bp,含一个 CAACCCCAA 序列,能为端粒 DNA 的合成提供模板,合成的方向是 5′→3′。端粒中的蛋白质是一种反转录酶。在 DNA 复制终末时,由于 DNA 双链中后随链所进行的 DNA 合成是不连续的,

DNA 聚合酶催化的 DNA 合成不能进行到该链的 3′端，致使其末段最后一段序列不能复制，所形成的 DNA 新链 5′端将缺失一段 DNA。端粒酶通过与该链末端的端粒序列识别，并以自身 RNA 为模板，利用其反转录酶活性对 DNA 3′末端富含 G 的链进行延长，通过回折，对新链 DNA 5′端加以补齐，从而避免了 DNA 链随着一次次复制的进行而造成染色体末端基因的丢失，保证了 DNA 合成的完整性。

核小体和染色体的包装

染色体在有丝分裂开始时出现，在细胞分裂结束时消失。染色体的出现和消失给早期细胞学家提出了一个具有挑战性的问题：无丝分裂细胞中染色体的本质是什么？平均而言，一个人类细胞含有 64 亿个 DNA 碱基对，总共形成 46 条染色体（一个二倍体，未复制的染色体的数量）。每条未复制的染色体包含一个单独的、连续的 DNA 分子，染色体越大，包含的 DNA 就越长。每个碱基对大约长 0.34 nm，60 亿个碱基对可构成一个 2 m 长的 DNA 分子。2 m 长的 DNA 如何放入直径只有 10 μm（1×10^{-5} m）的细胞核中，并保持 DNA 酶活性和调节蛋白质合成；每个染色体上的单个 DNA 分子如何组织起来，才不会与其他染色体纠缠在一起。答案在于 DNA 分子的包装方式。

细胞中 DNA 分子的总长度约为 2 m，而细胞核的直径仅为 5～10 μm。显然，细胞核必须具有 DNA 分子有序折叠或组装的机制，才能使 DNA 分子被保存下来，并在细胞核中发挥其功能。真核生物以一种特殊的方式将 DNA 包装成染色体。现在我们知道染色质的基本结构单位是核小体，核小体在串联的基础上进一步折叠和压缩，形成更高级的结构，最终形成染色体。

核小体是染色体的一级结构，由 DNA 和蛋白质组成。每个核小体单位包括 1 个组蛋白核心（由 H_2A、H_2B、H_3、H_4 各 2 个，以及 1 个 H_1 组成）和 160～250 bp 的 DNA。染色质是由许多核小体连成的念珠状结构。在染色质中，H_2A、H_2B、H_3、H_4 的数量大致相等，H_1 的数量不超过它们总数的一半，组蛋白组成直径约 10 nm 的颗粒，由裸露的 DNA 连接，DNA 位于核小体的外侧。X 射线晶体学显示了核小体核心粒子的三维结构组成，核小体核心粒子是一个八聚体分子，2 个 H_2A-H_2B 二聚体组成四聚体，位于核心颗粒中央，2 个 H_3-H_4 二聚体分别位于四聚体两侧。146 bp 的 DNA 分子在八聚体的外表面缠绕 1.75 圈，形成核小体的核心颗粒。2 个相邻的核小体之间以连接 DNA 分子相连，典型长度约 60 bp，长度随细胞类型不同而不同，其上结合 1 个组蛋白分子 H_1。组蛋白 H_1 锁定核小体 DNA 的进出，起稳定核小体的作用。多个核小体形成 1 条念珠状的纤维，直径约 10 nm。组蛋白与 DNA 之间的互相作用基本不依赖核苷酸的特异序列，核小体具有自装配的性质。

核小体是染色体的一级结构。6 个核小体缠绕成螺旋状，形成 1 个外径 30 nm、内径 10 nm 的空心螺线管（solenoid）。螺线管是染色质包装的二级结构。

染色质包装也具有三级结构。30 nm 的螺线管如何进一步组装成染色体是一个有争议的问题，染色质包装的三级结构目前被广泛接受的主要有骨架-放射环结构模型（scaffold-radial loop structure model）和染色体多级螺旋模型（multiple coiling model）两种模型。

① 染色体骨架-放射环结构模型。非组蛋白构成染色体支架，螺线管折叠成无数的袢环，每个袢环都起源于支架的一个点，并返回到相邻的点。18 个袢环形成微带，沿着支架排列形成染色单体。人们认为，当直径 30 nm 的染色质纤维聚集成一系列大的超螺旋环或区域，这

些环或区域可以被压缩成更粗(直径 80～100 nm)的纤维时,就会出现下一个级别的 DNA 包装。DNA 环的末端与核支架或基质相连。

② 多级螺旋模型。核小体是染色体包装的一级结构,核小体被压缩 6 次后形成的 1 个螺线管是二级结构,螺线管被压缩 40 次后形成的 1 个超级螺线管是三级结构,超螺线管被进一步压缩 5 次后形成的染色单体,是第四级结构。根据多级螺旋模型(图 9-2),当 DNA 分子缠绕在直径为 10 nm 的核小体核心颗粒上时,其长度被压缩为原来的 1/7。当直径为 10 nm 的核小体形成螺线管时,DNA 分子的长度被进一步压缩为原来的 1/6。当螺线管盘绕成超螺线管时,DNA 分子被压缩为原来的 1/40。超螺线管再次折叠和包裹形成染色单体分子,DNA 分子被压缩为原来的 1/5。因此,通过染色体组装过程中的四个包装阶段,DNA 分子的长度可以被压缩为原来的近万分之一。

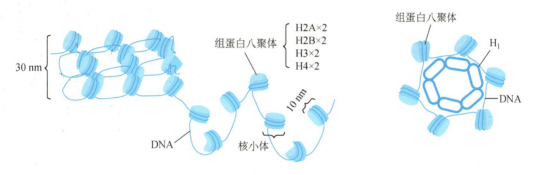

图 9-2　染色质组装的多级螺旋模型示意图

第三节　核仁和核基质

核仁(nucleolus)是真核细胞间期细胞核中最突出的结构。在光学显微镜下,核仁为球形小体,具有强折射性,均质无光膜。每个细胞有 1 个或多个核仁。核仁的大小通常反映了细胞的代谢活动,特别是蛋白质的合成水平。在蛋白质合成活跃的细胞中,核仁体积可达细胞核的 25%。卵母细胞和分泌细胞的蛋白质合成旺盛时核仁大。有些蛋白质合成不活跃的细胞(如肌肉细胞)的核仁小或无核仁。此外,核仁是高度动态的结构,随着细胞周期的进展,在有丝分裂期间周期性地重建和消失。核仁通常位于细胞核的一侧。在生长代谢活跃的细胞中,核仁常分布在核膜的边缘,称为核仁边集现象。侧向分布有利于核仁化合物运输到细胞质,以便进行细胞核内外物质交换。

核仁的主要成分是蛋白质、RNA、DNA 和微量脂质。核仁蛋白含量高,约占核仁干重的 80%。核仁蛋白主要是核糖体蛋白、核仁染色质的组蛋白和非组蛋白,以及核仁中的各种酶,如碱性磷酸酶 ATP 酶、RNA 聚合酶等。核仁 RNA 约占核仁干重的 10%,以 RNP 形式存在。在 RNA 转录和蛋白质合成较活跃的细胞中,核仁 RNA 含量较高。核仁中 DNA 含量约占核仁干重的 8%,主要存在于核仁相随染色质中。

核仁的结构

电镜下观察,核仁是无界膜包裹、由纤维丝构成的海绵状结构,包括不完全分隔的三个部分：纤维中心（fiber center）、致密纤维组分（dense fibrillar component）和颗粒组分（granular component）。

在电镜下，纤维中心位于核仁的中央。纤维中心主要由大量重复串联排列的 rRNA 基因的 DNA 环组成，这种含有 rRNA 基因的 DNA 称为 rDNA。rDNA 中的 rRNA 基因可以被快速转录产生 rRNA，并参与核糖体的形成。rRNA 在核仁组织形成中起直接作用，统称核仁组织者。在 rDNA 中，rRNA 基因以簇状存在，每个 rRNA 基因簇所在的区域称为核仁组织区。

致密纤维组分是电镜下核仁中电子密度最高的部分，染色深，位于浅染区周围，呈环形或半月形分布。纤维结构由紧密排列的细丝组成，通常直径为 4~10 nm，长度为 20~40 nm，主要由正在转录的 rRNA 组成。此外，它还包括核糖体蛋白和一些特定的 RNA 结合蛋白，如纤丝蛋白、核仁素等。rRNA 和核糖体蛋白一起形成海绵状的核仁网络。

颗粒组分是电镜下核仁中直径为 15~20 nm 的核糖核蛋白颗粒，主要由 RNA 和蛋白质组成，是 rRNA 基因转录本进一步加工成熟的区域。颗粒组分是核糖体亚基在不同加工和成熟阶段的前体。间期核中核仁的大小与颗粒组分的数量密切相关。

此外，核仁经 DNA 和 RNA 酶处理后，在电镜下可以看到核仁残留结构，称为核仁基质。核仁基质是一种由低电子密度的蛋白质组成的无定型的液体物质，是上述三种成分存在的环境。核仁基质与核骨架相通，但相关结构和功能目前缺乏研究。

核仁的周期变化

核仁是一种高度动态的结构。随着细胞周期的发展，核仁的形态和结构发生周期性的变化。从间期到中期再到末期，核仁经历一个从收缩到消失再到重新形成的过程。核仁组织区的活动与核仁在有丝分裂过程中的周期性变化密切相关。从有丝分裂前期开始，核仁组织区的 DNA（rRNA 基因）逐渐与染色质凝集纠缠在一起，最后缩回到相应的染色体次缢痕处，此时 rRNA 合成停止，核仁各种结构成分分散在核仁骨架中，核仁逐渐消失。有丝分裂中期未见核仁。当细胞进入有丝分裂后期和末期时，染色体到达细胞两极后发生解旋，核仁组织区 rRNA 基因的 DNA 袢环松解，rRNA 可被重新合成，核仁的纤维成分及颗粒组分开始形成，在核仁组织区的作用下，核仁再现。

在有丝分裂过程中，当核仁消失或重组时，核仁的主要成分 RNA 和蛋白质也发生相应变化，当染色体分裂成两个子细胞的核时，它们至少有一部分可以分布在中期染色体的表面。在有丝分裂末期，随着染色体去浓缩而伸展时，原有的核仁成分可以重新参与新核仁的的建立。因此，在核仁的周期性变化中，rRNA 基因的活性是核仁重新形成的必要条件，而核仁的原有成分起着辅助作用。

核仁的功能

核仁的主要功能是合成 rRNA 和组装核糖体。

(1) 合成 rRNA

真核细胞中有 4 种 rRNA：5S rRNA、5.8S rRNA、18S rRNA 和 28S rRNA。除 5S rRNA 在核仁外的染色体上合成外，其余 3 种均在核仁内合成。编码核仁内合成的种 rRNA 的基因紧密连锁为一个转录单位，许多这样的转录单位再串联为 rRNA 基因的基因簇，但在各转录单位之间均间隔着一段不转录的 DNA 片段。在人的细胞中,间隔的 DNA 片段长度约为 30 kb。细胞活动需要时,rRNA 基因的基因簇可在 RNA 聚合酶 I 的作用下进行转录,每个转录单位可产生约 13 000 个核苷酸组成的 45S 的初级 RNA 转录本。在电镜下可观察到,转录的 rRNA 基因呈现独特的"圣诞树"结构,即沿 DNA 长轴垂直方向伸展出一系列新生的 RNA 链,沿着转录的方向,其长度逐渐增长,呈箭头状。由于 rRNA 基因是串联重复的,因此沿 rDNA 长轴可出现若干重复的箭头状结构,各单位之间为裸露的、不被转录的 DNA 片段。

除了 rRNA 的核融合外,核仁也是 rRNA 加工成熟的场所。由基因转录形成的 45S rRNA 经过几个中间阶段分裂为 32S rRNA 和 20S rRNA。20S rRNA 将进一步裂解为 18S rRNA,32S rRNA 在约 40 min 后被剪切成 28S rRNA 和 5.8S rRNA。RNA 加工也涉及 rRNA 上部分核苷酸的甲基化。

(2) 组装核糖体

细胞内 rRNA 前体的加工成熟过程是以核蛋白方式进行的。当 45S rRNA 经转录生成后,可迅速地与进入核仁的蛋白质结合形成 80S 的核糖核蛋白颗粒。随着 45S rRNA 分子加工过程的进行,80S 核糖核蛋白颗粒将逐渐丢失一些 RNA 和蛋白质,18S rRNA 与蛋白质形成核糖体小亚基,而 5S rRNA、5.8S rRNA 及 28S rRNA 与蛋白质结合组装成大亚基,然后大小亚基通过核膜孔运送到细胞质中,再进一步组装成成熟的核糖体。有实验表明,小亚基进入细胞质速度快于大亚基,因此核仁中所含的大亚基较多。核糖体大小亚基在核仁中组装,在细胞质中成熟,可避免有功能的核糖体在细胞核内提前与 mRNA 结合,阻止 mRNA 前体在细胞核内进行翻译,这对控制真核细胞在不同时空进行转录和翻译有着重要的意义。

核基质的化学组成和功能

1974 年初,美国布里扎尼(Ronald Berezney)等用非离子去垢剂、核酸酶消化和高盐缓冲溶液处理分离纯化的大鼠肝细胞核,当提取核膜、染色质和核仁时,他们发现在细胞核中仍然有一个以纤维蛋白为主的网状结构,他们将这种网状结构命名为核基质(nuclear matrix)。这些网状结构在结构上与核纤层和核孔复合体有关,并与核仁染色质的结构和功能密切相关。

在电镜下,核基质为以纤维蛋白为主的纤维网状结构,分布于整个细胞核中。这些网状结构由不同厚度、直径 3~30 nm 的纤维组成。纤维单体的直径为 3~4 nm,较粗的纤维可能是单体纤维的复合体。

核基质主要由 90% 以上的蛋白质和少量的 RNA 组成。RNA 虽然含量小,但对于维持核基质三维网络结构的完整性来说是必需的。有研究发现,核基质经 RNase 酶切后其网状结构变得稀疏,核基质纤维的三维结构发生了明显改变。因此,RNA 可能在核基质纤维网状结构的连接中发挥作用。

与细胞质骨架主要由特定的蛋白质组分组成不同,核基质蛋白在不同的细胞类型和生理状态下存在显著差异,这也与提取和提取基质组分的方法、步骤和盐溶液有关。双向电泳显示核基质蛋白有 200 多种,可分为两大类:一类是核基质蛋白,相对分子质量在 40~60 kDa 之间,其中大部分是纤维蛋白,也含有硫蛋白,这是各种类型细胞所共有的;另一类是核基质结合蛋白,与细胞的类型、分化程度和生理、病理状态有关。

近年的研究表明,核基质可能参与 DNA 复制、基因转录、hnRNA 加工、染色质 DNA 有序包装和构建等生命活动。

（1）核基质参与DNA复制

核基质上锚定有DNA复制复合体。实验表明，核DNA袢环与DNA复制有关的酶和相关因子锚定在核基质上，形成DNA复制复合体，进行DNA复制。DNA聚合酶在核基质上可能具有特定的结合位点，通过结合在核基质上而被激活。有人认为，核基质可能是DNA复制的空间支架。

核基质上还能结合新合成的DNA。有研究表明，DNA半袢环是通过其特定位点结合在核基质上的，该特定位点的核苷酸序列被称为核基质结合序列。核基质结合序列富含AT，通过与核基质相互作用调节基因的复制与转录。

在DNA复制的原始模型中，DNA聚合酶与DNA复制的起始点结合，沿着模板移动，合成新的DNA。事实上，当高度纯化的DNA在体外复制时，DNA的复制效率非常低，复制错误率非常高。而在含有核基质组分的非洲爪蟾卵母细胞提取物的非细胞系统中进行DNA复制，DNA的高效复制表明核基质可能为DNA的精确高效复制提供良好的空间支架。

（2）核基质与基因转录活性密切相关

用雌激素刺激鸡输卵管细胞中卵清蛋白基因的表达，发现只有活跃转录的卵清蛋白基因与核基质结合。许多实验表明，具有转录活性的基因与核基质结合，只有与核基质结合的基因才能被转录。

核基质也与hnRNA的加工密切相关。hnRNA的加工过程通常以RNA蛋白复合物的形式进行。核糖核酸蛋白复合物经过RNase处理后，其余的蛋白质可以组装成一个核基质样的纤维网络。推测核基质参与了RNA转录后的加工和修饰。

（3）核基质参与染色体构建

在染色质组装的骨架-放射环模型中，由30 nm染色质细丝折叠而成的袢环锚定在核基质上，每18个袢环呈放射状排列，结合在核基质上构成微带，再由微带沿核基质形成的轴心支架构成染色单体。骨架-放射环模型说明核基质可能对于间期核内DNA有规律的空间构型起维系和支架作用，参与DNA超螺旋化的稳定过程。

（4）核基质与细胞分化有关

核基质的发达程度与RNA合成能力和细胞分化程度密切相关。分化程度高的细胞RNA合成能力强，核基质发达。核基质结构和功能的改变会使基因选择性转录活性发生改变，从而导致细胞分化。

第四节 遗传信息表达调控

DNA复制是在多个复制起始上进行的半保留复制（semiconservative replicatio）。在真核生物中，染色体是DNA分子的载体，每条染色体都是一个DNA分子，每个DNA分子有多个复制起点。包含起始点的复制单位称为复制子（replicon）。复制从复制起始点开始，双向进行，在起始点的两侧形成一个复制叉（replicating fork）（图9-3）。在DNA复制中，多个复制子可以从起始点同时向两个方向进行复制，一个起始点的两个复制叉向两侧移动，最终连接到另一个起始点的复制叉上。电镜下观察到的复制子呈一个个气泡状结构。

当亲代DNA分子上的所有复制子融合并连接成两个连续的子DNA分子时，复制就完成了。DNA 复制遵循碱基互补原则,A 和 T 配对,G 和 C 配对,因此复制后的两个 DNA 分子的碱基序列与复制前相同,且每个 DNA 分子都含有一条旧链和一条新链,因此称为半保留复制。

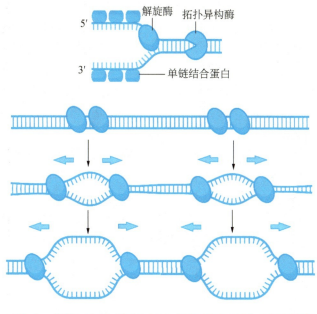

图 9-3　复制叉的形成以及 DNA 的双向及多起点复制示意图

转录(transcription)是遗传信息从 DNA 分子转移到 RNA 分子的过程。RNA 是细胞合成蛋白质的必要条件。真核 RNA 转录和转录后加工、剪接和运输都是在细胞核各组分相互作用下完成的。

RNA 聚合酶 I 转录的 rRNA 分子在核仁中和 5S rRNA 以及从细胞质中转运入核的核糖体蛋白结合,形成核糖核蛋白颗粒,在核仁中加工成熟,以核糖体大小亚基的形式运输出细胞核。

由 RNA 聚合酶 II 转录的 hnRNA,首先在核内进行 5′端加帽、3′端多聚加 A 尾以及剪接等加工过程,然后形成成熟的 mRNA 出核。最近的研究表明,细胞核中既有调控信号以保证 mRNA 的出核转运,也有负调控信号来防止 mRNA 的前体被错误转移。由 DNA 转录的 mRNA 前体只有在核内基因转录后加工修饰成为成熟的 mRNA 分子才能被转运出核。5S rRNA 和 tRNA 的转录均由 RNA 聚合酶 III 转化,且在核内合成。

遗传信息的修复

受损的 DNA 分子由 DNA 修复系统修复。在自然界中诱变剂的直接或间接作用下,DNA 分子会改变碱基的组成或序列,从而导致遗传信息的改变。发生在体细胞中的 DNA 损伤可能会影响其功能或生存,发生在生殖细胞中的 DNA 损伤可能会影响后代,但由于细胞可以修复受损的 DNA 分子并恢复其正常结构,因此有机体仍然保持着遗传稳定性。细胞对不同的 DNA 损伤有不同的修复反应。

光修复(photo repair)是最早发现的 DNA 修复方式,是由光修复酶完成的。光修复酶能特异性识别并结合由紫外光引起的核酸链上相邻嘧啶共价结合的二聚体,并与其结合,该反应不需要光结合。光修复酶如果受 300~600 nm 波长的光照射,会被激活并将二聚体分解成两个正常的嘧啶单体,反应后酶从 DNA 链中释放出来,DNA 可恢复到完整的结构。

切除修复(excision repair)是修复细胞 DNA 损伤最重要的方法,普遍存在于各种生物细胞中,可以修复多种 DNA 损伤。切除修复发生在 DNA 复制前,需要核酸内切酶、DNA 聚合酶和连接酶的参与。切除修复过程主要有以下三个阶段:①通过核酸作为 DNA 损伤位点的识别,将损伤位点的 5′端磷酸二酯键切断,不同的 DNA 损伤需要不同的专用核酸内切酶来识别和切断。②用 5′→3′外切酶去除损伤的 DNA 片段。③在 DNA 聚合酶的作用下,以完整的互补链为模板,沿 5′→3′方向合成新的 DNA 片段,DNA 连接酶通过将新合成的 DNA 片段连接到旧的 DNA 来完成修复过程。

重组修复(recombination repair)是利用 DNA 重组完成复制后的修复过程,也称为复制后修复。DNA 复制过程中如果发生 DNA 损伤,此时 DNA 的两条链已经解旋,修复可以通过 DNA 重组来完成。重组修复过程如下:①当受损 DNA 链被复制时,所产生的子代 DNA 链在损伤的相应位点上存在缺口。②将完整的母链 DNA 与有间隙的子链 DNA 重组交换,将母链 DNA 上相应的片段填入子链 DNA 间隙,而母链 DNA 出现间隙。③以另一条子链 DNA 为模板,用 DNA 聚合酶合成新的 DNA 片段填充母链,母链 DNA 的缺口最终被 DNA 连接酶修复。大量研究表明,重组修复在哺乳动物细胞中广泛存在。

基因表达调控与应用

基因表达调控是使细胞中基因表达的过程在时间、空间上处于有序状态,并对环境因素的变化作出反应的复杂过程。掌握了基因调控机制,就等于拥有了一把揭示生物学奥秘的钥匙。遗传信息是由 DNA 转录为 RNA,再由 RNA 翻译为蛋白质的过程,通常称为基因的表达。基因表达的实质是通过基因的转录和翻译功能,产生具有特异生物学功能的蛋白质分子,赋予细胞或个体一定的功能或形态表型。为了维持生长、发育以及适应环境的需要,基因表达受到严密和精确的调控。基因表达调控可发生在遗传信息传递的各个阶段。基因表达调控一般表现为使基因表达量增加的正性调控(positive regulation)和相反的负性调控(negative regulation)。介导正性调控的元件或分子称为激活物,介导负性调控的元件或分子称为阻遏物。

(一)基因表达的一般特点

同一个体所有细胞都具有相同的基因组,携带个体生存、发育、活动和繁殖所需要的全部遗传信息。但每个细胞生物基因组的遗传信息并不是同时全部都表达出来的,而是以空间和时间的特点进行表达。

(1)基因表达具有时间性和空间性

基因表达具有严格的时间和空间特异性(spatial specificity),这是基因的启动子等调控序列与调节蛋白相互作用的结果。例如,病原体侵入宿主后呈现一定的感染阶段,随感染阶段的发展和生长环境的变化,有些基因开启,有些基因关闭。按照功能需要,某一特定基因表达严格按照一定的时间顺序发生,这称为基因表达的时间特异性(temporal specificity)。多细胞生物从受精卵到组织、器官形成的各个不同发育阶段,都会有不同的基因严格按照自己特定的时间顺序开启或关闭,表现为分化、发育阶段一致的时间性,也称为阶段特异性(stage speificity)。

在个体某一发育、生长阶段,同一基因产物在不同的组织器官中表达多少是不一样的。一种基因产物在个体的不同组织或器官中表达,即在个体的不同空间出现,这就是基因表达的空间特异性。不同组织细胞中不仅表达的基因数量不相同,而且基因表达的强度和种类也各不相同,这就是基因表达的组织特异性(tissue specificity)。例如,肝细胞中涉及编码鸟氨酸循环酶类的基因表达水平高于其他组织细胞,合成的某些酶(如精氨酸酶)为肝脏所特有。

(2) 基因表达的两种方式

基因表达有组成性表达(constitutive expression)和适应性表达(adaptive expression)两种方式。

组成性表达是指不太受环境变动而变化的一类基因的表达。某些基因表达产物是细胞或生物体整个生命过程中都持续需要且必不可少的,这类基因称为管家基因(housekeeping gene)。管家基因表达水平受环境因素影响较小,在个体各个生长阶段的几乎全部组织细胞中持续表达,可以看成是细胞基本的基因表达。管家基因的表达只受启动序列或启动子与RNA 聚合酶相互作用的影响,不受其他机制调节。

适应性表达是指环境的变化容易使表达水平变动的一类基因表达。随环境因素变化,基因表达水平增高的现象称为诱导(induction),相应的基因称为可诱导的基因(inducible gene);相反,随环境因素变化基因表达水平降低的现象称为阻遏,相应的基因称为可阻遏的基因(repressible gene)。在原核生物和单细胞生物中,通过改变基因表达以适应环境的情况显得尤为重要,因为这些生物的细胞生存环境经常会有剧烈的变化。例如,当周围有充足的葡萄糖时,细菌可以利用葡萄糖作为能源和碳源,不必更多地合成利用其他糖类的酶类;当外界缺乏葡萄糖时,细菌需要适应环境中存在的其他糖类,如乳糖、半乳糖、阿拉伯糖等,使能代谢利用这些糖的酶类基因开放,以满足生长的需要。即使是内环境保持稳定的高等哺乳类动物,也经常要变动基因的表达来适应环境。例如,不同环境温度下生活的个体,其肝脏合成的蛋白质图谱有明显的不同,长期摄取不同食物的体,其体内合成代谢酶类的情况会有所不同。

(二) 原核细胞的基因表达调控

相对于真核细胞,原核细胞的基因表达调控机制比较简单,研究也较为深入。尽管基因表达调控可发生在遗传信息传递过程的任何环节,但发生在转录水平,尤其是转录起始水平的调节,对基因表达起着至关重要的作用,即转录起始是基因表达调控的基本控制点。原核细胞的大多数基因表达调控是通过操纵子(operon)机制实现的。操纵子由结构基因和表达调控元件组成,是原核细胞中最常见的表达调控单位。操纵子机制在原核细胞的基因表达调控中具有普遍意义。原核细胞的基因表达调控最典型的代表是大肠杆菌乳糖操纵子调控模式。此处以乳糖操纵子(lac operon)为例说明原核细胞的基因表达调控机制。大肠杆菌乳糖代谢相关基因组成乳糖操纵子,包含 LacZ、LacY 和 LacA 三个结构基因,分别编码 β-半乳糖苷酶(β-galactosidase)、β-半乳糖苷通透酶(permease)和 β-半乳糖苷乙酰转移酶(transacetylase),此外还有一个操纵序列 O、一个启动序列 P 及一个调节基因 I。I 基因具有独立的启动子,编码一种阻遏蛋白(repressor),阻遏蛋白与 O 序列结合,使操纵子受阻遏而处于关闭状态。在启动子 P 上游还有一个分解(代谢)物激活蛋白(catabolite activator protein,CAP)的结合位点,其主要作用是增强乳糖操纵子的转录活性。因此,乳糖操纵子受到阻遏蛋白和 CAP 的双重调节。P 序列、O 序列和 CAP 结合位点共同构成乳糖操纵子的调控区,三个酶的编码基因都由同一调控区调节,目的是实现基因表达产物的协调表达。

(三) 真核细胞的基因表达调控

真核细胞的基因表达调控比原核细胞复杂得多。由于核膜的存在,真核细胞基因的转录与蛋白质的翻译分别在细胞内不同的区域进行。真核细胞基因表达调控过程包括转录起始、转录后修饰、转录产物的转运、翻译起始和修饰等多个步骤。与原核细胞一样,在真核细胞中,对大多数基因来说,转录起始的调控是基因表达调控的关键控制点。顺式作用元件(cis-acting element)是转录起始的重要调节部位,它是编码基因附近的非编码 DNA 序列,在绝大多数真核细胞的基因表达调控中发挥作用。真核细胞的基因组中每个基因都有各自特异的顺式作用元件,多位于基因旁侧或内含子中。根据顺式作用元件在基因中的位置、转录激活作用的性质及发挥作用的方式,可将真核基因的顺式作用元件分为启动子(promoter)、增强子(enhancer)、沉默子(silencer)和绝缘子(insulator)。此外,真核细胞中存在的多种基因表达调节蛋白,称为转录调节因子或转录因子(TF),它们能促进或抑制基因的转录。有些转录因子是特异性的 DNA 结合蛋白,它们能够和靶基因相邻的 DNA 序列结合;还有一些转录因子虽然不能直接与 DNA 结合,但它们可通过与其他转录因子相互作用调控基因转录。转录因子也被称为反式作用因子(trans-acting factor)。

(1) 顺式作用元件

真核基因的顺式作用元件分为启动子、增强子、沉默子和绝缘子。

启动子是决定细胞基因转录起始、能被 RNA 聚合酶识别并结合的特异性 DNA 序列,是基因准确和有效地进行转录所必需的结构。启动子一般位于转录起始点上游,是 100~200 bp 序列,通常含有 1 个以上的功能组件,其中最具典型意义的是 TATA 盒。TATA 盒是基本转录因子 TFⅡD 的结合位点,控制转录起始的准确性及频率。此外,GC 盒和 CAAT 盒也是很多基因中常见的功能组件。

增强子的长度大约是 200 bp,能增强真核细胞某些启动子功能,使旁侧的基因转录效率提高 100 倍或更多。增强子在 DNA 双链中没有 5′与 3′固定的方向性,作用不受序列方向性的限制,在所调控基因的上游或下游均可发挥作用,但大多位于上游。增强子在距离启动子相对较远时也能发挥作用,但没有启动子存在时,增强子不能表现活性。增强子一般有组织或细胞特异性,但对启动子的影响无严格的专一性。基因重组实验证明,同一增强子可影响不同类型的启动子,真核生物的增强子也可影响原核生物的启动子。

沉默子与增强子作用相反,是基因表达的负性调控元件。特异蛋白因子与沉默子结合对基因转录起阻遏作用。沉默子最早在酵母中被发现,后来在 T 淋巴细胞的 T 抗原受体基因的转录和重排中也证实了这种负调控顺式元件的存在。人们目前对这种在基因转录降低或关闭中起作用的序列研究还不多,但从已有的研究来看,沉默子的作用可不受序列方向的影响,能远距离发挥作用,并可对异源基因的表达起作用。

绝缘子最初在酵母中被发现,一般位于增强子或沉默子与启动子之间,与特异蛋白因子结合后,阻碍增强子或沉默子对启动子的作用。绝缘子还可位于常染色质与异染色质之间,保护常染色质的基因表达不受异染色质结构的影响。绝缘子发挥作用与序列的方向性无关的特征与增强子类似。

(2) 反式作用因子

真核基因表达的调节蛋白又称转录调节因子或转录因子。绝大多数真核转录调节因子由它的编码基因表达后,通过与特异的顺式作用元件的识别、结合(即 DNA-蛋白质相互作用)反式激活另一基因的表达。RNA 聚合酶和转录因子就是反式作用因子。能直接结合 DNA 序列的反式作用因子是少数,但不同的反式作用因子之间可以相互作用,因而目前人们认为多数转录因子是通过蛋白质-蛋白质间作用与 DNA 序列联系并影响转录效率的。转录因子之间或转录因子与 DNA 的结合都会引起 DNA 构象的变化,从而调节转录。

转录因子是 DNA 结合蛋白,包括 DNA 结合域和转录激活域两个不同的结构域。DNA 结合域多由 60~100 个氨基酸残基构成的几个亚区组成。其他一些不与 DNA 直接结合的转录因子没有 DNA 结合域,但能通过转录激活域直接或间接作用于转录复合体而影响转录效率。转录激活域常由 30~100 个氨基酸残基组成,该结构域包含富含酸性氨基酸、富含谷氨酰胺、富含脯氨酸等不同种类。此外,很多转录因子还包含 1 个介导蛋白质-蛋白质相互作用的结构域,最常见的是二聚化结构域,有以下几种。

锌指结构(zinc finger)是最常见的 DNA 结合域,由约 23 个氨基酸残基组成,其中的半胱氨酸和组氨酸通过配位键与锌原子结合形成一个以锌原子为中心的"指"状结构,称为锌指结构。锌指结构的 N-末端形成 β-片层,C-末端形成 α-螺旋,α-螺旋能够与 DNA 大沟相结合。1 个转录因子中常常含有多个串联重复的锌指结构。例如,与 GC 盒结合的转录因子 SP1 中就含有 3 个重复的锌指结构,这些锌指结构中的 3 个 α-螺旋恰好等于 DNA 大沟的 1 圈。

螺旋-转角-螺旋(helix-turn-helix,HTH)结构域通常由 3 个 α-螺旋结构组成,其中 1 个螺旋与 DNA 大沟结合,另 2 个螺旋位于其上面起稳固作用。例如,参与大肠杆菌乳糖操纵子(operon)调控的 CAP 蛋白以及真核细胞中的同源异形结构域(homeodomain)蛋白中就含有 HTH 结构域。

螺旋-环-螺旋(helix-loop-helix,HLH)结构域至少有 2 个 α-螺旋,螺旋间由短肽段形成的环连接,其中 1 个 α-螺旋的 N-端富含碱性氨基酸残基,是与 DNA 结合的结合域。2 个具有 HLH 结构的转录因子以二聚体形式相连,2 个较长的 α-螺旋刚好能够嵌入 DNA 的大沟。例如,参与肌细胞生成的转录因子 MyoD 蛋白就含有 HLH 结构域。

碱性亮氨酸拉链(basic leucine zipper,bZIP)结构域的特点是蛋白质分子的肽链上每隔 6 个氨基酸就有 1 个亮氨酸残基。因此,当 C-末端形成 α-螺旋结构时,肽链每旋转 2 周就出现 1 个亮氨酸残疾,导致这些亮氨酸残基都在 α-螺旋的同一个方向出现,2 个这样的 α-螺旋肽链单体就能通过亮氨酸残基以疏水键结合形成二聚体。该二聚体另一端的肽段形成"Y"形类似于拉链样的结构(富含碱性氨基酸残基)与 DNA 大沟结合。在肝、小肠上皮、脂肪细胞和某些神经细胞中有称为 C/EBP(CCAAT/ enhancer-binding protein)家族成员的一类蛋白质能够与 CAAT 盒结合,其特征就是能形成具有亮氨酸拉链的二聚体结构。

总之,反式作用因子能够通过识别启动子、启动子附近和增强子等顺式作用元件中的特异靶序列并与之结合,以及通过蛋白质-蛋白质的相互作用,最终影响 RNA 聚合酶活性,从而对基因表达发挥正性调控或负性调控作用。通常把发挥正性调控作用的反式作用因子称为转录激活蛋白(transcription activating protein)。

(3) 染色质结构对基因表达调控的影响

染色质是高度有序的紧密结构,它限制了转录因子对 DNA 的接近和结合,控制着真核细胞基因的转录。基因表达激活首先需要将致密压缩的染色质/核小体舒展开来,该过程涉及具有酶活性的功能蛋白复合体的参与,通过调整核小体结构,中和组蛋白碱性氨基酸残基上的正电荷来减弱组蛋白与 DNA 间的结合,从而降低相邻核小体间的聚集,增加转录因子的进入，最终促进基因转录。这种染色质结构的动态变化过程通常被称为染色质重塑（chromatin remolding）。染色质重塑是基因表达调控的主要方式之一，下面介绍几种染色质重塑的方式。

依赖 ATP 的物理性修饰，即以 ATP 水解释放的能量，使组蛋白和 DNA 的构象发生局部改变，该过程主要通过依赖 ATP 的染色质重塑复合体或染色质重建子（remodeler）来完成，这些复合体是一种以 ATP 酶为催化中心的多种蛋白亚基复合体，如 SWI/SNF 复合体，能够被 DNA 结合的激动子（activator，也称基因活化蛋白）或抑制子（repressor）招募至启动子部位，借 ATP 水解的能量移动核小体的位置，使 DNA 序列暴露或被掩盖，从而参与基因表达调控。

组蛋白共价化学修饰。在真核细胞中，核小体是染色质的主要结构单位，4 种组蛋白（H2A、H2B、H3 和 H4 各 2 个分子）组成的八聚体构成核小体的核心区，其外面盘绕着 DNA 双螺旋链。每个组蛋白的氨基端都会伸出核小体外，形成组蛋白尾巴。这些尾巴可以形成核小体间相互作用的纽带，同时也是发生组蛋白修饰的位点。这些修饰包括组蛋白的乙酰化、甲基化（methylation）、磷酸化（phosphorylation）、泛素化、多聚 ADP-核糖基化［poly(ADP-ribosyl)ation］等修饰过程。乙酰化修饰能够中和组蛋白尾巴上碱性氨基酸残基的正电荷，减弱组蛋白与带有负电荷的 DNA 之间的结合，选择性地使某些染色质区域的结构从紧密变得松散，有利于转录因子与 DNA 的结合，从而开放某些基因的转录，增强其表达水平。组蛋白甲基化修饰通常不会在整体上改变组蛋白尾巴的电荷，但是能够增加其碱性度和疏水性，从而增强其与 DNA 的亲和力。乙酰化修饰和甲基化修饰都是通过改变组蛋白尾巴与 DNA 之间的相互作用发挥基因表达调控的功能，但乙酰化修饰和甲基化修饰的作用往往又是相互排斥的。组蛋白的磷酸化修饰在细胞有丝分裂和减数分裂期间染色体浓缩以及基因转录激活过程中发挥重要的调节作用。各种不同修饰的效应可能是协同的，也可能是相反的；可能同时发生，也可能在不同时刻发生；修饰的组蛋白底物可能相同，也可能不同。组蛋白中被修饰氨基酸的种类、位置和修饰类型以及各种修饰在时间、空间上的组合与生物学功能的关系被称为组蛋白密码（histone code），它决定了染色质转录活跃或沉默的状态。

发挥组蛋白共价化学修饰作用的一些蛋白质分子，如组蛋白乙酰转移酶（histone acetyltransferase，HAT）和组蛋白脱乙酰酶（histone deacetylase，HDAC），在 DNA 水平的基因表达调控中具有重要作用。HAT 使组蛋白发生乙酰化，促使染色质结构松弛，有利于基因的转录，被称为转录辅激活因子（co-activator）；HDAC 促进组蛋白的去乙酰化，抑制基因的转录，被称为转录辅抑制因子（co-repressor）。

DNA 甲基化修饰程度影响基因表达水平。DNA 甲基化是真核细胞在染色质水平控制基因转录的重要机制。真核基因组中胞嘧啶的第 5 位碳原子可以在 DNA 甲基转移酶（DNA methyltransferase）的作用下被甲基化修饰为 5-甲基胞嘧啶，该过程以序列 CG 中的胞嘧啶甲基化最为常见，甲基化胞嘧啶在基因组中并不是均匀分布的，有些成簇的非甲基化 CG 存在于整个基因组中，人们将这些 CG 含量可达 60%，长度为 300～3 000 bp 的区段称作 CpG 岛（CpG island）。CpG 岛主要位于基因的启动子和第一外显子区域，约有 60% 以上基因的启动子含有 CpG 岛。DNA 胞嘧啶的甲基化与去甲基化修饰是一个动态的过程，在真核基因的表达调控中发挥着重要作用。DNA 甲基转移酶催化甲基与胞嘧啶的共价结合，而去甲基化酶（demethylase）负责去除 5-甲基胞嘧啶上的甲基。已有研究发现，在处于转录活跃状态的染色质中，CpG 岛的甲基化程度下降，例如，管家基因的 CpG 岛中胞嘧啶甲基化水平较低。CpG 岛的高甲基化促进染色质形成致密结构，因而不利于基因表达。

染色质结构对基因表达的影响可以遗传给子代细胞,其机制是细胞内存在着具有维持甲基化作用的 DNA 甲基转移酶,它可以在 DNA 复制后,依照亲本 DNA 链的甲基化位置催化子链 DNA 在相同位置上发生甲基化,这种现象称为表观遗传(epigentic)。表观遗传的遗传信息不是蕴藏在 DNA 序列中,而是通过对染色质结构的影响及基因表达变化而实现的。表观遗传对基因表达的调控不仅体现在 DNA 甲基化上,组蛋白的乙酰化、甲基化以及非编码小 RNA 的调控等都属于表观遗传调控的范畴。

(4) 转录后调控对基因表达的影响

转录后调控主要影响真核 mRNA 的结构与功能。真核细胞的基因表达调控在转录后层次不同于原核细胞,这一方面是由于两者的转录产物的剪接修饰等成熟加工过程有很大的差异;另一方面是由于真核细胞的 RNA 产物要被运送至细胞质中去执行功能,其稳定性以及其降解过程都可以影响基因表达的最终结果。

mRNA 的稳定性影响真核细胞的基因表达。mRNA 是蛋白质生物合成的模板,因此它的稳定性将直接影响到基因表达最终产物的数量,是转录后对基因表达进行调控的一个重要因素。mRNA 中的 5′-端的帽结构和 3′-端的 poly(A)尾结构都可以防止核酸外切酶对它的降解,这能提高 mRNA 的稳定性,从而延长 mRNA 的半衰期。组蛋白 mRNA 没有 3′-端的 poly(A)尾结构,但它的 3′-端会形成一种发夹结构,使其免受核酸酶的攻击。一些 mRNA 的 3′-非翻译区(3′-UTR)存在一个约 50 个核苷酸长的 AU 富含序列(AU-rich sequence,ARE)区,可以与 ARE 结合蛋白结合,促使 poly(A)核酸酶切除 poly(A)尾,使 mRNA 降解。因此,含有 ARE 区的 mRNA 通常都不稳定。所有类型 RNA 分子中,mRNA 寿命最短。大多数高等真核细胞 mRNA 半衰期较原核细胞长,一般为几个小时。mRNA 的半衰期可影响蛋白质合成的量,通过调节某些 mRNA 的稳定性,即可使相应蛋白质合成量受到一定程度的控制。

一些非编码小分子 RNA 可引起转录后基因沉默。与原核基因表达调节一样,某些小分子 RNA 也可调节真核基因表达,它们被称为非编码 RNA。非编码 RNA 种类繁多,除了前几章谈到过的具有催化活性的 RNA(核酶)、核小 RNA(snRNA)以及核仁小 RNA(snoRNA)以外,还有目前人们广泛关注的 miRNA、piRNA 和 siRNA 等。小分子 RNA 对基因表达的调节十分复杂。例如,在 miRNA 发挥转录抑制作用时,miRNA 与另一种蛋白质复合体——RITS(RNA-induced transcriptional silencing)复合体结合,解离后的一条 miRNA 链将 RITS 复合体引导至同源基因处(很可能是通过碱基配对结合于同 RNA 聚合酶Ⅱ结合的 mRNA 上),然后 RITS 复合体通过募集组蛋白甲基转移酶,使组蛋白 H3 的赖氨酸-9 发生甲基化,导致异染色质形成,最终抑制基因的转录。

mRNA 前体的选择性剪接可以调节真核细胞基因表达。真核细胞基因所转录出的 mRNA 前体含有交替连接的内含子和外显子(exon)。通常状态下,mRNA 前体经过剔除内含子序列后成为一个成熟的 mRNA,并被翻译成一条相应的多肽链。但是,参与拼接的外显子可以不按照其在基因组内的线性分布次序拼接,内含子也可以不完全被切除,由此产生了选择性剪接。选择性剪接的结果是同一条 mRNA 前体产生了不同的成熟 mRNA,并由此产生了完全不同的蛋白质,这些蛋白质的功能可以完全不同,显示了基因调控对生物多样性的决定作用。

(5) 真核细胞基因表达的翻译水平调控与起始因子磷酸化密切相关

真核细胞翻译水平调节点主要在翻译起始阶段和延长阶段,尤其是起始阶段,例如,起始因子活性的调节、Met-tRNA^{met} 与核糖体小亚基结合的调节、mRNA 与小亚基结合的调节等。

其中通过磷酸化作用调节起始因子活性备受关注。蛋白质合成速率的快速变化很大程度上取决于起始水平,通过磷酸化调节起始因子活性对起始阶段有重要的控制作用。例如,真核起始因子(eukaryotic initiation factor,eIF)-2α亚单位的磷酸化可以阻碍eIF的正常运行,从而抑制蛋白质合成的起始。eIF-2α亚单位的磷酸化由特异蛋白激酶催化。在病毒感染的细胞中,细胞抗病毒机制之一就是通过双链RNA(double-stranded RNA,dsRNA)激活一种蛋白激酶,使eIF-2α磷酸化,从而抑制蛋白质合成的起始,而eIF-4E及eIF-4E结合蛋白的磷酸化可激活翻译起始,帽结合蛋白eIF-4E与mRNA帽结构的结合是翻译起始的限速步骤,磷酸化修饰及抑制物蛋白的结合均可调节eIF-4E的活性。磷酸化的eIF-4E与帽结构的结合力是非磷酸化的eIF-4E的4倍,因而翻译的效率得以提高。胰岛素及其他一些生长因子都可增加eIF-4E的磷酸化,从而加快翻译,促进细胞生长。

(四)基因信息表达调控在医学应用中具有重要意义

遗传信息传递过程中的任何环节出现异常均会导致基因表达的异常,从而引起疾病的发生。例如,转录因子突变和基因修饰改变都可在不同层面影响基因的正常表达,从而引发疾病;蛋白质降解异常与肿瘤、神经退行性疾病、心血管疾病、代谢性疾病的发生发展密切相关。人们利用原核生物和真核生物蛋白质合成的体系差异,设计出对病原微生物有特效,而对人体没有损害的药物,如抗生素和干扰素等。

(1)转录因子突变与疾病

转录因子在真核细胞基因表达调控中起重要作用,其本身结构与功能的改变会引起细胞或个体功能的较大缺陷,从而导致个体疾病的发生。研究表明,至少30种疾病与转录因子有关。例如,转录因子TBX5显性突变可引起心手综合征(Holt-Oram syndrome,HOS),其临床表现为大拇指异常、心脏的房间隔缺损、室间隔缺损及复合畸形;转录因子PAX3显性突变会产生Waardenburg综合征Ⅰ型(WS-Ⅰ),引起虹膜异色症并有耳蜗性失聪、宽鼻梁、眼内眦外移、着色异常(如眼睫毛和头发变白)等临床表现;转录因子NKX2-1突变会出现中枢神经、甲状腺及肺功能等多方面的复杂症状,如小头畸形、基底神经节畸形、肌张力减退、共济失调、手足徐动症、发育迟缓和肺功能紊乱等;锌指类转录因子GATA3突变后的临床表现为血内甲状旁腺素水平降低、感觉神经性耳聋和肾脏发育不良。

(2)蛋白质降解异常与疾病

蛋白质是执行生命活动的基本分子,细胞中的蛋白质不断地处于合成和降解的代谢更新过程中。在正常代谢条件下,蛋白质的合成和降解有精确的调节并处于动态平衡。内源性的蛋白质都有一定的寿命,最终都会被降解。如果蛋白质的降解出现异常,就会影响细胞的多种功能,从而引起疾病的发生。在此以蛋白质降解异常与肿瘤的关系为例进行介绍。

泛素介导的蛋白质降解途径在细胞周期、DNA修复、细胞凋亡中起重要作用。如果泛素介导的蛋白质降解途径出现异常,则有可能导致肿瘤的发生。例如,细胞周期的正常进行需要细胞周期蛋白(cyclin)和其他蛋白质的降解,cyclinA稳定存在于S期和G2期,细胞通过M期需要cyclinA的降解,若cyclinA不被降解则会引起细胞周期停止在M期的中期,从而导致染色体的不正常分离,诱发肿瘤形成。p53基因是细胞生长周期中的负调节因子,参与细胞周期的调控、DNA修复、细胞分化、细胞凋亡等重要的生物学功能,其表达水平和活性受到严格的控制,如果p53蛋白降解异常,则会发生肿瘤。研究表明,10%的肿瘤细胞中负责降解p53的泛素连接酶Mdm2的表达异常升高。有研究指出,抑制26S蛋白酶体的活性,可以选择性抑制肿瘤细胞的增殖。

（3）影响基因表达调控的相关药物

临床上应用某些药物，如一些抗菌药、抗代谢药和生物活性物质等，就是通过补充外源性物质来调控基因表达，使病原体或肿瘤细胞的基因信息传递过程被阻断或代谢过程被抑制，达到治疗疾病的目的。

抗生素是一类微生物来源的能够杀灭或抑制细菌的药物。抗生素能通过直接干扰原核生物的蛋白质合成而对其杀灭或抑制，但并不影响（或较少影响）真核生物的蛋白质合成。抗生素可作用于蛋白质合成的以下三个环节。①起始阶段。抗生素能与原核生物的核糖体小亚基结合，改变其构象，抑制起始复合物形成或使氨基酰-tRNA从起始复合物中脱落，例如，链霉素、卡那霉素、新霉素等氨基糖苷类抗菌药，还有四环素和土霉素等。②肽链延伸阶段。抗生素能使氨基酰-RNA与mRNA错配，如链霉素和卡那霉素；能抑制氨基酰-tRNA进入核糖体的A位，阻止肽链的延伸，如四环素、土霉素和氯霉素；抑制转肽酶活性，使肽链延伸受到影响，如氯霉素。嘌呤霉素具有与tRNA分子末端类似的结构，能和氨基酸结合，因而可取代一些氨基酰-tRNA进入核糖体的A位，延长中的肽转入此异常A位时，容易脱落，从而终止肽链合成。③终止阶段。链霉素等氨基糖苷类抗菌药、四环素和土霉素等能阻碍终止因子与核糖体结合，使已合成的多肽链无法释放，氨基糖苷类药还可以抑制70S核糖体的分离。

某些抗菌药可以阻断转录过程，例如，利福平可与原核细胞RNA聚合酶核心酶的β亚基结合，使核心酶不能和起始因子σ结合，从而抑制RNA聚合酶的活性，阻断转录的起始，常作为临床抗结核病的治疗药物。

某些抗菌药可以抑制复制和转录，例如，丝裂霉素、放线菌素、博来霉素、柔红霉素等抗菌药可以破坏DNA分子结构或与DNA结合成复合物，从而影响DNA的模板功能，抑制复制和转录，常用作抗肿瘤药物。

核苷酸的抗代谢物主要有6-巯基嘌呤（6-MP）、5-氟尿嘧啶（5-FU）、氨杂丝氨酸、甲氨蝶呤等。6-MP的结构和次黄嘌呤类似，可阻止次黄嘌呤生成AMP和GMP，从而抑制核酸的合成。5-FU结构和胸腺嘧啶类似，可阻止dNTP的生成，从而抑制DNA的复制。以上这些核苷酸的抗代谢物常用于临床抗肿瘤的化疗药物。

第五节 细胞核与疾病

细胞核是遗传信息储存、转录及加工的场所，作为细胞生命活动的调控中心，细胞核既控制着细胞的生命活动，也接受着环境因素的调节。因此，环境中的致病因子如果直接作用于细胞核，有可能使细胞核的结构与功能发生改变，从而引起细胞生长、分化、增殖等行为的异常，导致疾病的产生。例如，在肿瘤细胞中，细胞核内的遗传物质发生突变后可以直接导致疾病的发生，如染色体病（chromosomal disorder）、核基因病等。

染色体病

染色体病的发生是由染色体畸变造成的，染色体畸变可分为染色体数目畸变和染色体结构畸变。染色体数目畸变又分为整倍体(euploid)畸变和非整倍体(aneuploid)畸变;染色体结构畸变主要包括缺失(deletion)、倒位(inversion)、易位(translocation)、重复(duplication)等几种主要形式。严重污染的环境中存在若干可能导致染色体畸变的物理、化学及生物因素,这对人类健康是一个潜在的重大威胁。染色体病的实质是染色体上的基因或基因群的增减或变位影响了众多基因的表达和作用,破坏了基因的平衡状态,从而妨碍了人体相关器官的分化发育,造成机体形态和功能的异常。严重者在胚胎早期夭折并引起自发流产,故染色体异常易见于自发流产胎儿。少数胎儿即使能存活到出生,也往往表现有生长和智力发育迟缓、性发育异常及先天性多发畸形。染色体病对人类危害甚大,且又无治疗良策,目前主要通过遗传咨询和产前诊断予以预防。染色体病表型的轻重程度主要取决于染色体上所累及基因的数量和功能。

染色体病按染色体种类和表型可分为三种:常染色体病、性染色体病和染色体异常的携带者。染色体病在临床和遗传上一般有如下特点:①染色体病患者均有先天性多发畸形(包括特殊面容),生长、智力落后或性发育异常,特殊肤纹。②绝大多数染色体病患者呈散发性,即双亲染色体正常,患者的畸变染色体来自双亲的生殖细胞或受精卵早期卵裂新发生的染色体,这类患者往往无家族史。③少数染色体结构畸变的患者是由表型正常的双亲遗传而得,其双亲之一为平衡的染色体结构重排携带者,将畸变的染色体遗传给了子代,引起子代的染色体不平衡,这类患者常伴有家族史。

唐氏综合征(Down syndrome,DS)又称 21-三体综合征,是人类最早发现的一种染色体病。1866 年,Dr. John Langdon Down 第一次对唐氏综合征患者的典型体征进行了完整的描述,这一综合征也以其名字命名为唐氏综合征(Down 综合征)。

Down 综合征的群体发病率为 1/600～1/800,患者典型症状是智力低下、发育迟缓、痴呆面容、眼间距宽、舌大并常伸出口外、四肢关节过度屈曲且常见通贯掌纹,50% 左右的患者有先天性心脏病,50% 左右的患者在 5 岁前死亡,患者平均寿命为 16 岁。随着医疗水平的提高,目前 Down 综合征患者的寿命明显延长,可达 40 岁左右。

1938 年,Turner 首先报道并命名的特纳综合征(Turner syndrome),也称女性先天性性腺发育不全、先天性卵巢发育不全和 45,X 综合征。1954 年,Polani 证实特纳综合征患者的细胞核 X 染色质阴性;1959 年,Ford 证明特纳综合征患者的典型核型为 45,X。特纳综合征患者的染色体除 45,X 外,可有多种嵌合体,如 45,X/46,XX;45,X/47,XXX 等。特纳综合征患者的临床表现根据嵌合体中哪一种细胞系占多数而异。若正常性染色体占多数,则异常体征较少;反之,若异常染色体占多数,则典型的异常体征较多。特纳综合征也可由性染色体结构异常而致病,如 X 染色体长臂等臂 46,X,i(Xq)。

猫叫综合征(cyi du chat syndome)由 Lejeume 及其同事于 1963 年首次发现的一种常见的染色体缺失综合征,该病患者的细胞核型为 5 号染色体短臂缺失(5P-)缺失部位内含 5p14 或 5p15。各种物理因素(X 射线、电离辐射等)、化学因素(抗代谢药、抗癫痫药、农药、毒物等)、生物因素(弓形虫、风疹病毒、巨细胞病毒、麻疹病毒、腮腺炎病毒等)以及产妇高龄可能是导致猫叫综合征患者染色体畸变的原因。猫叫综合征的群体发病率为 1/50 000,且女性多于男性。猫叫综合征患者的主要临床表现为高调的猫叫样哭声、生长发育障碍、严重的智力低下、有特殊的面容、肌张力低下、髋关节脱臼、脊柱侧凸和先天性心脏病。猫叫综合征的预防方式是对高危孕妇做羊水细胞或绒毛膜细胞染色体检查。

核基因病

基因是细胞内遗传信息的物质载体,蛋白质是基因功能的主要体现者。细胞的一切生命活动现象,最终都体现为蛋白质的各种结构特征和功能活动状况。因此,在以遗传因素为主导因素或主要病因的疾病中,基因突变的直接细胞分子生物学效应,就是改变了由其所编码的多肽链的质量或数量,导致蛋白质的结构和功能异常,从而引发细胞生理活动的异常及机体遗传性状的改变。核基因遗传的单基因疾病根据致病主基因所在染色体和等位基因显隐关系的不同可分为5种:常染色体显性遗传病、常染色体隐性遗传病、X连锁显性遗传病(X-linked dominant hereditary diseases)、X连锁隐性遗传病(X-linked recessive disease)、Y连锁遗传病(Y-linked hereditary disease),这些单基因遗传病的异常基因的检测往往要借助DNA测序、PCR扩增和Southern印记杂交等分子生物学的手段来实现。由于核基因病是人细胞自身基因突变产生的结果,因此长期以来科学家希望人类能通过改变遗传物质来治疗相关疾病,也就是基因治疗。

(1) 常染色体隐性遗传病

常染色体隐性遗传病的致病基因性状为隐性并且位于常染色体上,只有纯合子时才显示病状。此种遗传病患者的父母双方均为致病基因携带者,故多见于近亲婚配者的子女。常见的常染色体隐性遗传病有苯丙酮尿症(phenylketonuia,PKU)、溶酶体贮积症(如糖原贮积症、脂质贮积症、黏多糖贮积症)以及合成酶的缺陷(如血γ球蛋白缺乏症、白化病、肝豆状核变性和半乳糖血症等)。

苯丙酮尿症是一种严重的常染色体隐性遗传性氨基酸代谢病,患者由于肝脏内缺乏苯丙氨酸羟化酶(PAH),苯丙氨酸不能转变为酪氨酸,而是转变为苯丙酮酸和苯乳酸并在体内累积,导致血液和尿液中苯丙氨酸及其衍生物排出量增多。苯丙酮尿症患者的临床表现为精神发育迟缓,皮肤、毛发和虹膜色素减退,头发呈赤褐色,癫痫,湿疹,特殊的鼠样臭味尿。苯丙酮尿症患者出生后若不及早得到低苯丙氨酸饮食治疗,会出现不可逆的大脑损害和严重的智力发育障碍。

(2) 常染色体显性遗传病

常染色体显性遗传病的致病基因性状为显性并且位于常染色体上,等位基因之一突变,杂合状态下即可发病。该病的致病基因可以是生殖细胞发生突变而新产生,也可以是由双亲任何一方遗传而来。该病患者子女的发病概率相同,均为50%。常见的常染色体显性遗传病有多指(趾)及并指(趾)、家族性高脂蛋白血症、软骨发育不全(achondroplasia,ACH)、多发性家族性结肠息肉、亨廷顿病等。

软骨发育不全是一种罕见的非致死性软骨发育异常类疾病,多是由软骨内骨化缺陷而导致的先天性侏儒症。该病的发病率为1/77 000~1/15 000,患者中约85%为散发型。ACH患者的临床表现特殊,典型表现为不成比例性身材矮小、四肢短粗、躯干细长、头颅大、前额突出、鼻梁塌陷、手指短小且呈"三叉戟"样、腰椎前凸、"O"形腿等,但智力一般都正常。1994年有研究证实,成纤维细胞生长因子受体3(fibroblast growth factor receptor 3,FGFR3)基因1 138位核苷酸点突变是ACH的主要致病基因,之后国内外均有FGFR3基因突变导致ACH的报道,其中95%为G→A突变。因此,相关基因检测有助于ACH的鉴别诊断。

(3) X连锁显性遗传病

由X染色体上显性疾病基因引起的疾病称为X连锁显性遗传病。在X连锁显性遗传中,女性有 2 条 X 染色体,其中任何 1 条带有致病基因都会患病,如果是纯合子患者,病情会更严重;男性只有 1 条 X 染色体,该条染色如果带有致病基因就会患病,而且病情严重。X 连锁显性遗传病的女性发病率约是男性的 2 倍。

抗维生素 D 佝偻病是一种 X 连锁显性遗传病,该病患者由于肾小管对磷酸盐的重吸收障碍,导致肠道对磷、钙的吸收不良,血磷水平低,骨质不易钙化,因此形成抗维生素 D 佝偻病。该病患者常以"O"形腿或"X"形腿为最早症状,其他佝偻病体征很轻,较少出现肋串珠和郝氏沟。较重病例有进行性骨畸形和多发性骨折,并有骨骼疼痛,尤以下肢明显,甚至不能行走,身长的增长多受影响,牙质较差,牙痛,牙易脱落且不易再生。

(4) X 连锁隐性遗传病

由 X 染色体上隐性致病基因引起的疾病称为 X 连锁隐性遗传病。红绿色盲是一种 X 连锁隐性遗传病,病因起源于 X 染色体上(X4p3)紧密连锁的两个基因座位,即红色盲基因和绿色盲基因,它们连锁在一起传递,一般将它们总称为红绿色盲基因。X 连锁隐性遗传在患病系中常表现为女性携带,男性患病。男性的致病基因只能随着 X 染色体传给女儿,不能传给儿子,称为交叉遗传。

(5) Y 连锁遗传病

Y 连锁遗传病的特点是男性传递给儿子,女性不发病。因 Y 染色体上主要是男性决定因子方面的基因,其他基因很少,故 Y 连锁遗传病极少见,如男性外耳毛性状。

细胞核与肿瘤

与正常细胞相比,肿瘤细胞增殖、生长旺盛,代谢活动活跃,其细胞核的形态结构有很多异常。在肿瘤细胞中,细胞核通常较大,核质比增高,核结构呈异型性,表现为核外形不规则,核表面凸出或内凹,核分支或出芽,核呈桑葚状或弯月形等畸形。在骨髓瘤细胞中,甚至出现仅细胞核分裂但细胞质不分裂而形成的双核细胞(四倍体)。

肿瘤细胞的核膜增厚且呈不规则状,可出现小泡、小囊状凸起。肿瘤细胞核仁 rRNA 转录活性高,因此核仁体积增大,数目较多,常规染色核仁深染,反映出肿瘤细胞代谢活跃、生长旺盛的特点。此外,由于频繁的物质运输,核孔的数目在肿瘤细胞中往往增加。

恶性肿瘤细胞的组蛋白磷酸化程度升高,磷酸化可以改变组蛋白中的赖氨酸所带的电荷,降低组蛋白与 DNA 的结合,从而有利于转录的进行。肿瘤细胞的染色质多沿核的周边分布并呈粗颗粒或团块状,大小不等,分布不均匀,当染色质形成染色体时,肿瘤细胞可出现正常或异常的有丝分裂象。肿瘤组织的有丝分裂象数目一般是增多的,据此可诊断某些类型的恶性肿瘤。染色体异常被认为是肿瘤的特征之一,几乎所有的肿瘤细胞都有染色体畸变,包括数目和结构的异常。数目异常包括超二倍体、亚二倍体和多倍体;结构异常包括易位、重复、缺失、倒位等。染色体的变化是肿瘤早期诊断的重要客观指标。

科学小故事

2009 年诺贝尔生理学或医学奖——端粒和端粒酶

2009 年的诺贝尔生理学或医学奖授予三位美国科学家,他们的研究解决了生物学中的一个重大问题——细胞分裂期间染色体如何被完整复制,以及染色体如何得到保护不退化。他们的研究发现,解决方案存在于染色体的末端——端粒以及形成端粒的端粒酶中。端粒就像帽子置于染色体末端,被科学家称作"生命时钟"。在细胞中,当端粒酶处于休眠状时,细胞每分裂1次,端粒就缩短1次。当端粒不能再缩短时,细胞就无法继续分裂而死亡。

布莱克本(Elizabeth Blackbum)和绍斯塔克(Jack Szostak)发现了端粒的一种独特DNA序列,它能保护染色体免于退化。格雷纳(Carol Greider)和布莱克本确定了端粒酶,端粒酶是形成端粒DNA的成分。这些发现解释了染色体的末端是如何受到端粒的保护,以及端粒是如何由端粒酶形成的。

在正常成年人的体细胞中,端粒酶转为休眠状态。在胚胎干细胞(embryonic stem cell,ESC)、肿瘤等细胞内,端粒酶处于活跃状态。癌细胞通常能获得重新激活端粒酶的能力,"睡醒"后的端粒酶允许癌细胞无限复制,进而出现癌症的典型特征——癌细胞"生生不息"。大约90%的癌细胞都有着不断增长的端粒以及活化的端粒酶,因为端粒酶的活跃癌细胞可以不断增殖。有人猜想,如果能够调控正常细胞的端粒酶,使之具备相当的活性,那么正常细胞的寿命是否可能延长,起到抗衰老的作用。

第十章 细胞周期

关键知识点

- ※ 细胞根据增殖状态的分类
- ※ 细胞周期同步化的主要方法
- ※ 细胞分裂间期和分裂期的意义以及各时相的主要特点
- ※ 减数分裂的特点、联会和联会复合体
- ※ MPF 的本质、功能和活性调节
- ※ 主要的细胞周期检验点及其调控机制

第一节 细胞分裂

新细胞来自其他活细胞，这个过程被称为细胞分裂（cell division）或细胞增殖，这是生命最重要的特征之一。在单细胞生物中，细胞增殖可产生新一代生物；在多细胞生物中，受精卵的无数次分裂可产生惊人的复杂性和组织性。细胞分裂并不会随着生物体的成熟而停止，而是会在某些组织中继续进行。生物体需要大量的新细胞来替换老化和死亡的细胞。数以百万计的细胞生活在人体的骨髓或肠壁中，它们每时每刻都在进行分裂。

细胞增殖最直观的表现是细胞分裂，即一个亲代细胞变成两个子代细胞，导致细胞数量的增加。所有种类的细胞在分裂前都必须经过一定的物质准备。物质准备和细胞分裂是一个高度控制和连续的过程。上一代的子细胞经过物质准备和细胞分裂，新一代的子细胞被创造出来，循环继续。

大多数细胞周期包括四个协调的过程：细胞生长、DNA复制、倍增的染色体分配到子细胞中、细胞分裂。在细菌中，细胞生长和DNA复制发生在细胞周期的大部分时间，倍增的DNA和质膜一起分配到子细胞中。在真核细胞中，细胞周期更为复杂，由四个独立的阶段组成。虽然细胞生长通常是一个连续的过程，但DNA合成只发生在细胞周期的一个阶段，复制的染色体随后通过细胞分裂前的连续过程分配给子细胞核。细胞周期的每一步都有一个精确的调节机制，这种调节机制不仅可以协调细胞周期中的不同事件，还可以将调节细胞增殖的细胞外信号与细胞周期联系起来，使整个细胞周期呈现出高度的时空有序性。细胞如果受到自身或环境的某些因素的影响，使正常的细胞周期调节系统受阻，细胞周期过程就可能出现异常，细胞增殖就可能失去控制，导致肿瘤等疾病的发生。

真核细胞的分裂方式包括无丝分裂（amitosis）、有丝分裂（mitosis）和减数分裂（meiosis）三种，这三种分裂方式都有各自的特点，它们在分裂过程中和分裂后的子代细胞的遗传特征不同，但彼此之间有一定的关系。

无丝分裂也称直接分裂，是最早被发现的细胞分裂方式之一。在细胞分裂过程中，细胞核伸长并在中间断裂，然后细胞质分裂成两半，形成两个子细胞。无丝分裂时，细胞核的核膜没有消失，没有纺锤体形成和染色体组装的过程，子代细胞核来自亲代细胞核的断裂，因此两个子细胞中的遗传物质可能不是均匀分布的。无丝分裂在低等生物中很常见，在高等生物中也可存在于各种正常组织中，如上皮组织、疏松结缔组织、肌肉组织、肝细胞等。在人类创伤、癌症和衰老的组织细胞中也可以观察到无丝分裂的存在。研究表明，无丝分裂和有丝分裂可以相互转化。

有丝分裂

有丝分裂又称间接分裂。有丝分裂包括细胞核的分裂，每条染色体经过复制的DNA分子分离，形成两个细胞核，每个细胞核包含原始细胞中所有染色体的完整副本。有丝分裂通常伴随着细胞质分裂，细胞一分为二，细胞质也一分为二。

有丝分裂的分裂间期包括 DNA 的复制和相关蛋白质的合成，可使细胞核中的 DNA 数量加倍，即从 $2n$ 变成 $4n$，加倍后的每条染色体包含四个拷贝的 DNA，称为姐妹染色单体。

有丝分裂的分裂期伴随着细胞核的相对变化，此时遗传物质和其他物质在子代细胞中平均分配，转录和翻译暂停。DNA 复制一旦完成，在没有外界干扰的情况下，细胞分裂是自然的结果。有丝分裂通常分为四个阶段：前期、中期、后期和末期，每个阶段都有一个特定的事件序列。

(1) 前期

前期是有丝分裂的第一个阶段，其关键事件包括染色质凝聚、纺锤体组装、核膜和核仁溶解等。早期染色质螺旋凝聚形成染色体，在光镜下可以识别早期染色体的结构。细胞确定分裂的极点中心体分开，向两极移动，出现星体，形成纺锤体微管（纺锤丝），形成纺锤体，细胞核核膜扩散，核仁消失。

早期的里程碑事件之一是复制的染色质纤维开始螺旋并逐渐凝集成杆状染色体，这个过程被称为染色质凝聚。间期细胞的染色质构成直径约 30 nm 的纤维。前期开始时，细胞通过染色质凝聚的过程，将间期染色质的延伸状态转变为较短较厚的结构，这只是改变了染色质纤维的包装，并不改变染色质纤维的化学性质。由于凝缩，有丝分裂的染色体呈现出独特的杆状结构，在这个阶段，每条染色体由一对姐妹染色单体组成，姐妹染色单体由着丝粒连接。

近年来，人们对染色质凝集的研究主要集中在一种叫凝缩蛋白（condensin）的多蛋白复合体上。与染色质凝集有关的凝缩蛋白由五种蛋白亚基构成，包括两种染色体结构维持蛋白（structure maintenance protein of chromosome，Smc）Smc2、Smc4 和三种非 Smc 蛋白。Smc 分子呈卷曲螺旋结构，头部末端具有 ATP 酶活性结构域。凝缩蛋白中的一个 Smc 分子穿越 DNA 螺旋结构与另一个 Smc 分子尾尾相连，形成的二聚体呈现 V 型。三种非 Smc 蛋白将两个 Smc 分子头部连接在一起，整个凝缩蛋白复合体形成一种环状结构。体外研究发现，凝缩蛋白在 DNA 分子的螺旋间形成的环状结构可通过水解 ATP 释放的能量，促使 DNA 分子盘绕和卷曲，改变 DNA 分子螺旋化程度，进而引起染色质凝集。

DNA 复制后不久，一对姐妹染色单体的 DNA 螺旋就会被黏连蛋白（cohesin）结合在一起。黏连蛋白和凝缩蛋白具有相似的结构，是一种由 Smc1、Smc3 与 Scc1、Scc3 组合成的蛋白复合体。通过在染色体两条姐妹染色单体间多处环绕，黏连蛋白可使两条姐妹染色单体纵向结合。随着细胞分裂进入前期，除着丝粒外，与姐妹染色单体其他部位结合的黏连蛋白均逐渐脱离，导致姐妹染色单体的两臂分开，仅在着丝粒处相连。

有丝分裂开始时，CDK 将凝缩蛋白的几个亚基磷酸化，从而激活凝缩蛋白。在前期和早期阶段，染色质的凝缩过程刚刚开始，凝缩蛋白帮助染色体的凝缩，在染色质的 DNA 超螺旋环周围形成环状，导致染色体的压缩。黏连蛋白将继续使姐妹染色单体的 DNA 固定在一起。

前期的另一个显著特征是在前期末开始出现的纺锤形的线状纤维结构，即纺锤体（spindle）。纺锤体是一种动态细胞器，在细胞分裂和染色体分离中起重要作用。纺锤体由星体微管、动粒微管和重叠微管组成。星体微管是围绕着中心体向外辐射的微管，作用是将纺锤体两极分开，同时对纺锤体起定位作用。动粒微管从纺锤体的一端发出，重叠微管是来自纺锤体两极的微管，它们在纺锤体的赤道面重叠并相互交叉。当细胞进入有丝分裂时，微管进行完全拆卸，准备重新组装成纺锤体。在动物细胞中，有丝分裂纺锤体组装的起始通常依赖于被称为中心体（centrosome）的特殊细胞结构。中心体是动物细胞特有的细胞器，与细胞分裂和染色体分离有关,由一对中心粒和周围无定形物质组成,包括与中心体结构和功能有关的多种蛋白质组分,如微管蛋白、微管结合蛋白和马达蛋白。中心体是细胞的微管组织中心(microtubule organizing center,MTOC)之一,大量微管在其周围呈放射状分布,它们与中心体一起称为星体(cytaster)。纺锤体和它两极的星体形成有丝分裂器,以确保复制和包装的染色单体在子代细胞中均匀分布。纺锤体和星体是有丝分裂时的动态结构。

前期伴随着染色质的凝缩,原来分布于细胞同一侧的两个中心体,开始沿核膜外侧向细胞两极移动,它们到达的位置决定了细胞分裂极。中心体的极向移动需要多种马达蛋白的参与,其中存在于中心体微管正端的动力蛋白在中心体的早期分离中起着重要作用。这些蛋白被锚定在细胞皮质或细胞核核膜处,当沿着星体微管向后端移动时,将牵引中心体彼此分离、移向细胞两极。两个中心体的进一步分离还涉及驱动蛋白5的作用,通过与极间微管反向平行的重叠末端交联并向正端移动,驱动蛋白5可将中心体分别推向细胞两极。

纺锤体与染色体之间的相互作用发生在前期核膜溶解结束的时候。经典的观点认为,核膜的破坏是由于核纤层的网状结构的解体,这依赖于有丝分裂CDK对核纤层蛋白中特定丝氨酸残基的磷酸化。核膜被分裂并包裹在许多分散在细胞各处的小泡中。研究表明,核膜在微管和马达分子的作用下被机械撕裂,动力蛋白分子沿着微管向其负极(中心体)移动,拉扯附着的核膜,在核的另一侧形成凹坑,造成张力,导致核膜破裂。

(2) 前中期

在前中期,凝缩的染色体分散在细胞核各处,以便与组装纺锤体的微管相互作用。当纺锤体微管进入细胞的中心区域时,它们的正端以动态的方式生长和收缩,就好像它们在"寻找"染色体。那些与着丝粒接触的微管被"捕获"并稳定下来。

高尔基复合体、内质网等细胞器解体形成多种多样的小膜泡。核仁解体,核膜消失,纺锤体微管与染色体的动粒结合,捕获染色体。每个复制的染色体有两个面向相反方向的动粒,以确保与两极的微管结合。

染色体的着丝粒通常开始接触微管的侧壁而不是末端。开始接触后,染色体在着丝粒中马达蛋白的推动下沿着微管壁移动,很快着丝粒倾向于附着在某一极的一个或多个纺锤体微管的正端。姐妹染色单体上独立的着丝粒从相反的纺锤体极捕获自己的微管。接着,不断运动的染色体开始向赤道板移动,细胞周期也从前期向中期移动。一个前中期细胞的染色体向赤道面聚集,这一过程称为染色体中板聚合。染色体移动所需的力量来源是由与着丝粒和染色体结合的相关的马达蛋白产生的。最终,随着纺锤体微管的缩短和伸长,所有的染色体在纺锤体的赤道(赤道板)上排列起来。

(3) 中期

中期是由前中期纺锤体和染色体之间的相互作用触发的。中期染色体排列在纺锤体的中心(赤道板),染色体的长轴垂直于纺锤体的长轴,每条染色体上的一对动力微管连接在相反的纺锤体极,此时两侧动力微管对染色体施加相同的力量。在哺乳动物细胞中,染色体在赤道板上排列 $10\sim 20$ min,此时纺锤体呈现典型形态。

(4) 后期

后期开始时,排列在赤道板上的所有染色体开始同步分离,染色单体向两极移动。几乎所有的姐妹染色单体同时分离,分离后的染色体被称为子代染色体。在此期间,纺锤体重叠微管伸长,动粒微管缩短,分离的染色体以 $0.2\sim 0.5$ $\mu m/min$ 的速度向两极移动。

(5) 末期

当染色体接近各自的极点时,它们倾向于聚集在一起,标志着末期的开始。在末期,子细胞回到间期状态,纺锤体解体、核膜重组、染色体去凝缩等。在这个阶段发生的另一个关键事件是细胞质分裂。有丝分裂将复制的染色体分裂成子细胞核,但细胞必须经过细胞质分裂才能完全分裂成两个子细胞。在大多数动物细胞中,细胞分裂的最初迹象出现在后期,细胞周围的细胞表面收缩,形成类似窄带的凹陷。随着时间的推移,压痕加深,形成分裂沟。分裂沟与原赤道板的染色体位于同一平面,染色体组最终分裂为两个子细胞。荧光免疫分析显示,在未来分裂沟皮质下富含肌动蛋白微丝的收缩环有助于沟的加深。收缩环的收缩受微丝与肌球蛋白Ⅱ相互作用的调节。肌动蛋白-肌球蛋白收缩的机制是由一种叫作 Rho A 的小 G 蛋白调控的。Rho A 在激活状态下会触发一系列事件,导致微丝组装和肌球蛋白Ⅱ的激活。

减数分裂

在几乎所有的真核生物中,减数分裂产生单倍体生殖细胞(卵子和精子),然后融合产生二倍体受精卵。在减数分裂期间,每一轮 DNA 复制之后,细胞分裂分为两个周期,分别称为减数分裂Ⅰ(meiosis Ⅰ)和减数分裂Ⅱ(meiosis Ⅱ)(图 10-1)。

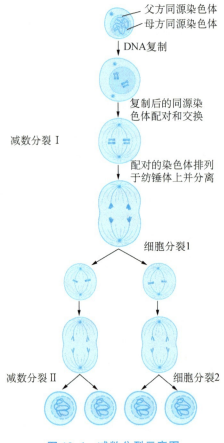

图 10-1 减数分裂示意图

(1) 减数分裂Ⅰ

减数分裂Ⅰ又称减数第一次分裂。像有丝分裂一样,减数分裂也需要DNA复制。减数分裂前期的S期通常比有丝分裂前期的S期长几倍,减数第一次分裂的前期(前期Ⅰ)通常比有丝分裂前期长得多。例如,人类女性的卵母细胞可以在前期Ⅰ受精,但随后会停留很长一段时间。卵母细胞在排卵前就开始减数分裂,机体进入青春期后大约每28天发生1次。因此,许多人的卵母细胞在相同的前期被抑制了几十年。减数分裂Ⅰ的前期非常复杂,通常分为几个阶段,这在所有有性繁殖的真核生物中是相似的。

前期Ⅰ的第一阶段是细线期(leptotene stage),在此期间,染色体在光学显微镜下可见,每个染色体由一对相同的染色单体组成。前期Ⅰ的第二阶段是偶线期(zygotene stage),此时期可见明显的同源染色体,这种同源染色体配对的过程被称为联会(synapsis),它伴随着一个复杂结构的形成,称为联会复合体(synaptonemal complex,SC)。SC也被称为二价体或四分体,这两个专有名词说明联会复合体包含两个同源体或四个染色单体。SC是一个梯形结构,横向蛋白丝连接两个横向元件。每个同源染色体的染色质都被组织成环状,从SC的一个侧面延伸出来。多年来,SC一直被认为将同源染色体保持在适当的位置,用以启动基因重组。但现在已经证实,SC不是基因重组所必需的。目前人们认为,SC的功能主要是作为一个支架,用以允许染色单体间完成交叉活动。

联会的结束标志着下一个阶段的开始,称为粗线期(pachytene stage),其特征是形成1个完全的联会复合体。在粗线期,同源染色体沿长度方向与SC紧密结合,姐妹染色单体的DNA延伸成平行的环状。电子显微镜下,在SC中心可见许多被称为重组结节的电子致密体。重组结节含有促进基因重组的酶,在粗线期末端合成。

粗线期之后是双线期(diplotene stage)的开始。通过SC的溶解能识别出双线期,此时SC开始松解,同源染色体分开,但仍由着丝点相连。SC的溶解使染色体在特定的点上通过X形结构连接在一起,称为交叉。非同源、非姐妹染色体之间共价连接形成交叉。由于同源染色体的分离,交叉现象变得更加明显。在电镜下有时可见残留的SC结构。双线期阶段持续时间较长,两栖类卵母细胞可持续将近一年,人类的卵母细胞双线期从胚胎期的第五个月开始,短者可持续十几年,到性成熟期结束;长者可达四五十年,到生育期结束。

前期Ⅰ的最后一个阶段被称为终变期(diakinesis stage),这时减数分裂纺锤体被组装起来,染色体准备分离。染色体(灯刷染色体)在双线期高度分散,在终变期重新凝缩。随着核仁的消失、核膜的破裂和四分体向赤道板的移动,终变期终止。在脊椎动物卵母细胞中,促成熟因子MPF蛋白激酶活性增加触发这些事件。在某些生物体的终末期前或终末期中,交叉体移动到染色体臂的末端。而在大多数真核生物排列在赤道板的同源染色体中,仍然可以看到交叉现象。人类和其他脊椎动物的每对同源染色体通常至少包含一个交叉体。终变期结束标志着前期Ⅰ完成。

在中期Ⅰ,每个二倍体的两条同源染色体连接到不同极的纺锤体丝上(图10-2)。而姐妹染色单体则相反,它们与来自同一极的纺锤体动粒微管相连。在每个二倍体中,来自父系和来自母系的染色体在赤道板上随机排列,当后期Ⅰ同源染色体分离时,每个极随机接收来自父系或母系的染色体。

在后期Ⅰ,同源染色体分离,分别移动到细胞两极,但姐妹染色单体仍相连。同源染色体的分离需要将二倍体结合在一起的交叉体进行溶解。有时交叉体消失在中期Ⅰ和后期Ⅰ的

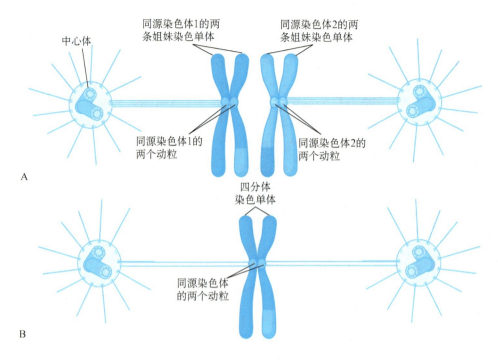

A. 减数分裂中期Ⅰ B. 减数分裂中期Ⅱ

图 10-2　减数分裂中期Ⅰ与减数分裂中期Ⅱ中动粒与纺锤体的联系示意图

过渡阶段,每个二倍体的染色单体臂之间失去凝聚力,使得这些位置的黏连蛋白溶解。而连接姐妹染色单体的着丝粒之间的凝聚力仍然很强,不受蛋白水解的影响。

在末期Ⅰ,到达细胞两极的染色体去凝集,逐渐变成丝状染色质纤维,核仁、核膜重新出现。细胞质分裂导致两个子细胞的形成,每个子细胞包含一半的染色体,每个子细胞着丝粒上连接有两条染色单体。在某些生物体中,末期Ⅰ细胞中的染色体不去凝集,但仍保持凝集。

第一次减数分裂后可能出现短暂的间期。与有丝分裂间期相比,减数分裂间期通常持续时间较短,不产生 DNA,不进行染色体复制,细胞内染色体数量减半。在动物中,这个阶段的细胞称为次级精母细胞或次级卵母细胞,这组细胞的特征是单倍体,仅有每对同源染色体中的一条。有些生物可以在第一次减数分裂后跳过这一间期直接进入第二次减数分裂。

(2) 减数分裂Ⅱ

减数分裂Ⅱ又称减数第二次分裂,可分为前期Ⅱ、中期Ⅱ、后期Ⅱ、末期Ⅱ和胞质分裂期。在前期Ⅱ,如果末期Ⅰ有核膜的重组,现在被分解。在中期Ⅱ,染色体再凝缩排列在赤道板上,它们的姐妹染色单体在着丝粒处断裂,彼此分离,被纺锤体动力微管拖入两极,去凝集后成为染色质纤维,核膜和核仁重新出现,细胞质分裂完成后,新的子细胞形成,染色体数目与分裂前相同。

第二次减数分裂结束时,一个亲本细胞形成四个子细胞,每个子细胞的染色体数量比分裂前减少一半。子细胞之间的染色体组成和组合也存在差异,这些变化主要在第一次减数分裂时完成。

第二节 细胞周期

细胞周期的基本概念

细胞周期由一系列导致细胞增殖的有序活动组成,通常将细胞从上一次分裂结束到下一次分裂结束所经历的过程称为细胞周期(cell cycle)。细胞周期中有两项关键事件,分别是染色体复制和染色体分离,它们在所有真核细胞中基本相似。细胞周期可分为分裂期(mitotic phase,又称 M 期)和分裂间期(interphase)。M 期包括有丝分裂和细胞分裂的连续过程;间期是细胞分裂之间的时期,根据 DNA 合成时间的不同分为 G_1 期(G_1 phase)、S 期(S phase)和 G_2 期(G_2 phase)(图 10-3)。

S 期是 DNA 合成阶段;G_1 期也称 DNA 合成预备期,介于 S 期和最后分裂期之间,此阶段用以合成 S 期 DNA 复制所需的各种酶和蛋白质;G_2 期也称 DNA 合成后期,介于 S 期和下次分裂期之间的一个时期,这一阶段的变化可以为 S 期向 M 期过渡提供条件。

在哺乳动物细胞中,M 期通常只持续一个小时左右,而间期可以持续几天、几周甚至更久。不同物种的细胞周期长短主要取决于 G_1 期。一般来说,早期胚胎细胞周期缺乏 G_1 期和 G_2 期。

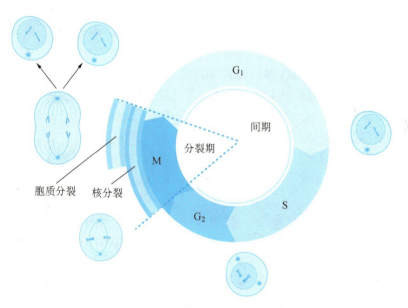

图 10-3 细胞周期及其进程示意图

根据生长和分裂的能力,多细胞生物的细胞群体可分为三类。①增殖型细胞(cycling/periodicity cell),有丝分裂活动活跃,细胞周期持续运转,包括产生雄性配子的精原细胞、产生红细胞和白细胞的造血干细胞,以及位于器官腔面和体表的上皮组织细胞(如基底层细胞)。②G_0 期细胞/暂不增殖型细胞(G_0/resting cell),暂时脱离细胞周期,但在给予适当刺激时能恢复分裂能力的细胞。机体内大部分细胞都属于 G_0 期细胞,如肝细胞、淋巴细胞等,在适当的刺激下,可以被诱回细胞周期,恢复分裂能力。③不增殖型细胞(terminally differentiated cell),高度分化、失去分裂能力的细胞,如肌细胞、红细胞和神经细胞。

在青蛙胚胎中,由于既没有 G_1 期,也没有 G_2 期,细胞周期只有 30 min。哺乳动物组织中的细胞,如肝细胞,生长要慢得多,细胞周期可能需要几个月。除了少数例外,已经停止分裂的细胞仍然停留在 DNA 合成开始之前的阶段,无论是暂时的还是永久的,在体内或体外。从 G_0 或 G_1 进入 S 期,细胞必须产生一个内部信号。一旦细胞产生了 DNA 复制的信号,它就开始一轮 DNA 合成,一直持续到有丝分裂结束。

细胞周期各时相的主要事件

(1) G_1 期

G_1 期也称 DNA 合成预备期,是细胞复制的早期阶段。当染色质去凝集时,细胞开始合成所需的蛋白质、RNA、糖、脂质等。G_1 期细胞的主要特征是 RNA 和蛋白质合成活跃,细胞生长迅速,体积显著增大。RNA 聚合酶活性的增加导致 rRNA、tRNA、mRNA 的持续产生,蛋白质含量显著增加。G_1 期合成的一些蛋白质是 S 期 DNA 复制的起始和延伸所需要的酶,如 DNA 聚合酶。其他触发蛋白、钙调蛋白、细胞周期蛋白、抑素等在细胞从 G_1 期到 S 期的过渡中也起着重要作用。在 G_1 期和 S 期之间有一个限制点,G_1 期细胞可以通过这个限制点完成后续的细胞周期。触发蛋白是 G_1 期向 S 期转化所必需的蛋白,也被称为不稳定蛋白(unstable protein),简称 U 蛋白。只有 G_1 期细胞中的 U 蛋白含量积累到一定程度,细胞周期才会向 DNA 合成方向发展。上述 G_0 期细胞处于暂时不扩散状态,这可能与细胞内缺乏 U 蛋白有关。部分处于 G_1 期的细胞在一定条件下(如营养缺乏)也进入 G_0 期,此时细胞停止分裂。

G_1 期的另一个显著特征是各种蛋白的磷酸化,如组蛋白、非组蛋白和某些蛋白激酶。组蛋白 H1 的磷酸化发生在—COOH 分子末端部分的丝氨酸上。随着细胞周期的发展,磷酸化的 H1 分子增多,从而促进 G_1 晚期染色体结构组分的重排。大多数 G_1 期蛋白激酶的磷酸化发生在丝氨酸、苏氨酸或酪氨酸位点。

G_1 期细胞膜对物质的转运作用增强,增加了氨基酸、核苷酸、葡萄糖等小分子营养物质的摄入,保证了 G_1 期有足够的原料进行大量的生化合成。

(2) S 期

S 期是细胞周期进程中最重要的一个阶段。研究人员用 ^{3}H 标记胸腺嘧啶监测 DNA 复制过程,发现 DNA 合成发生在细胞周期的一个特定时期,也就是 S 期。当细胞分裂时,染色体上的核小体数量加倍,需要大量的组蛋白,组蛋白的合成也发生在 S 期。S 期细胞的特征是大量的 DNA 复制和组蛋白和非组蛋白的合成,最后是染色体的复制。DNA 复制是在多种酶的参与下完成的。当细胞从 G_1 期进入 S 期时,DNA 合成所需的酶如 DNA 聚合酶、DNA 连接酶的含量和活性显著增加。DNA 复制遵循严格的时间顺序,一般来说,GC 含量高的 DNA 序列拷贝最早,AT 含量高的 DNA 序列拷贝最晚,常染色质复制先于异染色质复制。

S 期是组蛋白合成的主要阶段。组蛋白合成和 DNA 复制是同步和相互依赖的。随着 DNA 的复制,细胞质中的组蛋白 mRNA 大幅增加,新合成的组蛋白迅速进入细胞核与复制的 DNA 结合,组装核小体,然后与两个单体形成染色体。当 DNA 复制在 S 期末端完成时,mRNA 也在短时间内降解。

组蛋白的持续磷酸化也发生在 S 期。在 G_1 期丝氨酸磷酸化之后,H1 上的另外两个丝氨酸位点也将在 S 期磷酸化。H2A 的磷酸化贯穿于整个细胞周期。

中心粒的复制也在 S 期完成。一对相互垂直的中心粒先分离，然后每个中心粒在垂直方向上形成一个子中心粒，由此形成的两对中心粒将作为微管组织中心，随着细胞周期的进展，在纺锤体微管和星体微管的形成中发挥重要作用。

(3) G_2 期

G_2 期 DNA 复制完成。G_2 期主要合成 RNA、ATP 和一些与 M 期相关的蛋白（特别是微管蛋白），为 M 期纺锤体组装提供原料。某些在 G_2 期合成的蛋白质是细胞向有丝分裂期过渡所必需的，没有这些蛋白质，G_2 细胞将无法进入下一阶段的分裂。在 G_2 期，S 期已复制的中心粒体积逐渐增大，开始分离并向细胞的两极移动。

(4) M 期

M 期即细胞分裂期，是一个连续变化的过程，可以人为地分为前、前中、中、后、末和胞质分裂时期。在 M 期，细胞核完全分裂，细胞的其余部分逐渐完成分裂，此时染色体重新恢复为染色质。最终，细胞中的遗传物质和其他物质均匀地分布在子细胞中。

第三节 细胞周期的调控

细胞周期调控系统的组成

细胞有一个复杂的周期调节蛋白网络，称为**细胞周期调控系统**（cell-cycle regulation system），控制着细胞周期的进程。在真核生物中，细胞周期调控系统的基本结构是高度保守的，其实质是一系列控制 DNA 复制、复制后染色体分离等细胞周期主要事件的生化反应的连续发生。在多细胞动物中，细胞周期调控系统对来自其他细胞的信号也高度敏感，当身体需要更多细胞时，它会刺激细胞分裂，当不需要时，它会阻止细胞分裂。如果细胞周期调控失控，最终会导致癌症。

细胞周期蛋白与周期蛋白依赖性激酶（cyclin-dependent kinase，Cdk）是细胞周期调控系统的核心组成部分。

细胞周期蛋白是一个大的家族，因其随细胞周期进程周期性地出现（合成）和消失（降解）而得名，有数十个种类，目前已经在酵母中发现的有 Cln1、Cln2、Cln3、Clb1、Clb2、Clb3、Clb4、Clb5、Clb6，哺乳动物中有 cyclin A~H 几大类。在 G_1 期表达的细胞周期蛋白有 cyclin A、cyclin C、cyclin D、cyclin E。cyclin C、cyclin D、cyclin E 三种蛋白的表达仅限于 G_1 期，进入 S 期就开始降解，且只在 G_1 期向 S 期转化过程中起调节作用，因此又被称为 G_1 期蛋白。cyclin D 为细胞从 G_1 期向 S 期转化所必需的蛋白，哺乳动物中存在三种具有组织及细胞特异性的 cyclin D，即 cyclin D1、cyclin D2 和 cyclin D3。分泌旺盛的细胞通常含有一种以上的 cyclin D。细胞周期蛋白都存在 1 个约 100 个氨基酸组成的保守序列，称为**周期蛋白框**（cyclin box），该蛋白框可介导细胞周期蛋白与 Cdk 相结合。

在 S 期与 M 期周期蛋白的分子中还存在一段被称为破坏框的特殊序列，由 9 个氨基酸残基构成，位于蛋白质分子的近 N 端，可在中期以后 cyclin A、B 的快速降解中发挥作用。G_1 期周期蛋白的自然分子结构不具破坏框，但也可通过其 C 末端的一段 PEST 序列的介导发生降解。

cyclin A、B 通常是通过多泛素化途径被降解的，泛素是一种由 76 个氨基酸组成的高度保守的蛋白，当其 C 端与非特异性泛素活化酶 E1 的半胱氨酸残基以硫酯键共价结合后被活化。E1-泛素复合体可将泛素转移到泛素结合酶 E2 的胱氨酸残基上，在特异的由多种蛋白亚基构成的泛素连接酶 E3 的催化下，泛素连接于 cycling A 和 cyclin B 分子破坏框附近的赖氨酸残基上，其他的泛素分子随后相继与前一个泛素分子的赖氨酸残基相连，在 cycling A、B 上构成一条多聚泛素链，并可被蛋白酶体所识别，进而被降解。

Cdk 是一组蛋白激酶，必须结合细胞周期蛋白来实现激酶活性。Cdk 通过磷酸化多种细胞周期相关蛋白在细胞周期调控中发挥关键作用（表 10-1）。Cdk 按其被发现的顺序被命名为 Cdk1～88。在不同的 Cdk 分子结构中有一个相似的激酶结构域，并且有一个小区域介导激酶与细胞周期蛋白的结合，这个区域高度保守。在细胞周期的不同阶段，不同的 Cdk 可以通过与特定的细胞周期蛋白结合并磷酸化相应的蛋白来启动或控制细胞周期的主要事件。由于细胞周期蛋白可以在细胞周期中不断合成和降解，磷酸化也呈现周期性变化。

表 10-1 细胞周期中一些主要的 Cdk 与 cyclin 的结合关系及作用特点

Cdk 类型	结合的 cyclin	主要作用时期	作用特点
Cdk1	cyclin A	G_2	促进 G_2 期向 M 期转换
	cyclin B	G_2、M	磷酸化多种与有丝分裂相关的蛋白，促进 G_2 期向 M 期转换
Cdk2	cyclin A	S	启动 S 期的 DNA 复制，并组织已复制的 DNA 再发生复制
	cyclin E	G_1 晚期	使 G_1 晚期细胞跨越限制点向 S 期转换
Cdk3	?	G_1	
Cdk4	cyclin D(D1/D2/D3)	G_1 中、晚期	使 G_1 晚期细胞跨越限制点向 S 期转换
Cdk5	?	G_0 ?	
Cdk6	cyclin D(D1/D2/D3)	G_1 中、晚期	使 G_1 晚期细胞跨越限制点向 S 期转换

Cdk 的激酶活性需要在 cyclin 及磷酸化双重作用下才能被激活，裂殖酵母中，处于非磷酸化状态的无活性的 Cdk 分子中含有一个弯曲的环状区域，称为 T 环。T 环将 Cdk 的袋状催化活性部位入口封闭，阻止了蛋白底物对活性位点的附着。当非磷酸化的 Cdk 与 cyclin 结合时，cyclin 与 T 环彼此间发生强烈的相互作用，引起 T 环结构位移、缩回，袋状催化活性部位入口打开，活性位点暴露。位于 cyclin 端的一段 α 螺旋此时也旋转 90°，重新定位，其底物附着位点由此转向 Cdk 袋状催化活性分布。此时的 Cdk 激酶活性较低，仅在体外实验中才能检测得到。

与 cyclin 结合的 Cdk 要完全活化，还必须依赖其分子的进一步磷酸化。磷酸化发生于 Cdk 的两个氨基酸残基位点上，即活性的第 161 位苏氨酸残基（Thr161）与抑制性的第 15 位酪氨酸残基（Tyr15）。Thr161 位于 T 环上，在经 CAK（Cdk 活化激酶）磷酸化后，Cdk-cyclin 复合物上底物附着部位形状显著改变，与底物的结合能力进一步增强。与未磷酸化时相比，Cdk 催化活性可提高 300 倍。Tyr15 存在于 Cdk 与 ATP 结合的区域，其磷酸化过程由 Wee1 激酶催化，发生于 Thr161 前。当 Thr161 被磷酸化后，Tyr15 在 Cdc25 磷酸酶的催化下再发生去磷酸化，Cdk 最终被激活。

Cdk 的活性也受到周期蛋白依赖性激酶抑制因子（cyclin-dependent kinase inhibitor, CKI）的负性调节。已有研究证实多种 CKI 的存在。哺乳动物的 CKI 根据其相对分子质量的差异可被分为 CIP/KIP 及 INK4 大家族。CIP/KIP 家族成员 CKI 有 $p21^{Cip/Waf1}$、$p27^{Kip1}$、$p57^{Kip1}$ 等，INK4 家族成员有 $p16^{INK4}$、$p15^{INK4}$、$p18^{INK4}$ 等。CKI 对 Cdk 的抑制作用是通过与 Cdk 复合物结合，改变 Cdk 分子活性位点空间位置来实现的。$p27^{Kip1}$ N 端的一部分可与 Cdk2-cyclinB 复合物的 cyclin 相连，而 N 端的另一些区域则插入 Cdk2 的 N 端，Cdk2 结构由此受到严重的扰乱。此外，在 $p27^{Kip1}$ 分子上存在一个类似于 ATP 的区域，可结合于 Cdk 分子的 ATP 结合位点上，从而阻止 ATP 对 Cdk 的附着。通过以上两种方式，$p27^{Kip1}$ 可抑制 Cdk2-cyclinB 复合体中 Cdk 的活性。

细胞融合和两栖类卵母细胞成熟也显示了胞质中的成熟促进因子（maturation promoting factor, MPF）。周期蛋白是一种 MPF 同源基因，在早期海胆胚胎中首次被发现。后续非洲爪蟾卵的实验研究表明，MPF 活性随细胞 cyclin B 浓度同步上升和下降。细胞周期的遗传分析显示，在裂殖克隆酵母中，Cdc2 编码另一个 MPF 亚基 Cdk1。

细胞进入 M 期是由 MPF 启动的。MPF 由两个亚基组成：①Cdk 催化亚基（cyclin-dependent kinase），作用是磷酸化特定底物蛋白的丝氨酸和苏氨酸残基。②cyclin 调节亚基，作用是调节 Cdk 的活性。换言之，细胞有丝分裂的进程依赖于 Cdk1，而这种酶的活性由 cyclin B 控制。

有丝分裂周期蛋白在 S 期和 G_2 期积累，并与 Cdk 结合形成 cyclin-Cdk 复合体。但在 G_2 结束前，异二聚体的激酶活性较低。实际上，Cdk 的活性也受特定位点磷酸化状态的调控。在裂殖酵母中，两个激酶 CAK（Cdk-activating kinase）和 Wee1 以及一个磷酸酶 Cdc25 对 cdc2 的两个关键亚基 Thr 161 和 Tyr 15 的磷酸化和去磷酸化作用至关重要。此外，Cdk 活性可以被多种抑制剂阻断。例如，p21 作为一种广泛的 Cdk 抑制剂蛋白，可以抑制多种 cyclin-Cdk 复合体的活性。

细胞周期蛋白-Cdk 复合体与细胞周期调控

在芽殖酵母中，不同细胞周期蛋白的连续合成和降解在控制细胞周期中起着关键作用。酵母细胞只有一个 Cdk（Cdc28 或 Cdc2），而哺乳动物细胞有好几种此类蛋白激酶。Cdk 特异性结合细胞周期蛋白，在细胞周期的不同时间点表达出活性。不同的 cyclin-Cdk 复合物磷酸化特定的蛋白质底物，从而驱使哺乳动物细胞从一个阶段进入下一个阶段。例如，cyclin E-Cdk2 复合物激活时驱动细胞进入 S 期，而 cyclin B-Cdk1 复合物激活时驱动细胞进入有丝分裂。

cyclin-Cdk 复合物是细胞周期调控系统的核心，其周期性的形成与降解引发了细胞周期进程中特定事件的出现，并促成了 G_1 期向 S 期、G_2 期向 M 期、中期向后期等关键过程不可逆的转化。

(1) G_1 期中 cyclin-Cdk 复合物的作用

在 G_1 期起主要作用的 Cdk 复合物是由 G_1 期周期蛋白 D、E 与 Cdk4/6 结合构成的，这些复合物能使 G_1 期晚期的细胞跨越限制点，向 S 期发生转换。cyclin D-Cdk 复合物主要在 G_1 期向 S 期转变的过程中起作用，在一些向 S 期转变的 G_0 期细胞中存在 cyclin D 的转录及表达。而当 cyclin D 抗体加入后，G_0 期细胞的这一转变将受阻。而 cyclin E-Cdk 复合物则为 S 期的启动所必需,如果蝇胚胎细胞中的 cyclin E 基因突变,细胞将滞留于 G_1 期。向 G_1 期细胞中显微注射特异性的 cycling E 抗体,细胞向 S 期的转变受到抑制。相反,如果用某些方法促进 cycling E 在细胞中高表达,则 G_1 期细胞将迅速转入 S 期。

与 G_1 期 cyclin-Cdk 复合物作用相关的主要生化事件有:cycling D 首先在细胞中大量合成,Cdk4/6 与其结合,通过激酶活性磷酸化视网膜母细胞瘤(retinoblastoma,Rb)蛋白使其失活,与 Rb 蛋白结合的转录因子 E2F 被释放,S 期启动相关的基因开始转录,G_1/S 期、S 期 cyclin 大量合成,G_1/S-Cdk、S-Cdk 复合物活化,致使与 DNA 复制相关的蛋白及酶的大量合成,DNA 复制启动,细胞进入 S 期。

磷酸化 S 期 cyclin-Cdk 复合物抑制蛋白是经多聚泛素化途径被降解的,是 G_1 期 cyclin-Cdk 复合物控制 G_1 期向 S 期转变的又一种方式。S 期 cyclin-Cdk 抑制蛋白是一种表达于 G_1 早期,特异性抑制 S 期 cyclin-Cdk 的因子,S 期 cyclin-Cdk 在 G_1 期一经合成,就被该抑制蛋白结合,活性丧失。在 G_1 期晚期,S 期 cyclin-Cdk 抑制蛋白在 G_1 期 cyclin-Cdk 复合物作用下发生磷酸化,经泛素结合酶及泛素连接酶识别后,被多聚泛素化,最终降解,S 期 cyclin-Cdk 活性得以恢复,重新具有对 DNA 合成的诱导能力,G_1 期进一步向 S 期转化。

(2) S 期中 cyclin-Cdk 复合物的作用

当细胞进入 S 期后,cyclin-Cdk 复合物发生的主要变化包括 cyclin D/E-Cdk 复合物中的 cyclin 降解与 cyclin A-Cdk 复合物形成。因 cyclin D/E 的降解是不可逆的,因此进入 S 期的细胞将无法向 G_1 期逆转。Cyclin A-Cdk 复合物是 S 期中最主要的 cyclin-Cdk 复合物,能启动 DNA 的复制,并阻止以复制的 DNA 再发生复制。

DNA 复制启动后,cyclin A-Cdk 复合物可进一步对前复制复合体的蛋白质进行磷酸化,导致 Cdc6 蛋白的降解或 Mcm 向核外的转运,阻止前复制复合体在原复制位点及其他复制起始点的重新装配,使 DNA 复制不会再启动。cyclin A-Cdk 复合物通过上述机制保证了 S 期细胞 DNA 只能复制一次。cyclin A-Cdk 复合物的这一作用能继续维持到 G_2 及 M 期,直至有丝分裂后期染色单体彼此未发生分离,前 DNA 都无法再进行复制。

(3) G_2/M 期转换中 cyclin-Cdk 复合物的作用

G_2 期晚期形成的 cyclin B-Cdk1 复合物,在促进 G_2 期向 M 期转换的过程中起着关键作用,该复合物又被称为成熟促进因子(MPF),意为能促进 M 期启动的调控因子。MPF 表现出蛋白激酶活性,能使特定蛋白质磷酸化,从而进入有丝分裂。虽然 MPF 的许多关键底物仍有待确定,但我们现在知道一些例子显示 MPF 磷酸化调控如何介导许多有丝分裂早期到中期的事件,例如,染色体凝结、纺锤体形成和核膜解体。在有丝分裂的早期,MPF 催化磷酸化的核纤层蛋白 A、B、C 和核孔蛋白与内核膜蛋白引起核纤层解聚、核孔解离为亚体,并收缩到内质网。另外,MPF 调控的凝缩蛋白磷酸化或 MPF 调控的其他激酶的参与导致染色体凝缩。此外,微管相关蛋白的 MPF 磷酸化可能是微管动力剧烈变化的必要条件,会导致有丝分裂纺锤体的形成。

MPF 中的 Cdk1 是一种丝氨酸/苏氨酸激酶,可催化蛋白质丝氨酸与苏氨酸残基磷酸化,是 MPF 的活性单位。Cdk1 本身是一种磷蛋白,只有当其发生确定酸化时,才可以表现出蛋白激酶活性。Cdk1 在整个细胞周期进程中的表达较为恒定。cyclin B 具有激活 Cdk1 以及选择激酶底物的功能,其表达随细胞周期进程发生变化,是 MPF 的调节单位。

在 G_2 期晚期,MPF 活性显著升高,此时 cyclin B 表达到达峰值,Cdk1 与其结合后,原处于磷酸化的 Tyr15 和 Thr14 位点,经 Cdc25 蛋白作用发生去磷酸化,而 Thr161 位点则保持其磷酸化状态,Cdk1 活性由此被激活。MPF 活性增高促进了 G_2 期向 M 期的转换。如果 cyclin B 与 Cdk1 分离并解体,Cdk1 的 Tyr15 和 Thr14 氨基酸残基又发生磷酸化,将导致 MPF 激酶活性失活,由此可促进细胞从 M 期向 G_1 期转化(图 10-4)。

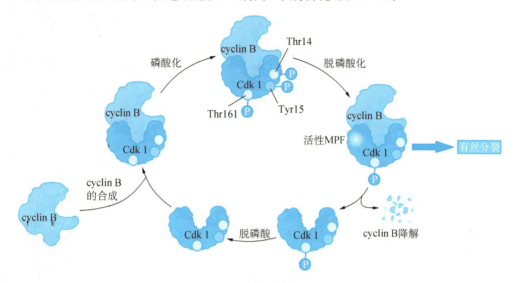

图 10-4　MPF 的调控作用示意图

(4) M 期中 cyclin-Cdk 复合物的作用

M 期细胞在形态结构上所发生的众多事件及中期向后期、M 期向下一个 G_1 期的转换均与 MPF 相关。

细胞由 G_2 期进入 M 期后,具有蛋白激酶活性的 MPF 可对 M 期早期细胞形态结构变化产生直接或间接的作用。MPF 与染色体的凝集直接相关。在细胞分裂的早中期,MPF 可通过磷酸化组蛋白 H1 上与有丝分裂有关的特殊位点诱导染色质凝集,启动有丝分裂。MPF 也可直接作用于染色体凝缩蛋白,散落的 DNA 分子结合于磷酸化的凝缩蛋白上后,引起表面发生缠绕、聚集,导致染色体形成超螺旋化结构,进而发生凝集。

MPF 还可以促进细胞从中期向后期转换。在后期晚期,姐妹染色单体移至纺锤体极点,后期促进因子(APC)由 Cdh1 引导多泛素化周期蛋白,导致其蛋白酶体破坏,MPF 活性下降,这标志着末期开始。MPF 去活性在后期/末期转化中的作用有:通过磷酸酶使凝血酶、层蛋白、核孔蛋白和其他核膜蛋白去磷酸化,允许末期细胞活动的发生。例如,染色体解凝和核膜的恢复,解除对肌球蛋白轻链的抑制,允许收缩环的形成和细胞质分裂的进行。

在有丝分裂后期末,cycling B 在激活的 APC 作用下经多聚泛素化途径被降解,MPF 解聚失活,促使细胞转向末期。此时细胞中失去了 MPF 的活性作用,磷酸化的组蛋白、核纤层蛋白等可在磷酸酶作用下发生去磷酸化,染色体重新开始凝集,核膜也再次组装,子细胞核逐渐形成。后期末 MPF 激酶活性降低,促使胞质分裂发生。在 M 期早期,MPF 可对参与胞质分裂收缩环形成的肌球蛋白进行磷酸化,随着后期 MPF 的失活,磷酸酶使肌球蛋白去磷酸化,其活性恢复并与肌动蛋白相互作用,使收缩管不断缢缩,分裂沟不断加深,直至细胞质发生分裂。

细胞周期检测点

检测点是细胞自我检查的一种机制,任何 DNA 受损或某些关键过程没有完全完成,细胞周期都无法继续。检测点能确保细胞周期的每个事件都以正确的顺序发生(图 10-5)。在细胞周期中,检测点由一个传感器系统激活,该系统可以识别 DNA 损伤或细胞异常。传感器如果检测到缺陷,会触发一个应答机制,暂时停止细胞周期的继续。这一机制非常重要,因为哺乳动物细胞在分裂过程中会破坏遗传物质,使正常细胞转化为癌细胞。

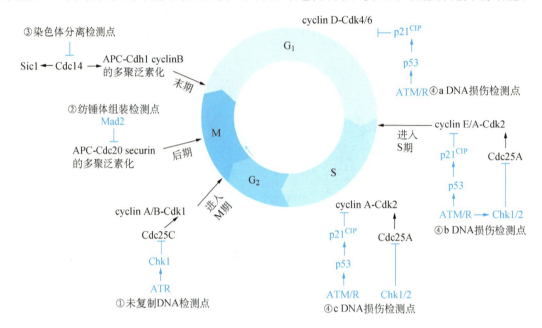

图 10-5 细胞周期检测点的示意图

(1) G_1 检测点(开始/限制点)

哺乳动物细胞一旦通过限制点(类似于酵母细胞的 START),就可以进入 S 期,在没有生长因子的情况下完成 S 期、G_2 期和有丝分裂,否则将停留在 G_0 期。生长因子通过 Ras-MAPK 途径促进 cyclin D 的合成,激活 Cdk4/6,从而通过限制点。

未磷酸化的 Rb 蛋白与 E2F 结合,将其转化为转录抑制因子。G_1 中期 cyclin D-CDK4/6 磷酸化 Rb,释放 E2F,激活编码 cyclin E、Cdk2 和 S 期所需的其他蛋白的基因转录。cyclin E-Cdk2 进一步磷酸化 Rb 并进一步激活 E2F。cyclin E-Cdk2 表达一旦达到临界水平,E2F 的正反馈循环会促使这两种活动快速增加,从而驱动细胞通过限制点。

(2) G_2 检测点(非 DNA 复制检测点)

G_2 检测点的存在能保证 DNA 复制完成前细胞不会进入有丝分裂。G_2 检测点作用于 S 期和 G_2 期,通过抑制 Cdc25 对 Cdk1 的激活,在 DNA 合成完成前阻止 MPF 的活化。

(3) M 检测点(纺锤体组装检测点)

M 检测点监视有丝分裂纺锤体的装配和纺锤体上染色体的排列,防止后期过早启动。Mad2 等蛋白抑制了 securin 多泛化所需的 APC 特异性因子(Cdc20)的活化,从而阻止细胞进入后期。

（4）染色体分离检测点

在染色体分离检测点，GTPase Tem1 控制 Cdc14 磷酸酶的有效性，从而激活 APC 特异性因子 Cdh1，该因子以 b 型周期蛋白为降解目标，导致 MPF 失活。

（5）DNA 损伤检测点

DNA 损伤检测点将细胞周期阻滞在 G_1 期、S 期或 G_2 期阶段，直到损伤修复为止，三种类型的肿瘤抑制蛋白（ATM/ATR、Chk1/2 和 p53）对这个检测点至关重要。在 DNA 损伤检测点的初始阶段，ATM 或 ATR 蛋白激酶被激活，从而触发两条通路：①Chk-Cdc25A 通路，可以阻断细胞进入或通过 S 期。②p53-p21 通路，可能导致 G_1 期、S 期和 G_2 期阻滞。被激活的 ATM/ATR 能稳定 p53，刺激 p21 表达。p21 作为 Cdk 抑制剂蛋白（CKI/CIP）能抑制多种 cyclin-Cdk 复合物的活化。在许多 DNA 损伤的反应中，p53 也激活了诱导细胞凋亡的基因表达。

原癌基因和抑癌基因

在逆转录病毒基因组中，有些基因能促进细胞无限增殖进而致癌，这些基因称为病毒癌基因。在脊椎动物中发现与病毒癌基因功能类似的基因被称为细胞癌基因或原癌基因（proto-oncogene）。许多原癌基因及其产物已经被发现。在正常情况下，细胞癌基因是少量表达的，并通过不同的途径调控细胞周期，是细胞生长和增殖所必需的，只有在突变或过表达时才显示出致癌性。例如，Ras 上单个氨基酸的突变能导致蛋白质的长期过度激活，即使在没有有丝分裂原刺激的情况下，也能使 Ras 依赖性信号通路持续激活。

与原癌基因相比，有一类基因被称为抑癌基因（tumor suppressor gene），它可以抑制正常细胞的恶性增殖。抑癌基因编码的产物从多个调控位点参与细胞周期的调控，其失活或缺失会导致细胞癌变。在目前鉴定的十几种抑癌基因中，人们对 p53 和 Rb 基因在细胞周期中的调控进行了深入研究。

第四节　细胞周期与医学的关系

肿瘤是细胞增殖、分化和凋亡异常引起的以细胞失控性增殖为主要特征的疾病。大量研究表明，细胞周期调控异常是肿瘤发生的主要机制之一，所以细胞增殖理论的研究对于肿瘤的病因、病理、诊断和防治均具有极其重要的意义。

肿瘤细胞周期中原癌基因与抑癌基因表达的平衡失调是肿瘤无限增殖的重要机制。原癌基因是细胞内与细胞增殖相关的基因，是维持机体正常生命活动所必需的，在进化上高度保守，参与对细胞周期的调控。原癌基因包括 src、ras、sis、myc、myb 等基因家族成员，其产物种类较多，主要分为生长因子类蛋白、生长因子受体类蛋白、细胞内信号转导相关蛋白及转录因子类蛋白。与原癌基因作用相反，抑癌基因是正常细胞所具有的，能抑制细胞的恶性增殖。抑癌基因编码的蛋白质通常能与转录因子结合或本身即为转录因子，可作为负调控因子，影响细胞周期相关蛋白的合成与 DNA 复制，进而调控细胞周期的进程。迄今已有几十种抑癌基因被分离、鉴定，其中 Rb、p53、p21、p16 作用机制的研究较为深入。

细胞增殖有赖于原癌基因与抑癌基因的功能平衡，原癌基因过度促进增殖或抑癌基因抑制细胞增殖作用减弱或丧失,均会使细胞增殖失去控制,从而导致肿瘤的发生。例如,骨肉瘤(osteosarcoma)是原发恶性骨肿瘤,其发生机制与多种基因(如原癌基因 cyclin Dl 和抑癌基因 p53)突变有关,青少年多见,男性略多于女性,临床表现为疼痛、肿块、功能障碍、病理性骨折、贫血等,多采取手术切除结合放化疗进行治疗,但复发率和转移率均较高,预后差,死亡率高,早期诊断及治疗具有重要意义。

cyclin D 是 G_1 期的主要调控蛋白,在 G_1 期其数量恒定,cyclin D1 的过量表达导致 G_1 期缩短,同时细胞对血清的需求减少,原癌基因被激活,抑癌基因失活,使癌细胞增殖增加、凋亡减少,从而导致恶性病变发生。cyclin D1 已被公认为是一种原癌基因,乳腺癌、食管癌、肝细胞癌、胃肠癌、甲状旁腺癌等组织内均检测到 cyclin D1 的过度表达。cyclin D1 的过度表达使抑癌基因 Rb 的功能失活,细胞周期的负性调节因此失控,最终导致细胞无节制性生长。在骨肉瘤中,cyclin D1 的高表达提示其与骨肉瘤细胞的过度增殖密切相关,G_1 期 cyclin D1 的去调控与骨肉瘤的形成和发生有关,cyclin D1 表达越高骨肉瘤的预后越差。

p53 作为重要的抑癌基因,在多个环节发挥抑制细胞增殖的功能。p53 水平降低利于细胞突变及异常增殖,会促进骨肉瘤等恶性肿瘤的发生。

细胞周期与组织再生

在人体的生长发育过程中,一部分细胞经过分化、衰老,最终死亡。因此,机体需要有新生的细胞不断地进行补充,这种维持机体正常生理功能的补充过程称为生理性再生。例如,人体表皮角化细胞经常脱落,而表皮的基底会不断地增生、分化予以补充;人体消化道黏膜上皮细胞的更新速度更是惊人,每 1~2 日就更新 1 次;人体血细胞衰老后,不断从血液中消失,又不断从淋巴造血器官增殖新生进行补充;等等。细胞增殖如果受到抑制,会导致机体发生相关疾病,如造血干细胞增殖障碍会导致再生障碍性贫血。另外,还有一种再生方式是在病理状态下,细胞和组织坏死或缺损后,如果损伤程度较轻,损伤的细胞又有较强的再生能力,则可由损伤周围的同种细胞增生、分化,使损伤完全恢复原有的结构与功能,这种情况称为病理性再生。例如,表皮的Ⅱ度烫伤常出现水疱,基底细胞以上各层细胞坏死,此时基底细胞能增生、分化,完全恢复表皮的原有结构与功能。病理情况下不能进行再生修复的组织,可经肉芽组织、瘢痕进行修复。

组织再生按照群体细胞的增殖状况可以分为三种类型:①更新型。根据推算,1 个正常人体细胞的平均更新率为 1‰~2‰。因此,每个人每日有几十亿个新生细胞,人体红细胞 120 天内要全部更新 1 次。那么,1 个体重为 70 kg 的成年人,每天需要有 $2×10^{11}$ 个红细胞生成才能满足机体的需要,并且表皮角化细胞的脱落或创伤也需要新生的细胞来补充。因此,造血干细胞和皮肤基底细胞总是处于不断增殖的状态,进行规律性的增殖周期活动。②稳定型。肝、肾、骨骼等都是高度分化的组织,该类组织在正常情况下一般是没有细胞增殖活动的,但是当它们受到损伤时,又可以表现出很强的增殖能力,这种补偿性更新的能力是稳定型组织的特性。例如,正常大鼠肝细胞的分裂指数仅为 0.02%,若切除肝脏的 70%,则存留的肝细胞在 26 h 后分裂指数可达 3.6%,较正常组织提高近 200 倍。③恒定型,是指不具有再生能力的细胞出生后即脱离细胞周期,永久停止有丝分裂。例如,神经细胞(包括中枢的神经元和外周的节细胞)、心肌细胞和骨骼肌细胞,这些细胞难以再生修复,一旦损伤破坏则永久性缺失,代之以瘢痕性修复。

细胞周期与衰老

细胞在衰老时，其细胞周期也呈现出某些异常的特征，包括细胞分裂速度明显降低，cyclin A、B 表达下降，cyclin E 不稳定性增加、更易被降解，导致 Rb 蛋白不能被磷酸化，与 Rb 蛋白结合的转录因子不能发挥其相应的作用，细胞被阻滞于 G_1 期而不能进入 S 期，G_1 期持续时间延长。

科学小故事

经典实验：MPF 的发现

20 世纪 60 年代，有研究人员通过核移植与细胞融合实验发现，若将细胞核转移至处于有丝分裂不同阶段的细胞中，细胞核会逐渐适应宿主细胞的行为，这说明细胞核的有丝分裂活性是由细胞质调节的。虽然当时已经推测出细胞中存在能调节细胞和有丝分裂活性的胞质因子，但没有办法用直接的实验加以证明。直到 20 世纪 70 年代，马克尔特（C. L. Markert）等通过研究非洲爪蟾卵母细胞减数分裂时胞质因子对细胞和行为的调节作用，才确认了这类胞质因子的存在。

已有的实验表明，爪蟾卵母细胞的减数分裂阻滞在 G_2 期，用激素黄体酮处理此期的爪蟾卵母细胞可触发减数分裂的恢复，此过程相当于体细胞从 G_2 期向 M 期转换。随后，爪蟾卵母细胞继续发育，并阻滞在第二次减数分裂中期直至受精。于是马克尔特等猜测，黄体酮和受精在减数分裂过程中的效应均是因为细胞质发生了变化，胞质的变化调节了细胞核的活性。实验中，他们从经黄体酮处理恢复减数分裂的供体母细胞中移出胞质，将其分为不同的分量后分别注入未处理过的受体卵母细胞中，促使其恢复减数分裂。结果发现，将供体卵母细胞经黄体酮处理 6 h 或更长时间后移出的胞质注入受体卵母细胞中，能诱导后者减数分裂恢复，而从未经黄体酮处理的对照组卵母细胞中移出的胞质对受体卵母细胞没有影响。以上实验直接证实了经激素处理后，卵母细胞中的某种胞质因子可以诱导卵母细胞恢复减数分裂。

有趣的是，以上实验中黄体酮对卵母细胞的作用方式与对其他大多数细胞的作用方式截然不同。对于其他大多数细胞，黄体酮是透过细胞膜与胞内受体结合的，但在卵母细胞中，黄体酮很明显是通过作用于细胞表面来激活一种存在于卵母细胞质内的特殊因子发挥作用的。卵母细胞减数分裂的恢复通常又称为卵母细胞成熟，所以研究人员把新发现的这种减数分裂调节因子命名为成熟促进因子（MPF）。

第十一章
细胞分化与干细胞

关键知识点

※ 管家基因和奢侈基因
※ 细胞分化的分子机制
※ 干细胞的基本特性和分类

第一节 胚胎发育中的细胞分化

细胞分化是个体发育过程中细胞在结构和功能上发生差异的过程。多细胞生物的个体发育一般包括胚胎发育和胚后发育两个阶段。前者包括卵裂(cleavage)、囊胚(blastula)、原肠胚、神经轴胚及器官发生(organogenesis)等过程,该阶段机体可衍生出与亲代相似的幼小个体;后者是指幼体从卵膜孵化出或从母体分娩以后,经幼年、成年、老年和死亡的过程。细胞分化贯穿于个体发育的全过程,其中胚胎期最为明显。

细胞的分化潜能

精子和卵细胞通过受精作用形成合子(zygote),使染色体恢复到二倍体状态,为发育奠定了遗传基础。受精过程激活了卵细胞内肌醇磷脂(PI)信号通路,使储存在细胞中的 mRNA 开始翻译,合成组蛋白等染色体复制所必需的蛋白质,最终 DNA 复制启动,细胞分裂开始。受精卵开始进行一段时间的快速细胞分裂,称为卵裂。随着卵裂的进行,卵裂球之间存在的空隙逐渐融合在一起,形成内部的腔,这时的胚胎称为囊胚。不同的卵裂方式会形成不同形式的囊胚,哺乳类动物的囊胚腔内存在内细胞团(inner cell mass),内细胞团是胚胎发育的基础。在囊胚形成过程中,细胞黏着分子对形态的维系很重要,如哺乳动物的 E-cadherin 对维系卵裂球的聚集起关键作用。

囊胚形成后,胚胎细胞经历了剧烈有序的运动过程,细胞间的相对位置发生显著改变,最终形成 3 个胚层(germ layer),这个阶段称为原肠胚期(gastrula stage)。囊胚的一部分细胞通过内陷、外包或迁移等多种形式进入囊胚内部,形成原肠,这就是内胚层(endoderm),内胚层将发育成消化道及其附属器官、唾液腺、胰腺、肝脏及肺等的上皮成分;位于囊胚外部的细胞称为外胚层(ectoderm),外胚层将发育成神经系统、表皮及其附属物;还有一部分细胞进入内外胚层细胞之间,形成中胚层(mesoderm),中胚层将发育成骨骼、肌肉、纤维组织、真皮、心血管系统和泌尿系统。

3 个胚层的形成,是动物最基本最重要的细胞分化,也是组织和器官形成的基础。脊椎动物的 3 个胚层中,内胚层和外胚层的形成是自主的,不需要其他细胞提供信号,而中胚层的形成需要内外胚层的诱导。转化生长因子(transforming growth factor, TGF)家族蛋白很可能是腹侧中胚层形成的诱导者,Wnt 信号通路的重要效应分子 β-catenin 对脊索等背部结构的形成很重要。

在个体发育进程中,来源于单一受精卵的细胞逐渐增殖分化出形态结构、功能和生化特征各不相同的细胞类群,其结果是在空间上细胞群间产生差异,且同一细胞在不同时间节点的状态也有所不同。研究表明,两栖类动物在囊胚形成之前的卵裂球细胞以及哺乳动物桑葚胚的 8 细胞期之前的细胞和受精卵一样,均能在一定条件下分化发育成为完整的个体。具有发育为完整个体或分化出各种细胞潜能的细胞通常称为全能性细胞(totipotent cell)。3 个胚层形成后,由于细胞所处的空间位置和微环境的差异,各胚层细胞的分化潜能受到限制,只倾向于向本胚层组织和器官的方向分化发育,成为多能细胞(pluripotent cell)。经过器官发生,各种组织、细胞的命运最终确定,最后形成在形态上特化、功能上专一化的终末分化细胞。以上这种在胚胎发育过程中,细胞逐渐由"全能"到"多能",最后向"单能"的趋向,是细胞分化的普遍规律。

细胞决定

细胞预先做出的发育选择称为细胞决定(cell determination)。细胞决定先于细胞分化并制约着细胞分化的方向。在个体发育过程中,细胞在出现可识别的分化特征之前就已经确定了未来的发育命运,并向特定方向分化。在胚胎发育过程中,细胞的发育命运多种多样,是因为确保细胞分化命运的细胞决定早在细胞出现特定形态或生化改变之前就已经做出了,细胞的命运也因此不会受到环境的干扰。原肠期的内、中、外3个胚层形成时,虽然在形态上看不出有什么差异,但此时形成各器官的预定区已经确定,每个预定区决定了它只能按一定的规律发育分化成特定的组织、器官和系统。

细胞决定可通过胚胎移植实验(grafting experiment)予以证明。例如,在两栖类胚胎中,如果将早期原肠胚预定发育为表皮的细胞(供体),移植到另一个胚胎(受体)预定发育为脑组织的区域,供体细胞在受体胚胎中将发育成脑组织,而到原肠胚晚期阶段移植时则仍将发育成表皮。这表明,两栖类胚胎的早期原肠胚和晚期原肠胚之间的某个时期已经开始了细胞决定,且一旦决定之后,即使外界的因素不复存在,细胞仍然按照已经决定的命运进行分化。

细胞决定是细胞预先做出的发育选择,而细胞分化是细胞在形态、结构、功能方面出现稳定差异的过程,即细胞决定的结果。细胞决定和细胞分化都是生命运行的重要过程,都经历起始、发展、稳定的阶段,是个体发育的综合反应。

目前,细胞决定的机制尚未完全阐明。现有研究资料提示,有两种因素在细胞决定中起重要作用:一种是卵细胞的极性与早期胚胎细胞的不对称分裂;另一种是发育早期胚胎细胞所处的位置差异及胚胎细胞间的相互作用。细胞的不对称分裂是指存在于核酸蛋白颗粒(RNP)中的转录因子mRNA在细胞质中的分布是不均等的,当细胞分裂时,这些决定因素(mRNA)被不均匀地分配到两个子细胞中,结果造成两个子细胞命运的差异。例如,高等脊椎动物卵中的生殖质(germ plasm)在卵裂开始时就不均等地分到不同的卵裂球中,结果有生殖质的卵裂球发育成原生殖细胞,无生殖质的卵裂球发育为成体细胞。

第二节 细胞分化的分子机制

受精卵发育为一个新的个体是受一系列基因调控的,这些基因在发育过程中按照时间、空间顺序启动和关闭,互相协调对胚胎细胞的生长和分化进行调节。因此,细胞分化的实质是基因的差别表达或顺序表达,即特定的基因在特定的时间内于特定的组织中表达的结果。

在细胞内与分化有关的基因按其功能分为两类:一类是管家基因,其在各类细胞的任何时间内都可以得到表达,对细胞分化一般只有协调作用。管家基因是维持细胞存活和生长所必需的蛋白质编码的基因,如细胞骨架蛋白、染色质的组蛋白、核糖体蛋白以及参与能量代谢的糖酵解酶类等。另一类是奢侈基因(luxury gene),也叫组织特异性基因(tissue-specific gene),是与各种分化细胞的特殊性状有直接关系的基因,这类基因编码细胞特异蛋白质,丧失这类基因对细胞的生存并无直接影响,但可能会导致细胞分化、决定细胞特异性方面的缺陷。奢侈基因只在特定的分化细胞中表达,其编码产物称奢侈蛋白,如红细胞的血红蛋白、表皮细胞的角蛋白、肌细胞的肌动蛋白和肌球蛋白等。正是由于这些基因的选择性表达,导致细胞分化。基因表达的调控涉及 DNA 及其转录和翻译,所以只有了解基因在不同水平上的调节作用,才能进一步探讨细胞分化的分子调控机制。

基因选择性表达的转录水平调节

在多细胞生物个体发育过程中,基因的表达具有严格的时间和空间特异性。在不同分化类型的细胞中,基因的表达差异很大。为什么有些基因在一类细胞中激活而在另一类细胞中沉默?什么因素决定了分化细胞中的特异性基因表达?研究表明,细胞分化的基因表达调控主要发生在转录水平,即是否出现某种性状决定于是否存在有关的 mRNA。调节基因转录的因素有很多(详见第九章),这里以人类 β-珠蛋白基因表达为例,主要介绍在细胞分化过程中基因表达调控的特点。

人类 β-珠蛋白基因家族位于第 11 号染色体短臂,由 5 个结构基因组成,它的时空表达顺序的调节受各种因素的影响,包括 DNA 甲基化、活性染色质结构改变、各种不同的顺式调控元件和反式调控因子以及其他转录调节因子等级的调节,它们相互制约、相互影响形成网络体系。其中活性染色质结构的特异调控区在血红蛋白的表达和形成过程中得到了较深入的研究。血红蛋白是能够运输氧气的蛋白质,是红细胞分化的主要特征。脊椎动物的血红蛋白由 2 条 α-珠蛋白链和 2 条 β-珠蛋白链组成。α-珠蛋白和 β-珠蛋白基因分别定位于不同染色体上,它们都由 1 个基因簇构成。在哺乳动物中,每个家族的不同成员都在发育的各个时期被表达,这样在胚胎、胎儿和成体中会分别生成不同的血红蛋白。人 β-珠蛋白基因簇包括 5 个基因,即 ε 基因、Gγ 基因、Aγ 基因、δ 基因和 β 基因,这些基因在发育的不同时期表达,ε 基因在早期胚胎的卵黄囊中表达,Gγ 基因和 Aγ 基因在胎儿肝脏中表达,δ 基因和 β 基因在成人骨髓红细胞前体细胞中表达。β-珠蛋白基因簇的 5 个基因的蛋白质产物都与由 α-珠蛋白基因编码的 α-珠蛋白结合,并在发育的 3 个时期中分别形成有不同生理特性的血红蛋白(图 11-1)。

在个体发育过程中,依次有不同的 β-珠蛋白基因的打开和关闭,这与 β-珠蛋白基因簇上游的基因座控制区(locus control region, LCR)有关(图 11-1)。LCR 最初是通过 DNase Ⅰ 消化实验鉴定的。在成体,只有红细胞(前体细胞)中的 LCR 对 DNase Ⅰ 敏感。对 DNase Ⅰ 敏感意味着该区域的染色质没有被紧密包裹,转录因子易于接近 DNA。β-珠蛋白基因簇中每个基因的有效表达除受到每个基因 5′端上游的启动子和调控位点及基因下游(3′端)的增强子控制之外,还受到远离 β-珠蛋白基因簇上游的 LCR 的严格制约。LCR 距离 ε 基因的 5′末端约 10 000 bp 以上。有研究发现,LCR 可使任何与它相连的 β-珠蛋白基因呈高水平表达,即使 β-珠蛋白基因本身距离它约 50 000 bp,LCR 也能指导转基因小鼠中整个 β-珠蛋白基因簇的顺序表达。有研究者认为,LCR 区和珠蛋白基因启动子之间的 DNA 呈袢环状,这样结合到 LCR 的蛋白能够比较容易地与结合到珠蛋白基因启

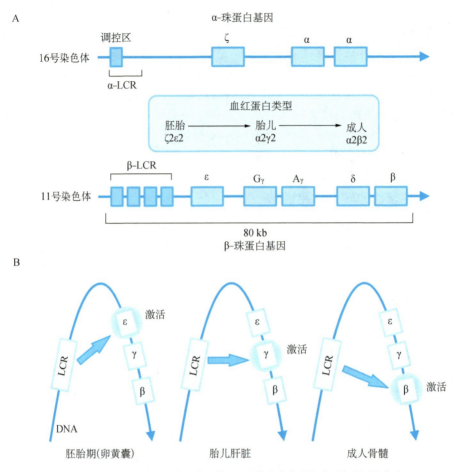

A. 不同类型珠蛋白差异表达的调控　B. 人体发育各阶段珠蛋白基因的表达

图 11-1　LCR 控制的 β-珠蛋白基因活化的可能机制示意图

动子上的蛋白发生相互作用。例如，在胚胎的卵黄囊细胞中，LCR 与 ε 基因的启动子相互作用；在胎肝中，LCR 与 2 个 γ 基因启动子相互作用；在骨髓来源的红细胞中，LCR 与 β 基因启动子相互作用。

基因的差异性表达

受精卵在个体发育中通过细胞分裂产生大量多代各种成体细胞，祖细胞与分化细胞的先后连续的谱系关系被称为细胞谱系 (cell lineage)。在特定谱系细胞形成过程中，转录因子有两种比较普遍的作用方式：一种是一个表达的转录因子同时调控几个基因的表达，表现为同时发生的某些基因的激活和某些基因的关闭；另一种是组合调控 (combinatory control)，即转录起始受多个基因调节蛋白的组合调控而不是单个基因调节蛋白调控的现象。这两种转录水平的调控方式在细胞分化过程中起重要作用。

(1) 一个关键基因调节蛋白的表达能够启动特定谱系细胞的分化

在个体发育过程中，一个关键基因调节蛋白的表达能够引发一整串下游基因的表达，这种调控方式表现为某些基因的永久性关闭和一些基因的持续性激活，同时作为转录因子的基因产物本身受正反馈调节蛋白作用。这样一来，维持一系列细胞分化基因的活动只需要在特定发育阶段激活相应基因表达的起始基因，该基因一旦被打开，便将维持在活化状态，表现为能充分诱导细胞沿着某一分化途径进行，从而导致特定谱系细胞的发育。具有以上正反馈作用的起始基因通常称为细胞分化主导基因（master control gene）。例如，在哺乳动物的成肌细胞向肌细胞分化过程中，MyoD 基因起重要作用。MyoD 基因在肌前体细胞和肌细胞中表达，它的表达会引起级联反应，包括 MRF4 基因、Myogenin 基因的顺序活化，导致肌细胞分化（图 11-2）。MyoD 基因、MRF4 基因和 Myogenin 基因都编码一个含有碱性螺旋-环-螺旋（bHLH）的 DNA 结合域的转录因子。一般将 MyoD 基因视为肌细胞分化的主导基因。有趣的是，经 MyoD 基因转染的成纤维细胞以及其他一些类型的细胞也能够分化为肌细胞。

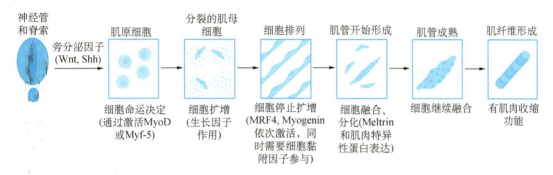

图 11-2　脊椎动物骨骼肌细胞分化机制示意图

尽管有许多研究资料表明 MyoD 蛋白在肌细胞分化中的重要作用，但人们在 MyoD 基因敲除小鼠的实验中发现，缺乏 MyoD 基因的小鼠仍能形成正常的横纹肌。在 MyoD 基因敲除的小鼠中，Myf-5 表达水平升高，提示在正常情况下，MyoD 基因的表达对 Myf-5 的表达有抑制效应，Myf-5 蛋白能补偿 MyoD 基因功能的缺失。以上研究过程中还发现，缺乏 Myf-5 蛋白的小鼠也能产生横纹肌，而 Myf-5 和 MyoD 基因都缺乏的小鼠则没有骨骼肌的形成。

（2）组合调控引发组织特异性基因的表达

组合调控是通过有限的少量调控蛋白启动为数众多的特异细胞类型的分化程序。虽然有些基因调节蛋白对单个细胞类型特异（如 MyoD），但大多数基因调节蛋白存在多种类型细胞，在体内多个部位和发育期间多次激活并发挥作用。如图 11-3，在这个简单且理想化的假设体系中，细胞每一次分裂之后就会做出一个决定，其中一个子细胞合成一种新的基因调节蛋白。胚胎细胞感受到其所在胚胎中的相对位置，朝向胚胎左侧的子细胞可暂不合成新的调节蛋白，而朝向胚胎右侧的子细胞诱导合成新的基因调节蛋白。假设每种基因调节蛋白的合成一旦起始就自我持续下去，通过细胞记忆，可以逐步建立最终的组合指令。在图 11-3 假设的例子中，原则上可利用 3 种不同的基因调节蛋白最终形成 8 种细胞类型。

染色质成分的共价修饰调控基因的转录

染色质成分的共价修饰包括 DNA 的甲基化，组蛋白的乙酰化、甲基化、磷酸化、泛素化、糖基化和羧基化，其中乙酰化和甲基化是组蛋白的主要修饰形式。DNA 和组蛋白的修饰都会引起染色质结构和基因转录活性的变化。染色质成分的共价修饰在基因转录调控上的作用是可遗传的。DNA 甲基化和组蛋白修饰模式在胚胎发育早期是如何建立的，目前尚不清楚。

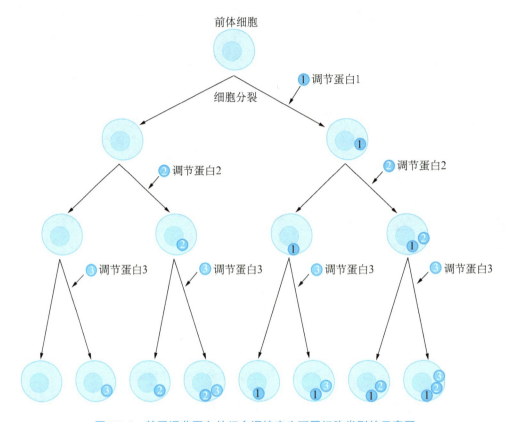

图 11-3 基因调节蛋白的组合调控产生不同细胞类型的示意图

(1) DNA 甲基化

DNA 甲基化是指 DNA 复制后,在甲基化酶催化下将 S-腺苷甲基转移到胞嘧啶的 5′位上完成对碱基的修饰的过程。DNA 甲基化常见于富含 CG 二核苷酸的 CpG 岛,CpG 岛可以通过 DNA 复制将遗传信息直接传递给子代 DNA。哺乳动物的基因组中 70%～80% 的 CpG 位点是 DNA 甲基化的,主要集中于异染色质区,其余分散在基因组中。DNA 甲基化是脊椎动物基因组的重要特征之一。

已有研究表明,DNA 的甲基化位点会阻碍转录因子结合,甲基化程度越高,DNA 转录活性越低,而绝大多数管家基因处于非甲基化状态,因而它们可以持续表达。DNA 甲基化参与转录调控的直接证据来自对基因的活化与胞嘧啶甲基化程度的直接观察。例如,在人类红细胞发育中,与珠蛋白合成有关的 DNA 几乎无甲基化,而在其他不合成珠蛋白的细胞中,相应的 DNA 部位高度甲基化。在胚胎期的卵黄囊中,ε-珠蛋白基因的启动子未甲基化,而 γ-珠蛋白基因的启动子甲基化。因此,在胚胎期,ε-珠蛋白基因开放,γ-珠蛋白基因关闭;至胎儿期,γ-珠蛋白基因处于非甲基化而开放的状态,在胎儿肝细胞中表达合成 γ-珠蛋白链(图 11-4)。因此,在机体发育过程中,当某些基因的功能完成之后,甲基化有助于这些基因的关闭,这是因为这些基因在甲基化位点上转录因子的结合会被阻止。因此,DNA 甲基化与基因转录调控密切相关。

(2) 组蛋白的化学修饰

最初,染色质上的组蛋白被认为仅仅是维系染色质或染色体结构的组成成分;现在,人们

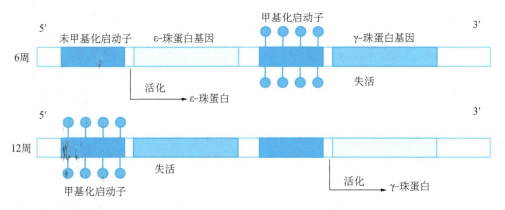

图 11-4　人类胚胎红细胞中珠蛋白基因的甲基化示意图

认识到,在细胞分化与发育过程中,组蛋白的结构是动态变化的,这种变化影响了染色质结构的构型和伴随的转录因子对 DNA 结合区的亲和力,从而调节基因的表达。组蛋白结构的改变源于组蛋白中被修饰的氨基酸。组蛋白 H3 和 H4 的 N-端氨基酸残基以及组蛋白 H2A、H2B 与 H1 的 N-端和 C-端氨基酸残基,均可发生多种修饰,如乙酰化、甲基化、磷酸化、泛素化、糖基化等(本书第九章已介绍)。组蛋白中被修饰氨基酸的种类、位置和修饰类型被称为组蛋白密码,它决定了染色质转录活跃或沉默的状态。近年有研究表明,组蛋白的化学修饰所引起的染色质结构的动态变化能够影响细胞分化状态的转变。例如,在 ES 细胞向神经元分化过程中,一些与神经元分化相关的因子(如 Mash1、Pax6)的启动子区域组蛋白的修饰状态呈现出明显差异。研究人员在果蝇研究中发现,scrawny 基因(因突变的成熟果蝇的外观而得名)的编码产物为泛素蛋白酶(ubiquitin protease),其功能是通过抑制组蛋白 H2B 的泛素化而沉默细胞分化关键基因,使果蝇的多种干细胞(生殖干细胞、皮肤上皮干细胞和肠道组织干细胞)维持未分化状态。在 scrawny 功能缺失的果蝇突变体内,生殖组织、皮肤组织和肠道组织会过早失去干细胞。

基因的转录后调控与细胞分化

细胞分化的过程,实质上也可理解为特异蛋白质不断合成的过程。在真核生物中,基因的表达,即基因向蛋白质的信息流向,在转录之后还存在 RNA 加工、RNA 转运、mRNA 降解、蛋白质翻译及蛋白质活性修饰等调控过程,它们均涉及生物体发育和细胞分化。该部分主要从 RNA 剪接和小 RNA 调控两个方面阐述基因选择性表达的转录后调控在细胞分化中的作用。

(1) RNA 剪接与细胞分化

RNA 剪接对细胞分化的调控方式称为可变剪接(alternative splicing),也称选择性剪接,即在同一基因中,RNA 的剪接位点和拼接方式可以改变,从而导致 1 个基因能产生多个具有明显差异的相关蛋白产物。例如,RNA 可变剪接能使 β-原肌球蛋白(β-tropmyosin)基因编码出骨骼肌细胞和成纤维细胞两种形式的蛋白。β-原肌球蛋白的前体核 RNA 含有 11 个外显子,其中外显子 1~5、8 和 9 是表达这一基因的所有 mRNA 共有的,外显子 7 和 10 被用于骨骼肌的 β-原肌球蛋白合成中,外显子 6 和 11 被用在成纤维细胞和平滑肌细胞中。

(2) 小 RNA 与细胞分化

人类的基因组组成虽然多达约 32 亿个碱基,但编码蛋白质的基因仅 2 万~3 万个,其余绝大部分为非编码序列。小 RNA 是近些年发现的长度有 20~30 个核苷酸的非编码 RNA (non-coding RNA),包括约 22 个核苷酸的微小 RNA(microRNA,miRNA)、21~28 个核苷酸的小干扰 RNA(small interfering RNA,siRNA)以及在小鼠精子发育过程中发现的 26~31 个核苷酸的 piRNA(Piwi-interacting RNA)。miRNA 的前体有 70~90 个核苷酸,由具有核糖核酸酶性质的 Drosha 和 Dicer 酶加工而成;siRNA 来源于外源性长的双链 RNA(机体中也存在内源 siRNA,称为 endo-siRNA),是 Dicer 酶解产物;piRNA 与 PIWI 蛋白家族成员相结合才能发挥它的调控作用。

非编码小 RNA 主要在转录后水平调控细胞的分化。小 RNA 通过与靶基因 mRNA 3′端 UTR 互补结合,抑制靶基因的蛋白质合成或促使靶基因的 mRNA 降解,从而参与细胞分化与发育的基因表达调控。越来越多的研究资料表明,小 RNA 广泛地存在于哺乳动物体内,具有高度的保守性。目前在各种生物中已发现数千种 miRNA,大部分 miRNA 的产生机制和功能尚有待阐明。迄今已鉴定系列中与细胞分化有关的 miRNA,如 miR-143 和 miR-145 参与调控平滑肌细胞的分化;miR-126 特异性表达于内皮细胞,调控血管形成。piRNA 与 PIWI 蛋白家族成员的结合,在调节精子成熟发育中起重要作用。小 RNA 与细胞分化和发育的关系是目前生物学研究中的热点领域,许多问题有待探索。

第三节 影响细胞分化的因素

细胞内因素

(1) 细胞核在细胞分化中的作用

在细胞分化过程中,细胞核起着极为重要的作用。首先,生物绝大多数性状的出现都由细胞核内的遗传物质决定的;其次,从胚胎全能性细胞到多能细胞再到单能细胞以及分化细胞,它们之所以能合成特异蛋白质,都是细胞核内的基因选择性表达的结果。另外,细胞质对细胞分化的决定作用是要通过调控细胞核的基因表达来实现的。各组织中细胞的形态、结构和功能有很大差异,但在细胞核中仍然保留着生物体的全部基因,而且机体的基因型也不会改变。已有实验证明,细胞在完全没有核的情况下,卵裂不会发生,也看不到细胞分化的现象,并且细胞在早期便死亡。研究人员在蟾蜍受精卵第一次卵裂前将卵结扎,使结扎一侧胞质有核,而另一侧无核,结果有核一侧的受精卵进行卵裂,无核一侧受精卵未进行卵裂,该实验表明了细胞核在细胞生命活动中的主导作用。

(2) 细胞质在细胞分化中的作用

受精卵每次分裂时,细胞核物质经过复制倍增,均等地分配到两个子细胞中,而细胞质经过运动重新改组后不均等地分配到不同的子细胞中,从而直接或间接决定一个胚的主要器官区域的位置,这种细胞质的不均质性对胚胎的早期发育有很大影响,在一定程度上决定了细胞的早期分化。1965 年,Harris 用终末分化的鸡胚细胞核与去核的 Hela 细胞融合,鸡红细胞特异基因表达,说明 Hela 细胞质中含有红细胞基因表达的物质。海胆卵有动物极和植物极,如果海胆卵第一次卵裂两者均等地分别进入两个子细胞,则两个细胞都不能正常发育。

以上结果均表明,在细胞分化过程中,细胞核的遗传潜力受核所在的细胞质环境的控制,细胞质中具有控制细胞核基因开关的成分。

(3) 核质的相互作用在细胞分化中的作用

细胞是一个整体,细胞核与细胞质有非常密切的协调关系,在任何的细胞活动中都不能将它们孤立对待。在细胞分化中,细胞核与细胞质的作用是相互且紧密联系的,且这种相互作用因不同种类、不同区域和不同时期的细胞而异。一方面,细胞核中的基因对细胞质的代谢起调节作用;另一方面,细胞质对核内基因的活性有控制作用。正是由于核质间这种相互作用的不断进行,不同基因在时空上按层次有序表达和关闭,直到终末分化,产生各种不同类型的细胞。

细胞外因素

(1) 环境因素在细胞分化中的作用

细胞分化是多种因素共同作用的结果。在真核细胞中,细胞的分化会受到环境中各种因素的影响,其中主要是受细胞生物微环境的影响。例如,哺乳类动物 B 淋巴细胞的分化与发育依赖外来性抗原的刺激。人类机体缺碘会引起甲状腺肿、精神发育和生长发育迟缓;孕妇在妊娠期感染风疹病毒易引起发育畸形,风疹病毒主要作用于胚胎的视觉器官和心脏,易引起胎儿先天性白内障和心脏发育畸形。此外,物理性、化学性和生物性因素均可对细胞的分化与发育产生重要影响。

有关环境因素影响细胞分化与发育的机制也是目前生物医学研究的重要领域之一。该领域的深入研究,可望为环境有害因素引起的出生缺陷和发育畸形等提供新的干预靶点。

(2) 细胞间的相互作用在细胞分化中的作用

① 胚胎诱导(embryonic induction)。在胚胎发育过程中,一部分细胞对邻近的另一部分细胞产生影响并决定其分化方向的作用称为胚胎诱导,起诱导作用的细胞或组织称为诱导细胞或诱导组织,被诱导发生分化的细胞或组织被称为反应细胞或反应组织。胚胎诱导现象最初是由斯佩曼(Spemann)在胚胎移植(embryonic graft)实验过程中发现的,斯佩曼因此获得了 1935 年的诺贝尔生理学或医学奖。诱导分化现象在动物胚胎发育过程中普遍存在,一般发生在内胚层和中胚层或外胚层和中胚层之间。从诱导的层次上看,胚胎诱导可分为初级诱导、次级诱导和三级诱导。脊椎动物器官的形成是一系列多级胚胎诱导的结果。例如,脊索中胚层诱导其表面覆盖的外胚层发育为神经板是初级诱导;神经板卷成神经管后,前端又发育为原脑,原脑两侧突出的视杯再去诱导覆盖在上面的外胚层进而形成眼晶状体,此为次级诱导;晶状体又诱导覆在表面的外胚层形成角膜,是三级诱导。

② 分化抑制(differentiation inhibition)。细胞间的相互作用除了有诱导作用外,还有相互抑制分化的作用。在胚胎发育过程中,已分化的细胞抑制邻近细胞进行相同的分化而产生的负反馈调节作用,称为分化抑制。例如,将一个正在发育的蛙胚放入一个含有一块成体脑组织的培养液中,蛙胚不能产生正常的脑,这表明已分化的组织细胞可以产生某些能抑制邻近细胞产生同样分化的物质,以避免相同的器官重复发生。具有分化抑制作用的物质称为抑素(chalone),抑素具有组织特异性,并不属于同一基因家族,成员之间通常无同源性。由此可见,细胞之间的分化抑制作用对胚胎发育有重要的影响。

③ 激素对细胞分化的作用。在胚胎发育早期,外环境和胚胎诱导对细胞分化的作用是

近距离的,而在胚胎发育晚期或胚后发育中,激素对细胞分化的作用是远距离细胞之间相互作用的调节因素。激素产生后通过血液循环将特定信息运送到不同部位,从而影响细胞的分化;激素作用于基因水平,然后通过对细胞质、细胞群体在形态发生上产生作用,它的作用在于引发靶细胞进行分化。如卵巢产生雌激素,睾丸产生雄激素,它们分别促进女性、男性第二性征的发育,可以认为性激素在性细胞分化中起决定性的作用。

激素必须通过细胞的受体才能起作用,所以不同激素作用的靶细胞是不同的。根据化学性质的不同,激素可以分为两种类型:一种为脂溶性的甾类激素;另一种为水溶性的肽类激素。脂溶性的甾类激素如类固醇激素、雌激素和昆虫的蜕皮素等,分子小,可穿过细胞膜脂质双分子层进入细胞质,与相应的受体形成复合物,该复合物与染色质结合,激活特定的基因进行转录,合成特异蛋白质。水溶性的肽类激素如促甲状腺素肾上腺素、生长激素和胰岛素等,分子量较大,不能穿过细胞膜,因而与分布在细胞膜表面的受体结合,并经过细胞内信号转导过程将信号传递到细胞核,影响核内 DNA 转录。

④ 细胞数量效应。小鼠胚胎胰腺原基在体外进行组织培养可发育成具有功能的胰腺组织。如果把胰原基切成 8 小块分别培养,则都不能形成胰腺组织;如果再把分开的小块合起来,又可形成胰腺组织。由此可见细胞数量对诱导组织形成是必要的。

⑤ 细胞外基质。细胞外基质在胚胎发育和细胞分化中具有重要作用。例如,干细胞在 Ⅳ 型胶原和层黏连蛋白上演变为上皮细胞,在 Ⅰ 型胶原和纤黏连蛋白上形成成纤维细胞,在 Ⅱ 型胶原及软骨纤黏连蛋白上发育为软骨细胞。由此可见,胶原对干细胞的定向分化有诱导作用。在发育与创伤组织中,透明质酸合成旺盛,能促进细胞的增殖和迁移,阻止细胞的分化。细胞增殖一旦达到一定数量,透明质酸会被水解,取而代之的是硫酸皮肤素、硫酸软骨素等其他形式的氨基聚糖。

第四节　干细胞生物学

干细胞(stem cell)是指一类具自我更新能力和多向分化潜能的细胞。自我更新(产生与自身相同的子代细胞)和多向分化潜能(分化形成不同细胞)是干细胞的两大基本生物学特征。干细胞是个体生长发育、组织器官保持结构和功能动态平衡以及损伤后再生修复等生命现象的细胞学基础。

目前,干细胞的分类一般有两种方法。一种是根据干细胞所处的发育阶段即干细胞来源,将其分为胚胎干细胞和成体干细胞(adult stem cell,ASC);另一种是根据干细胞的分化潜能,将其分为全能干细胞、多能干细胞、专能干细胞和单能干细胞。

胚胎发育始于受精卵,受精卵经过卵裂、囊胚、原肠胚及器官发生等胚胎发育阶段以及胚后发育过程,最终发育成为一个成熟的个体。在胚胎发育过程中,受精卵细胞最初不断地分裂,处于 8 细胞期之前的每一个胚胎细胞(包括受精卵)都具有全能性,将处于这一阶段的任何一个细胞植入子宫都可以发育为一个完整的个体,这种具有发育全能性的早期胚胎细胞称为全能干细胞(totipotent stem cell)。随着胚胎发育的进行,胚胎形成一个中空的球形结构,称为胚泡(blastocyst)。胚泡的外层细胞为滋养层,会继续发育形成胎盘和其他对发育过程至关重要的组织。胚泡一端有一小团细胞,称为内细胞团。内细胞团细胞都具有分化为成熟个体中各种细胞类型的潜能,因为它们不能分化为胎盘和其他一些发育时所必需的胚外组织,所以没有形成一个完整个体的能力,这种早期胚胎细胞被称为多能干细胞(pluripotent stem cell)。随着胚胎的继续发育,内细胞团细胞(即多能性细胞)将快速增殖和进一步地分化,逐步地形成3个胚层以及相应的组织器官(图11-5)。这时,存在于各种胚胎组织器官发育的或在成体器官和组织中存在的干细胞,通常只分化成相应组织器官组成的细胞。例如,造血干细胞具有分化成血液系统所有细胞类型的潜能,参与肝脏发育的肝干细胞具有分化为成熟肝细胞和胆管上皮细胞的潜能,参与神经系统发育的神经干细胞具有分化为神经元、神经胶质细胞的潜能。以上这类在组织器官发育过程和成体组织修复和再生中起着重要作用的干细胞被称为组织特异性干细胞(tissue-specific stem cell),简称组织干细胞或成体干细胞。另外,成体组织中还有一种干细胞被称为单能干细胞(unipotent stem cell),它只能向一种密切相关的细胞类型分化,与分化细胞不同的是它具有自我更新能力,如上皮组织基底层干细胞、肌肉中的成肌细胞等。随着机体的发育,干细胞逐渐分化为特定型并行使特定功能,当机体组织受到外伤、老化、疾病等的损伤时,相应干细胞就会增殖分化,产生新的组织来代替它们,以保持机体的稳定平衡。

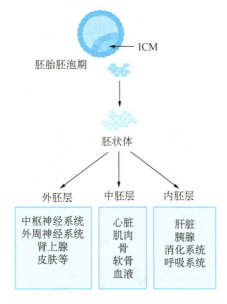

图 11-5 胚胎干细胞的来源与早期分化示意图

在个体发育的囊胚阶段,囊胚腔中的内细胞团细胞具有多向分化潜能,可以分化为胎儿或成体组织中的各种细胞类型。若通过实验将内细胞团细胞从囊胚腔中分离出来,并将其在体外稳定培养,所得到的细胞就是常说的胚胎干细胞(又称 ES 细胞)(图11-5)。胚胎干细胞的另一个来源是从原肠胚之后的原始性腺中分离获得的,也被称为 EG 细胞(embryonic germ cell),EG 细胞与 ES 细胞具有相似的性质。

ES 细胞具有稳定的二倍体核型,其形态结构与早期胚胎细胞相似,细胞相对较小,细胞核较大,有1个或多个核仁,核中多为常染色质,胞质结构简单,散布着大量核糖体和线粒体。ES 细胞在体外分化抑制培养基中呈克隆状生长,细胞紧密地聚集在一起,形似鸟巢状,细胞间界限不清。胚胎干细胞可以在体外无限扩增,且增殖迅速,并可以进行传代、遗传操作和冻存,表现并保持稳定、正常的二倍体核型。已有研究证明,各种哺乳动物的胚胎干细胞在体外培养条件下都具有相似的形态特征。

ES 细胞为未分化多能性细胞,可表达早期胚胎细胞的表面抗原,但小鼠和人的 ES 细胞表达的表面抗原具有种属差异性。例如,小鼠 ES 细胞表达阶段特异性胚胎抗原-1(stage-specific embryonic antigen-1,SSEA-1),不表达 SSEA-3 和 SSEA-4;来源于内细胞团的人 ES 细胞表达 SSEA-3 和 SSEA-4,不表达 SSEA-1;来源于原始生殖细胞的 ES 细胞 SSEA-1、SSEA-3 和 SSEA-4 均为阳性。ES 细胞含有丰富的碱性磷酸酶,还具有很强的端粒酶活性。此外,ES 细胞还可表达干细胞因子(stem cell factor,SCF)、CD30、TRA-1-60 和 TRA-1-81 等。

ES 细胞的未分化状态依赖于饲养层细胞,通常将其种植在铺有一层经 γ 射线照射或丝裂霉素 C 处理的成纤维细胞上,或者在培养液中加入白血病抑制因子(LIF),以防止 ES 细胞的分化。不添加 LIF 或悬滴培养时,无饲养层细胞会自发分化。

ES 细胞具有多向分化潜能,主要体现在以下 4 方面:①形成拟胚体(embryoid body,EB),ES 细胞在体外悬浮培养时将形成拟胚体,它是与早期胚胎形态相似的多种组织结构的混杂体;②形成畸胎瘤,将 ES 细胞注入免疫缺陷小鼠体内可形成畸胎瘤,包括三个胚层的分化细胞,如口腔上皮、平滑肌和横纹肌、神经上皮和复层鳞状上皮等;③形成嵌合体,把 ES 细胞注射到胚泡腔后可形成嵌合体,ES 细胞能参与各种胚胎组织的发育和分化,包括生殖系在内,这是检验一个细胞系是否是 ES 细胞的金标准;④直系分化,通过控制 ES 细胞生长环境或遗传操纵特定基因表达,ES 细胞可直接分化成某特定种系细胞,例如,将神经决定基因 NeuroD2 和 NeuroD3 转入 ES 细胞,可使之分化成神经细胞。

2006 年,日本科学家山中伸弥团队首先在《细胞》杂志上报道,他们成功地利用病毒载体转染将 4 个转录因子 KIf4、Sox2、Oct4 及 c-Myc 导入小鼠成纤维细胞获得了多潜能细胞。仅仅 1 年后,人的多潜能细胞也通过相同的转录因子体系或不含有 c-Myc 的转录因子体系而成功建立,这些重编程的多潜能细胞现在被称为诱导性多潜能干细胞(induced pluripotent stem cells,iPSCs)。虽然这些人 iPS 细胞的多潜能性质与人 ES 细胞并不完全一致,但是它们的确在形态和分化能力上与人 ES 细胞极其相似,比如能分化成三胚层来源的组织细胞类型,还能在免疫缺陷小鼠体内形成畸胎瘤。

iPSCs 呈克隆样生长,具有碱性磷酸酶染色强阳性,并表达与 ES 细胞相同的表面标记物。iPSCs 在体外培养时,撤除维持自我更新的细胞因子也可形成拟胚体,贴壁后可分化为三胚层的细胞类型。将 iPSCs 注入裸鼠(免疫缺陷鼠)皮下可形成畸胎瘤,同样具有三胚层分化的能力。iPSCs 注射入小鼠囊胚可以形成嵌合体小鼠胚胎,并参与嵌合体小鼠的生殖系遗传。

第五节 干细胞的临床应用及其与肿瘤的关系

无论在基础医学还是临床医学领域,干细胞都具有极其广阔的研究价值和应用前景。随着对干细胞与个体生长发育之间关系认识的不断深入,人们发现许多重大疾病或特殊生物学现象的发生机制都可以从干细胞角度进行重新认识。因此,临床上许多疾病的治疗也可以从干细胞的角度进行。

干细胞与细胞治疗和组织工程

间充质干细胞(mesenchymal stem cells,MSC)是指能在适宜的条件下分化为骨、软骨、肌肉、韧带、肌腱、脂肪、骨髓基质等间充质组织的一类细胞,具有典型的干细胞特点,存在于骨髓和其他组织器官中,负责组织的修复和更新。近年来 MSC 在细胞治疗和组织工程领域得到广泛研究。

软骨细胞几乎没有迁移能力,不能迅速聚集到创伤部位。因此,几乎可以认为,软骨的内在修复能力极弱。软骨缺损修复也因此无法依赖病人的自然康复。此种情况之下,组织工程化软骨的构建为软骨缺损修复开辟了全新的途径。目前临床上已经开展的干细胞软骨修复方式主要有两种:一种是干细胞关节腔注射治疗软骨退变;另一种是可吸收支架材料负载干细胞治疗局部软骨缺损。

MSC 由于具有良好的多组织分化潜能和增殖能力,获取方法简便易行,便于自体移植,展现了其良好的应用前景。但有关干细胞在临床应用方面还有很多问题需要进一步研究,例如,MSC 经体外大量扩增后如何很好地保持多能干细胞的生物学特性,MSC 的骨细胞或软骨细胞表型分化和维持的关键信号传导途径是什么。

干细胞与肿瘤

近年的一些研究表明,在白血病以及一些实体肿瘤中,只有一小部分肿瘤细胞具有无限增殖和形成新肿瘤的能力。这些具有肿瘤形成能力的细胞被称为癌干细胞(cancer stem cell)。因此,目前人们一般认为,肿瘤组织中的细胞是不均一的,含有癌干细胞以及大量异质性的、不具肿瘤形成能力的相关肿瘤细胞。癌干细胞概念的提出为肿瘤发生机制的认识和肿瘤的治疗提供了一条新的思路。

癌干细胞在癌症组织中所占比例很小,具有肿瘤形成能力是癌干细胞的本质特征。鉴定癌干细胞的方法通常是首先通过分子标志将肿瘤细胞悬液用流式细胞仪分选为若干亚群,然后将不同的细胞亚群移植到裸鼠体内观察其成瘤性,癌干细胞就存在于具有成瘤性的细胞亚群中。1997 年,Bonnet 等成功分离了急性髓细胞性白血病(acute myeloid leukemia,AML)患者体内的白血病干细胞(leukemic stem cell,LSC)。他们发现只有表型为 $CD34^+$ $CD38^-Thy^-$ 的白血病细胞才能够在体外形成克隆。这一细胞亚群虽然在肿瘤细胞中仅占 0.2%,但它们移植到糖尿病重症联合免疫缺陷小鼠(NOD/SCID 小鼠)体内之后能形成类似于人类急性髓细胞性白血病的肿瘤细胞。2003 年,Al-Hajj 等首次从人类乳腺癌中成功分离出癌干细胞,这一成果极大地推动了实体瘤干细胞的研究,他们首先通过特异性细胞表面标志(黏附分子 CD44 和 CD24,乳腺/卵巢肿瘤特异性标志 B38.1 和上皮特异性抗原 ESA 等)分选转移或原位乳腺癌组织细胞,然后将分选的细胞注射到 NOD/SCID 小鼠的皮下观察其致瘤性,结果发现,表型特征为 $LIN^-ESA^+B38.1^+CD44^+CD24^{-/LOW}$ 的细胞在细胞移植中具有干细胞样生长特性,能无限增殖并分化生成多种类型细胞,可以在 NOD/SCID 小鼠中致瘤,而这一群细胞仅占癌组织细胞数的 2%。癌干细胞这个发现为临床药物研发提供了新的思路,所以引起了研究人员的广泛兴趣,随后,脑瘤干细胞、慢性髓细胞性白血病干细胞、结肠癌干细胞、胰腺癌干细胞、肺癌干细胞、前列腺癌干细胞、肝癌干细胞等相继被鉴定。

癌干细胞的起源目前尚不清楚,它们与正常的干细胞有许多相似处,但也有本质性的区别。正常干细胞受机体调控,能精确地生成人体需要数量的正常细胞,但癌干细胞以不可控制的方式自我更新和分化。从理论上讲,组织特异性干细胞、过渡细胞和成熟细胞都有可能是癌干细胞的源头细胞,但组织中的干细胞发生突变的可能性最大。尽管目前仍然缺乏直接证据证明癌干细胞来源于正常干细胞,但是癌干细胞与正常干细胞之间的许多相似点提示,癌干细胞很可能由正常干细胞转化而来,因为在那些细胞更新旺盛的组织器官内,总是持续地需要有分化成熟的细胞进行补充,而这些分化成熟的细胞是从其所存在的相应组织器官中的组织特异性干细胞分化而来的,这些细胞更新旺盛的组织器官中的干细胞发生突变和积累突变的可能性会很高,出现增殖和分化特性失控的异常干细胞系(即癌干细胞系)的可能性也就相应地增大。分化的功能细胞通常寿命短暂,不容易产生基因突变的积累,因此癌干细胞更可能是来源于干细胞而不是分化细胞。Kopper等认为,某些分化细胞也可能在癌变之前重新获得自我更新能力,突变为癌干细胞,但这方面的相关理论依据,仍需进一步实验支持。

随着研究的不断深入,癌干细胞理论将对肿瘤发生机制的研究、肿瘤的预防和治疗产生深远的影响。首先,人们对癌干细胞的认识对肿瘤传统治疗模式提出了巨大挑战。目前常规的肿瘤治疗方法是不加区分地杀灭增殖的肿瘤细胞,而癌干细胞可能并不是肿瘤组织中增殖最旺盛的细胞,因此对这类方法并不一定敏感和有效,反而可能在肿瘤治疗后继续产生新的肿瘤,导致癌症复发。其次,癌干细胞理论的提出也会影响人们对肿瘤耐药性的认识。已有研究发现,正常干细胞表面存在许多与耐药性相关的转运通道,这些通道可以将药物泵出细胞,类似的通道也存在于癌干细胞中,这提示,癌干细胞很可能是导致肿瘤耐药的细胞。总体来说,肿瘤的复发转移和耐药性都可能与癌干细胞有关。因此,肿瘤治疗的关键是寻找对癌干细胞有特异性杀伤作用的分子,这些分子有望成为更加有效的肿瘤治疗药物。

科学小故事

中国造血干细胞之父——吴祖泽

吴祖泽是中国造血干细胞研究的奠基人、中国实验血液学研究的先驱、军事医学科学院研究员,1993年当选为中国科学院院士。吴祖泽完成了世界首例胎肝造血干细胞移植治疗急性重度骨髓型放射病人的手术,被誉为"中国造血干细胞之父"。

吴祖泽一生角色多变,从学界翘楚到科学大师,再到军事医学最高科研机构的带头人。改变的是人生角色,不变的是乐业与济世的情怀。20世纪六七十年代,国际生命科学界掀起了造血干细胞研究的热潮,吴祖泽也一头扎进造血干细胞研究领域。当时,由于中西学术交流的中断,我国生物界对造血干细胞领域的认识还是一片空白。1973年夏天,38岁的吴祖泽被派往英国帕托森肿瘤研究所,开展造血干细胞研究和学术交流。在英国的日子里,吴祖泽业余时间都躲在宿舍里写书。回国时,他带回了一件重要的行李——30万字的厚重手稿。这份书稿很快得以出版,书名为《造血细胞动力学概论》,这是中国造血干细胞研究的启蒙之作。回国后,吴祖泽探索了如何深化造血干细胞的理论研究,并将研究成果应用于临床。吴祖泽为造血干细胞相关领域的研究人员和医务工作者开设了培训班,培养了大批医学人才。在造血干细胞动力学研究中,吴祖泽通过一系列科学研究和对比分析实验发现,胎肝中的造血干细胞在妊娠4~5个月达到数量和功能的双重旺盛期,该系列相关成果获得了国家自然科学奖。

第十二章
细胞衰老与细胞死亡

关键知识点

※ Hayflick 界限
※ 细胞衰老的基本特征和主要学说
※ 细胞凋亡的形态学特征和意义
※ 受体介导和线粒体介导的细胞凋亡途径

在生命进展的过程中,人体会慢慢变老并最终死亡,这是不可改变的生物学规律。人体是由细胞组成的,身体的功能是细胞功能的体现。细胞的衰老和死亡是细胞生命活动的必然规律,也是一种重要的生命现象。

第一节 细胞衰老

细胞衰老是细胞结构和功能发生的一般的、渐进的、不可逆的变化。细胞寿命有限,分裂后细胞增殖潜能逐渐丧失,最终导致细胞衰老和死亡。一些癌细胞和受病毒感染的细胞是不受限制的,似乎有无限的分裂能力,因此是"不朽"的细胞系。体外培养细胞的寿命取决于连续转种的次数,而不是培养的天数。体外传代细胞数与供体寿命呈正相关,与供体年龄呈负相关。

对于多细胞生物来说,身体的老化并不等于细胞的老化。长寿的多细胞生物必须迅速更新各种组织损失和消耗死亡细胞,以维持正常生理功能的平衡。例如,人体肠道上皮细胞每 2~5 天更新 1 次,胰腺上皮细胞更新 1 次大约需要 50 天,皮肤表皮细胞更新 1 次需要 1~2 个月。在这种情况下,细胞衰老和死亡是身体正常生命活动所必需的。在某些病理条件下,如病毒感染,机体内也会有大量细胞因衰老而死亡。此时,体内一些增殖静止的细胞可以重新进入细胞周期,通过调节增殖增加组织中的细胞数量,弥补功能细胞的损失。在胚胎发育过程中,胎儿体内大量的细胞也会因衰老而死亡。例如,胎儿表皮细胞的老化脱落,肾脏、动脉弓、鳃的演化过程都伴随着大量细胞的自然死亡。以上这些在胚胎发育过程和机体维持正常生理功能过程中出现的细胞衰老死亡,与机体的衰老死亡没有直接的因果联系,这些细胞的衰老不等于个体的衰老。

身体的衰老与体内细胞的衰老密切相关。随着年龄的增长,人们的头发变白、牙齿脱落、肌肉萎缩、血管硬化、新陈代谢功能下降。人体内的各种器官和细胞随着年龄的增加而不可逆转地出现功能衰退,逐渐趋向于死亡的现象称为机体衰老(aging)。在机体衰老过程中,组织和器官的细胞也经历了形态结构和生理功能的逐渐衰退。例如,老年人运动功能的衰退与运动神经元的老化和死亡密切相关;老年人体内的许多细胞,如心肌细胞、神经细胞、皮肤细胞等,都不如年轻人有活力。随着年龄的增长,干细胞的自我更新、增殖和分化能力下降,导致组织和器官损伤难以修复至正常,生理功能难以维持,机体衰老在所难免。最近的研究结果表明,衰老可能是由组织中干细胞的老化引起的,但干细胞和衰老之间关系的研究才刚刚开始。

细胞的寿命

人体内有 200 多种细胞,各种细胞的寿命不尽相同,大致可以分为三类:第一类细胞的寿命可以达到与人体寿命相同的长度,如神经细胞和肌肉细胞,这些细胞被创造出来之后,通常会停止分裂,并相对保持不变,直到机体的生命结束。第二类细胞虽然寿命比人体短得多,但仍然可以存活很长时间。例如,肝细胞和肾细胞可以存活长达半年。第三类细胞存活时间较短,衰老和死亡迅速,并很快被同类的新细胞所取代。例如,血液中白细胞的寿命最短只有几个小时,最长不到半个月;味蕾细胞仅存活 10 天左右;肺细胞可存活超过 20 天;红细胞是这些细胞中寿命最长的,能活 120 天左右。

在体外培养的细胞进一步证实了细胞寿命是有限的。1961 年,海弗利克(Leonard Hayflick)等人分别培养了胚胎成纤维细胞和成人成纤维细胞。在严格控制相同培养条件的前提下,多次实验得到了相似的结果:胚胎成纤维细胞在传代约 50 次后才会不可逆地死亡,而成人成纤维细胞只能传代 15~30 次。海弗利克等人提出,体外培养的二倍体细胞的增殖能力和寿命并不是无限的,而是有一定的限度,即 Hayflick 极限(Hayflick limits)。Hayflick 极限是由于端粒长度的限制,端粒长度决定了细胞能达到的最大分裂次数。

海弗利克等人还发现,二倍体细胞在体外增殖的能力反映了其在体内的衰老情况,其分裂的数量与供体的年龄成反比。海弗利克还比较了来自不同物种的体外细胞传代,发现了物种的寿命和培养细胞的寿命之间的相关性。例如,加拉帕戈斯象龟的平均寿命为 175 年,最大细胞传代数为 90~125 次;小鼠平均寿命为 3~5 年,平均传代次数仅为 14~28 次。由此可以证明,不同物种细胞分裂的最大次数与其平均寿命成正比。海弗利克等也进行了细胞融合实验,发现年轻细胞与年老细胞融合后细胞质不分裂,而杂合细胞与年老细胞融合后的年轻细胞具有相似的分裂能力,说明细胞核决定了细胞衰老的表达。

细胞衰老的表现

细胞衰老的特点有:细胞增殖缓慢,与衰老色素相关的残余体增多,肿瘤转化可能性增加,细胞体积减小,核质比增加,核膜内陷,染色质固缩,内质网弥散性分布,线粒体数量减少、体积增大,基因表达变化。细胞衰老主要表现为形态结构变化和生化变化。

(1) 形态结构变化

衰老细胞的形态结构的变化表现在细胞膜的分子流动性减弱,膜内磷脂分子含量减少,使胆固醇与磷脂的比值增加;细胞膜的分子黏性增加,流动性降低;细胞膜的脂质过氧化加剧,导致细胞兴奋性降低,离子转运效率降低;细胞质中的水分逐渐减少,使细胞变小、皱缩;代谢产物如色素颗粒在细胞质中的沉积逐渐加剧。例如,随着年龄的增长,脂褐素在老化神经元和皮肤细胞中的沉积增多,形成老年性皮肤斑。衰老细胞中线粒体的数量和体积增加。电镜下线粒体体积增大,内部结构松散,内膜的嵴排列混乱。其他细胞器也有不同程度的改变。最明显的变化是核膜内陷,在神经细胞中最为明显,严重者可导致核膜崩解。另一个变化是染色质固化。

(2) 生化变化

衰老细胞的生化变化是指 DNA 复制和转录被全面抑制,线粒体 DNA 不完整,甲基化程度降低,端粒 DNA 丢失;RNA 的数量总体上呈下降趋势,尤其是 mRNA 和 tRNA;蛋白质合成率下降,质量较差。例如,在衰老细胞中,蛋白质常发生糖基化、脱氨基等异常的化学修饰,降低了蛋白质的稳定性和有效性。此外,衰老细胞中自由基增多,导致蛋白质肽链断裂和交联变性。衰老细胞中酶的活性中心容易发生氧化、金属离子损失,酶分子的二级结构、溶解度和等电点变化,使酶活性变得越来越低。

细胞衰老的学说与机制

细胞衰老的过程是复杂的,可能由多种不同的机制引起,并因各种不同的原因而存在。解释细胞衰老的理论有遗传程序学说、代谢废物累积学说、自由基老化学说、线粒体 DNA 突变学说和端粒老化学说等。

(1) 遗传程序学说

遗传程序学说认为,衰老是一个遗传控制的主动过程,在核基因组中存在一个遗传"生物钟",一切生理功能的启动和关闭、机体的生长、发育、分化、衰老和死亡都是按照一定的程序进行和控制的。遗传程序学说解释细胞衰老有一个典型的例子就是早衰症,早衰症患者在很小的时候就表现出明显的衰老迹象,在 12 岁到 18 岁之间过早死亡。早衰症是一种常染色体隐性遗传病,由编码核膜蛋白的基因突变引起。这促使人们猜测,衰老可能是由基因决定的。到目前为止,研究人员在人类和动物体内已经发现了许多与衰老相关的基因,根据其功能可以分为两类:衰老相关基因和抗衰老基因。

衰老相关基因在衰老细胞中的表达水平明显高于年轻细胞,这些基因在人类 1、2、4、6、7、11、18 及 X 号染色体上被发现,它们可以使永生化细胞逆转而衰老,它们的丧失或激活可以导致细胞永生。例如,MORF4 基因能够表达一种与细胞衰老和死亡相关的转录因子,该基因的突变可以导致细胞永生。通过将 MORF4 基因片段导入不含 MORF4 基因的永生化细胞中,可以使永生化细胞衰老。p16 基因和基因产物是细胞周期依赖性激酶抑制因子。研究发现,p16 基因的 mRNA 转录和蛋白表达水平在细胞衰老过程中升高,p16 表达水平的提高会缩短细胞寿命。如果抑制 p16 基因的表达,则细胞寿命延长。因此,p16 被认为是细胞寿命的关键调控基因,在人类细胞衰老的遗传控制程序中起关键作用。

抗衰老基因也被称为长寿基因。研究人员在果蝇生殖细胞中植入蛋白质生物合成延长因子-1α(EF-1α)基因后发现,果蝇后代的寿命延长了 40%,说明 EF-1α 具有长寿作用。研究人员在酵母中发现了一个 sgs1 基因突变体,其寿命明显短于野生型酵母。sgs1 基因编码 DNA 解旋酶。在早衰症的病例中,8 号染色体上编码 DNA 解旋酶的基因发生了突变,称为 WRN 基因。该基因与酵母中的 sgs1 基因同源,两者都是 DNA 复制所必需的。这些基因的突变会导致过早衰老和寿命缩短。一些抗衰老基因,如 Klotho 基因和 SIRT1 基因也已被鉴定。Klotho 缺陷小鼠在出生后 4 周会出现一系列类似人类的过早衰老症状,该基因的突变和低表达会引起衰老和相关性老年病。SIRT1 基因参与清除体内胆固醇,被认为可以延长寿命。

(2) 代谢废物累积学说

代谢废物累积学说认为各种代谢废物(如损伤 DNA、氧自由基、交联的蛋白质等)的积累可能是导致细胞衰老的原因。例如,哺乳动物随年龄增长沉积于神经、心肌、肝脏等组织衰老细胞中的脂褐素沉淀,导致阿尔茨海默病的 β 淀粉样蛋白沉淀。

(3) 自由基老化学说

自由基是指瞬时形成的,含有未配对电子、自由基和特殊状态的分子或离子。自由基或活性氧(ROS)可以在正常的细胞代谢过程中形成,如细胞呼吸和线粒体氧化过程。适量的自由基在人的生命活动中起着重要的作用,如线粒体和微粒体的氧化还原反应。然而,过量的自由基因为含有未成对的电子,是高度活性的分子,可以破坏各种细胞成分,特别是生物大分子。细胞不断产生自由基,持续的自由基损伤最终会杀死细胞。线粒体是细胞中产生化学能和自由基的区域,也是自由基损伤的主要区域,损伤的主要部位是线粒体DNA(mtDNA)。

(4) 线粒体DNA突变学说

该学说是指哺乳动物组织中mtDNA积累的突变,以及由此产生的有丝分裂功能障碍,被认为是细胞衰老的原因之一。在线粒体氧化磷酸化生成ATP的过程中,1%~4%的氧转化为氧自由基(活性氧),因此线粒体是自由基浓度最高的细胞器。mtDNA暴露于基质中,缺乏结合蛋白的保护,最易受到自由基损伤,复制错误频率高。催化DNA复制的DNA聚合酶γ没有校正功能,因此mtDNA最容易发生突变。这种突变会损害呼吸链的功能,进一步导致自由基积累,不断循环,导致衰老。研究表明,mtDNA缺失在老年人中更为明显。

(5) 端粒老化学说

研究人员通过测量不同年龄人的成纤维细胞端粒长度,发现端粒长度随着年龄的增长而减小,且在体外培养的成纤维细胞中端粒长度也随着分裂数量的增加而减小。这些研究产生了端粒缩短学说(端粒钟学说),即位于染色体末端的端粒随着细胞分裂而变短。端粒一旦缩短到一个临界点,p53基因就会检测到这一点,细胞也会因此停止复制并死亡。

第二节 细胞死亡

细胞死亡是指细胞生命活动的终止,是细胞的基本生命现象。导致细胞死亡的因素有很多,包括内因和外因。内因是发育或衰老过程而引起的自然死亡,外因是物理、化学、生物等因素超出细胞所能承受的限度或阈值引起的细胞死亡。根据细胞死亡方式的不同,可以人为地将细胞死亡形式分为三种:细胞凋亡(apoptosis)、细胞自噬性死亡(autophagy)、细胞坏死(necrosis)。过去,我们一直强调细胞凋亡是由遗传(基因)决定或参与的程序性过程,因此它也被称为程序性细胞死亡(programmed cell death)。然而,进一步的研究表明,这三种类型的死亡都涉及由基因编码的蛋白质信号通路,因此程序性可能是所有形式的细胞死亡所必需的。

细胞死亡的特征与形式

细胞死亡的形式被人为地划分了,尽管它们被明确地定义了,但它们并不是彼此无关的,有时是非常紧密的。例如,细胞凋亡可以转化为细胞坏死。以下是细胞死亡的三种形式的特点。

(1) 细胞坏死

细胞坏死一般认为是由病理因素造成的一种无规则的细胞死亡形式。通常当细胞受到严重和急性的损伤(如急性缺氧或突然的营养供给不足)、严重的物理化学伤害(如热、清洗剂、强碱、辐射等)都会引起细胞坏死。细胞坏死时,细胞膜和细胞质中细胞器的膜都发生破裂,细胞质外溢。细胞核在坏死过程中发生的主要变化有:①核浓缩。细胞核体积变小,染色质浓缩、深染。②核碎裂。核染色质凝集崩解,呈碎片状聚集在核膜处。随着核膜的破裂,染色质的颗粒直接分散于细胞质中,如果细胞膜也被破坏,核内碎片状染色质就可散布于细胞外。③核溶解。细胞坏死时,细胞解体的同时释放出内含物,很容易引起周围组织发生炎症。在炎症区域的修复过程中,常伴有组织或器官的纤维化,也可以形成瘢痕。

细胞坏死长期以来被认为是一个被动的过程。然而,最近的研究表明,一些蛋白质可能参与了细胞坏死的信号调控。有研究表明,受体作用蛋白激酶3(RIP3)可能是确定TNF-α诱导的细胞坏死的关键蛋白。RIP3是一个蛋白酶家族,它与另一个家族成员RIP1和蛋白激酶MLKL一起形成坏死起始体(necrosome initation bodies)。在TNF-α的诱导下,RIP3使MLKL 357位苏氨酸和358位丝氨酸磷酸化,正式激活的坏死起始体进一步介导细胞坏死。这些研究表明细胞坏死也是程序性的。

细胞坏死是机体对外界病理刺激的一种重要反应,它可以通过细胞死亡和炎症反应消除病理刺激对机体的影响,但也可能诱发相关疾病。

(2) 细胞凋亡

细胞凋亡是一种程序性的细胞死亡,细胞发出特定的信号,引起一系列的细胞反应,最终导致细胞死亡。这是一个基因调控的细胞"自杀"过程,在这个过程中,大多数细胞成分被分解,伴随着一系列明确的形态变化。细胞凋亡是一个有序的过程,是程序性细胞死亡的主要途径。

细胞凋亡在维持多细胞生物体内稳态中起着重要作用。假如细胞凋亡调控失败,则机体会出现严重的损伤。细胞凋亡具有重要的生理和病理意义。例如,发育过程中清除多余的细胞、肿瘤监测(清除那些已经受到不可逆损伤的细胞)、调控免疫功能(清除与T淋巴细胞已经紧密结合的细胞)、与神经性退行疾病相关(如阿尔茨海默病、帕金森病、亨廷顿舞蹈病)、通过生存因子(神经营养因子)调节发育过程中神经细胞与靶细胞的数量等。

细胞凋亡具有独特的形态学和生化特征。其形态学特征是整个细胞和细胞核萎缩(萎缩率约70%)并与周围细胞失去附着,细胞表面形成小泡和凋亡小体,染色质分解成小片段。在细胞凋亡的早期,染色体聚集在细胞核膜周围发生凝缩,细胞整体萎缩,细胞核和细胞质碎片形成凋亡小体,包括结构完整的细胞器和染色体碎片,随后被吞噬细胞(如巨噬细胞、上皮细胞)清除。凋亡发生过程中细胞膜保持完整,细胞内容物不释放出来,所以并不会导致炎症。

细胞凋亡还会引起一系列的生化变化,有利于邻近细胞或巨噬细胞对其的识别和吞噬。首先,膜上的磷脂酰丝氨酸由膜内向膜外翻转,可作为早期凋亡细胞的特殊标记。其次,半胱氨酸蛋白水解酶(cysteine aspartic acid specific protease)caspase家族存在于胞质中,能够特异地切割靶蛋白的天冬氨酸位点,是参与细胞凋亡过程的重要酶。在细胞凋亡过程中,这些蛋白酶形成一系列的级联反应,激活或失活靶蛋白,介导各种凋亡事件。此外,由于核酸内切酶的激活,染色质核小体之间的连接被破坏,裂解成长度为180~200 bp及其倍数的DNA片段,凋亡细胞的DNA在琼脂糖凝胶电泳中呈阶梯状。当细胞坏死时,DNA被随机分解成任意长度的片段,琼脂糖凝胶电泳呈现出弥漫的DNA图谱。但是近年来有研究发现,有些发生凋亡的细胞的染色质DNA并不降解,说明DNA降解并不是细胞凋亡的必要标志(图12-1)。

从形态学上看,细胞凋亡过程可分为以下几个阶段:①细胞凋亡诱导期。凋亡诱导因子可以通过复杂的信号转导途径将信号传递到细胞内,由细胞决定是生存还是死亡。②执行期。决定死亡细胞按预定程序开始凋亡,激活凋亡所需的各种酶,降解相关物质,形成凋亡小体。③消亡期。凋亡细胞被周围吞噬细胞降解。从细胞凋亡开始到出现凋亡小体仅需几分钟,整个凋亡过程可持续4~9 h。

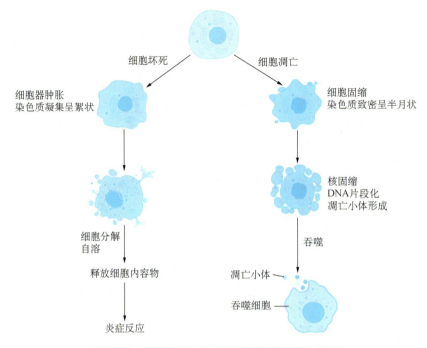

图 12-1　细胞凋亡与细胞坏死的形态比较示意图

(3) 细胞自噬性死亡

细胞自噬性死亡是指细胞死亡过程中,没有观察到细胞凋亡或坏死的特征,但细胞表现出自噬的特征,使细胞死亡。自噬是指细胞质中受损或功能降解的细胞器、蛋白质等大分子被包裹和分离,以及与溶酶体融合、内容物被消化的过程。当细胞受损或衰老时,细胞可通过自噬清除受损或衰老的细胞器。当细胞受到微生物或毒素的感染时,细胞可以通过自噬来消除这些微生物或毒素。因此,自噬也是一种有效的细胞保护机制。

影响细胞凋亡的因素

细胞凋亡受细胞内外多种因素的影响,但具体的分子机制尚不完全清楚。相同的组织和细胞对不同的凋亡诱导有不同的反应。同一因子在不同的组织和细胞中诱导凋亡,其结果不同。目前,大多数学者认为凋亡相关因子可分为诱导因子和抑制因子。

(1) 诱导因子

凋亡是一个程序化的过程。该程序虽然在活细胞中已经预设,但在正常情况下并不是任意可以启动的,只有当细胞受到细胞内外凋亡诱导因子的影响时才会启动。常见的诱发因素有5类。①激素和生长因子失衡:生理水平的激素和生长因子是细胞正常生长不可缺少的因素,一旦缺乏细胞就会发生凋亡。然而,某些激素或生长因子过多也可能导致细胞凋亡。例如,强烈的应激反应导致糖皮质激素分泌水平高,从而诱导淋巴细胞凋亡。②理化因素:辐射、高温、强酸、强碱、乙醇、抗癌药物等均可导致细胞凋亡。例如,电离辐射会产生许多氧自由基,破坏细胞DNA和大分子,导致细胞凋亡。③免疫因子:免疫细胞在生长、分化和表现防御和自我监控功能的过程中,可以释放某些分子,导致免疫细胞本身或其靶细胞的凋亡。例如,细胞毒性T淋巴细胞(cytotoxic T lymphocyte,CTL)可以分泌颗粒酶,诱导靶细胞凋亡。

④微生物因素：细菌、病毒等病原微生物及其毒素可诱导细胞凋亡。例如，HIV 感染可导致大量 $CD4^+T$ 淋巴细胞凋亡。⑤其他因素：缺血，缺氧，神经递质、基质附着丧失等因素均可引起细胞凋亡。在肿瘤治疗中，单克隆抗体、反应寡核苷酸和抗肿瘤药物均可诱导肿瘤细胞凋亡。

（2）抑制因子

体内外常见的抑制因素如下：细胞因子 IL-2、神经生长因子等能抑制细胞凋亡。当这些因子从细胞培养基中被去除时，依赖它们的细胞就会发生凋亡。相反，在培养基中加入所需的细胞因子，可以促进细胞内存活基因的表达，抑制细胞凋亡。

ACTH、睾酮和雌激素等激素在防止靶细胞凋亡和维持正常细胞存活方面发挥着重要作用。例如，当腺垂体被切除或功能失调时，肾上腺皮质细胞失去 ACTH 刺激，发生凋亡，导致肾上腺皮质萎缩；而给予生理维持量的 ACTH 即可抑制肾上腺皮质细胞的凋亡。此外，某些二价金属阳离子（如 Zn^{2+}）、药物（如苯巴比妥）、病毒（如 EB 病毒）、中性氨基酸等均具有抑制细胞凋亡的作用。

细胞凋亡的分子机制

细胞凋亡可分为两个阶段：①细胞对凋亡信号（细胞内或细胞外）做出反应的活化阶段；②细胞执行凋亡程序的执行阶段。细胞凋亡是级联式基因表达的结果。细胞中的基因直接调控凋亡的发生和发展。外源因子通过信号转导途径影响基因表达，间接调控细胞凋亡。

细胞凋亡的分子机制主要涉及的相关基因，称为凋亡相关基因。研究表明，线虫和哺乳动物细胞中有许多高度保守的凋亡相关基因的对应同源物。

秀丽隐杆线虫发育时共有 1 090 个体细胞，其中 131 个细胞会发生程序性细胞死亡。研究人员利用一系列突变体，发现了线虫发育过程中控制细胞凋亡的关键因子。目前已发现 15 个基因与线虫细胞凋亡有关，可以分为 4 组。第一组是与细胞凋亡直接相关的基因，分别为 ced-3、ced-4 和 ced-9。其中 ced-3 和 ced-4 促进细胞凋亡，只要它们被激活就会导致细胞的程序性死亡。当 ced-9 激活，ced-3 和 ced-4 就被抑制，从而保护细胞免于凋亡。因此，ced-3 和 ced-4 被称为细胞死亡基因，ced-9 被称为死亡抑制基因。第二组是与死亡细胞吞噬有关的基因，一共有 7 个，即 ced-1、ced-2、ced-5、ced-6、ced-7、ced-8、ced-10，这些基因突变会导致细胞吞噬作用的缺失。第三组是核酸酶基因-1，即 nuc-1，它主要控制 DNA 裂解。该基因发生突变则 DNA 降解受阻，但不能抑制细胞死亡，这表明核酸酶并非细胞凋亡所必需。第四组是影响特异细胞类型凋亡的基因，包括 ces-1、ces-2、egl-1 和 her-1，它们与某些神经细胞和生殖系统体细胞的凋亡有关。

研究表明，哺乳动物中有与线虫主要死亡基因产物相对应的同源物（图 12-2）。

（1）caspase 家族

ced-3 的同源物是一类半胱氨酸蛋白水解酶，简称胱天蛋白酶（caspase 家族）。caspase 家族的共同特点是富含半胱氨酸，被激活后能特异性切割靶蛋白的天冬氨酸残基后的肽键。

caspase 通过裂解特异性体物调控细胞凋亡。已发现的 caspase 家族成员共有 15 种，每种作用底物不同。其中 caspase-1、caspase-4、caspase-11 参与白细胞介素前体活化，不直接参加凋亡信号的传递。其余的成员根据在凋亡级联反应中的功能不同，可以分为两类：一类是凋亡上游的起始者，包括 caspase-2、caspase-8、caspase-9、caspase-10、caspase-11，主要负责对执行前体进行切割，从而产生有活性的执行者；另一类是凋亡下游的执行者，包括 caspase3、caspase-6、caspase-7，负责切割细胞核内、细胞质中的结构蛋白和调节蛋白。

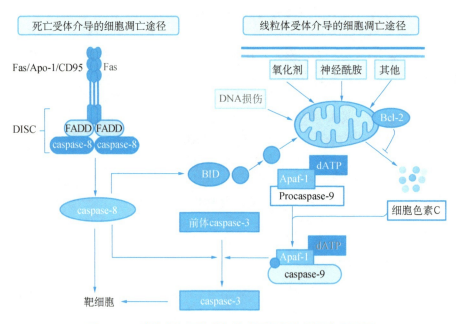

图 12-2 哺乳动物细胞凋亡的主要信号转导通路示意图

在正常细胞中，caspase 以无活性的酶原形式存在。细胞接受凋亡信号后，酶原分子在特异的天冬氨酸残基位点被切割，形成有两个小亚基和两个大亚基的有活性的 caspase 四聚体。少量活化的起始 caspase 切割其下游 caspase 酶原，使得凋亡信号在短时间内迅速扩大并传递到整个细胞，产生凋亡效应。

(2) Bcl-2 蛋白家族

Bcl-2 基因是线虫 ced-9 的同源物。Bcl-2 蛋白家族在线粒体凋亡通路中居于核心地位。当线粒体凋亡通路被激活时，线粒体外膜被破坏，线粒体膜间腔的细胞色素 C 释放到细胞质中，触发 caspase 的级联反应，从而引发细胞凋亡。Bcl-2 可以诱导、直接引发或抑制线粒体外膜的通透化，调控细胞的凋亡。

Bcl-2 家族在结构上非常相似，都含有一个或多个 BH(Bcl-2 homology)结构域，大多定位于线粒体外膜上，或受信号刺激后转移到线粒体外膜上。该基因家族包括两个作用相反的亚类：一个是促进细胞凋亡的 Bcl-2，有 bax、bacl、bcl-xs 和 bak 等；另一个是抑制细胞凋亡的 Bcl-2，有 Bcl-2、Bcl-x_L、Bcl-w、Mcl-1 等，这类蛋白拥有 BH4 结构域，能阻止线粒体外膜的通透化，保护细胞免于凋亡。Bcl-2 家族的蛋白氨基酸系列除了在 BH1、BH2 和 BH3 三个区段有高度保守性外，在氨基端还有一个比较保守的区段 S1，这可能是调节凋亡蛋白及蛋白质相互作用所必需的结构。在无凋亡信号刺激时，Bcl-2 家族的大部分抗凋亡蛋白一般作为细胞器膜的整合膜蛋白被隔离起来，而促凋亡蛋白则以非活性的形式定位分布于细胞基质或细胞质骨架上。当受到凋亡信号刺激后，促凋亡蛋白在某些蛋白酶的作用下发生构象变化，从细胞基质中易位到细胞器膜结构上，并与膜上或膜内的抗凋亡蛋白发生相互作用，使抗凋亡蛋白丧失对细胞凋亡的抑制作用，引起细胞凋亡。

(3) p53 基因

p53 基因因编码一种分子量为 53 kDa 的蛋白质而得名，是一种抑癌基因。其表达产物

p53 蛋白是基因表达调节蛋白。当 DNA 受到损伤时,p53 蛋白含量急剧增加,并活化刺激编码 Cdk 抑制蛋白 p21 基因的转录,将细胞阻止在 G1 期,直到 DNA 损伤得到修复。如果 DNA 损伤不能被修复,p53 持续增高,将引起细胞凋亡,避免细胞演变成癌细胞。一旦 p53 基因发生突变,p53 蛋白失活,细胞分裂就会失去抑制,发生癌变。

(4) Fas 和 FasL

Fas 是广泛存在于人和哺乳动物正常细胞和肿瘤细胞膜表面的凋亡信号受体,是肿瘤细胞坏死因子(TNF)及神经生长因子(NGF)受体家族成员。而 Fas 配体 FasL 主要表达于活化的 T 淋巴细胞,是 TNF 家族的细胞表面 II 型受体。Fas 与其受体 FasL 组成 Fas 系统,两者结合将导致携带 Fas 的细胞凋亡。Fas 和 FasL 对免疫系统细胞的死亡起重要作用,Fas 系统参与清除活化的淋巴细胞和病毒感染的细胞,而 Fas 和 FasL 可因基因突变丧失功能,导致淋巴细胞积聚,产生自身免疫性疾病。

细胞凋亡是一个极其复杂的生命活动。目前在哺乳动物细胞中了解比较清楚的凋亡信号通路有两条:一条是细胞表面死亡受体介导的细胞凋亡信号通路;另一条是以线粒体为核心的细胞凋亡信号通路(图 12-2)。

① 细胞表面死亡受体介导的细胞凋亡信号通路。有些受体在与配体结合后,能导致细胞凋亡,称为死亡受体(death receptor)。死亡受体多属于肿瘤坏死因子(TNF)和神经生长因子(NGF)受体超家族。肿瘤坏死因子(TNF)家庭由几个配体组成,如 TNF-α 先导化合物、Fas 配体(FasL)和 TNFR 凋亡诱导配体(TRAIL/Apo2L)。TNF 是由 T 细胞和活化的巨噬细胞在受到影响时产生的。当死亡受体与相应配体结合后,与死亡结构域共同形成三聚体,并通过接头蛋白可激活特异的蛋白酶 caspase-8,活化的 caspase-8 能进一步激活下游的 caspase-3、caspase-6、caspase-7 等,进而导致细胞凋亡的下游反应。

② 以线粒体为核心的细胞凋亡信号通路。当细胞发生不可逆的基因损伤、细胞溶质中 Ca^{2+} 浓度过高、严重的氧化应激、缺少生长因子等时,Bcl-2 促凋亡家族的成员就会被激活。这些蛋白质将插入线粒体外膜,增加膜的通透性,促进某些线粒体蛋白质的释放,尤其是细胞色素 C。细胞色素 C 分子与 Apaf-1 和 caspase-9 的前体形成一个复杂的多亚基复合体——凋亡体,激活下游 caspase-3。一旦细胞凋亡被触发,细胞色素 C 就从线粒体中释放出来,并存在于整个细胞中,而细胞核则分解成几个部分。

细胞凋亡是通过 caspase 级联进行的。几乎所有已知的凋亡信号通路都集中在 caspase 上,最终通过激活相同的 caspase 而聚合,caspase 切割相同的细胞靶点。通过外部或内部途径诱导细胞凋亡通常会激活启动子 caspase,如 caspase-8 或 caspase-9。然后,这些 caspase 可以裂解并在级联中激活其他 caspase。这一级联反应最终导致某些 caspases 的激活,如 caspase-3、caspase-6、caspase-7,它们将通过关键靶蛋白的裂解和降解进行凋亡反应。

第三节 细胞自噬

细胞自噬的定义与分类

细胞自噬是指细胞质中受损或功能退化的细胞器、蛋白质等大分子被包裹和分离,与溶酶体融合、内容物被消化的过程。在细胞自噬过程中,部分或全部细胞器被双层小泡包裹,形成自噬泡或自噬体。自噬体很快变成单层膜,然后与溶酶体融合形成自噬溶酶体。自噬溶酶体中要降解的物质在各种酶的作用下被分解成氨基酸和核苷酸,进入三羧酸循环,产生小分子和能量,再次被细胞利用。因此,自噬作用在消化的同时为细胞内构建新的细胞器和循环利用细胞结构提供了原料。研究表明,细胞自噬与生物体的发育和分化有关。因此,细胞自噬长期以来被认为是细胞的自我拯救行为。然而,近年来,人们发现细胞自噬在一定条件下也会导致细胞死亡,并证明细胞自噬受多种基因调控,如 ATG 基因、蛋白激酶基因、磷酸酶基因等。

根据细胞内底物向溶酶体运输方式的不同,哺乳动物自噬可分为三种类型:巨自噬(macro-autophagy)、微自噬(micro-autophagy)、分子伴侣介导的自噬(chaperone-mediated autophagy,CMA)。巨自噬即通常所指的自噬,是最常见的类型,在这个过程中,细胞质中的可溶性蛋白和变性坏死的细胞器被非溶酶体衍生的双层膜结构包裹,形成自噬泡,并被携带到溶酶体中进行降解和加工。微自噬主要是被溶酶体的膜直接包裹,如长寿命蛋白在溶酶体内的降解。分子伴侣介导的自噬首先在细胞质中通过分子伴侣 Hsc73 识别底物蛋白分子的特定氨基酸序列并结合,分子伴侣底物复合物与溶酶体膜上的受体结合后,运输到溶酶体并被溶酶体酶降解,整个过程中不涉及囊泡的参与。CMA 的底物是可溶性蛋白质分子,因此 CMA 降解途径在去除蛋白质方面具有选择性,而前两者没有明显的选择性。

细胞自噬的发生过程与调控

细胞自噬过程主要包括四个阶段:底物诱导的自噬前体形成、自噬体形成、自噬体与溶酶体融合、自噬体内容物降解(图 12-3)。许多自噬前体出现在即将发生自噬的细胞的细胞质中。自噬前体逐渐形成杯状凹陷,包裹细胞质或受损和衰老的细胞器,再与溶酶体融合形成自噬体。在自噬溶酶体中,内含物被水解并重新降解为底物以供细胞重用。自噬体双层膜的起源尚不清楚,有人认为它来自粗面内质网,有人认为它来自晚期高尔基复合体及其膜囊泡,也有人认为它可能是重新合成的。

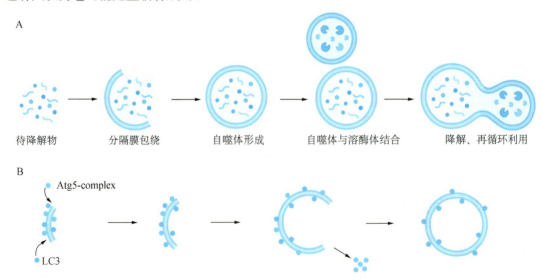

A. 细胞自噬　B. 自噬体(膜)形成

图 12-3　细胞自噬过程示意图

有多种基因产物参与细胞自噬的发生过程，目前已鉴定出几十种自噬相关基因 Atg 及其同源物。在哺乳动物自噬体形成过程中，由 Atg-3、Atg-5、Atg-7、Atg-10、Atg-12 参与的 Atg 复合蛋白过程和 LC3 泛素化过程起着至关重要的作用。在自噬体形成的早期阶段，由 Atg12-Atg5-Atg6L 形成的复合物与其外膜结合，促进前自噬体的伸展扩张，使之由开始的小囊泡样、杯样结构逐渐发展为半环状、环状结构，此时浆溶 LC3-Ⅰ蛋白开始被泛素化，修饰成 LC3-Ⅱ，并向膜上募集定位。当双层膜结构的自噬体即将形成环状闭合结构或刚刚闭合时，Atg-5 复合物便从膜上脱离下来，只留下膜结合形式的 LC3-Ⅱ定位于自噬泡上。因此，LC3-Ⅱ的含量多少与自噬体数量的多少成正比，LC3-Ⅱ蛋白表达水平或 LC3-Ⅱ/Ⅰ之比可以用来衡量细胞自噬水平。

细胞自噬在不同条件下，以不同形式形成不同程度的动态平衡，这种平衡通常受到严格调控，以保持相对稳定。自噬体的形成依赖于Ⅲ型磷脂酰肌醇三磷酸激酶（Class Ⅲ PI3K）的作用。自噬反应调控路径的 mTOR 信号途径对细胞生长具有重要调节作用，可以抑制自噬反应的发生，是重要的自噬反应直接负反馈调节分子。肿瘤抑制因子 PTEN 可促使 PIP3 去磷酸化，从而解除 Class Ⅰ PI3K/Akt（PKB）途径对细胞自噬反应的抑制，是细胞自噬反应的间接正反馈调节蛋白。p53 作为重要的肿瘤抑制因子，在多种生理和病理状态下参与细胞自噬反应的正负向调控，提示细胞自噬反应在肿瘤的发生发展过程中起着重要作用。由于对细胞自噬研究时间不长，许多细胞自噬相关基因的调控机制仍有待进一步研究。

第四节　细胞衰老、死亡与疾病

随着人口老龄化加剧，细胞衰老的生物学基础及其相关分子机制的研究已成为一个重要的研究方向。细胞衰老是多种因素引起的细胞周期永久性阻滞，对体内细胞的新陈代谢以及维持生物体正常生命活动具有重要意义。细胞衰老过程也参与调控多种衰老相关性疾病，尤其是组织干细胞的衰老，会引起器官老化以及各种老年性疾病。

一些人类疾病在生命的早期阶段就表现出衰老表型快速进展相关特征，这些疾病特征与正常衰老过程有着惊人的相似之处，称之为局部早老症。早老性疾病的共同特点是它们均存在 DNA 损伤修复缺陷。

成人早老综合征（Werner's syndrome，WS）是最典型的早老性疾病，它是由体内编码 DNA 解旋酶的 WRN 基因突变，WRN 蛋白异常所致。患者在幼年就表现出与正常衰老相关的多种特征，如身体矮小、典型的鸟样面容、头发变白、白内障、骨质疏松、动脉硬化、皮肤及皮下组织萎缩、分泌代谢疾病（如 2 型糖尿病）。大部分 WS 患者在 50 岁前死于动脉粥样硬化血管疾病并发症或恶性肿瘤。

Rothmund-Thomson 综合征（Rothmund-Thomson syndrome，RTS）是由 RECQ4 蛋白缺陷而引起的，RECQ4 蛋白在 DNA 损伤修复、重组等过程中发挥着"基因卫士"的功能。RTS 是一种常染色体隐性遗传性皮肤病，患者的细胞表现出严重的基因组不稳定性，其特征是从婴儿期便出现皮肤异色病皮疹、身体矮小、骨骼异常、青少年白内障及个别癌症易发性。

Hutchinson-Gilford 早老症是一种极为罕见的遗传性疾病,发生率为 1/8 000 000,特征表现为患儿以极快速度衰老、秃发、老年容貌,多数死于冠脉病变引起的心肌梗死或广泛动脉粥样硬化导致的卒中,平均寿命 16 岁。研究表明,绝大多数 Hutchinson-Gilford 早老症的致病原因是由体内核纤层蛋白 A(lamin A)基因突变所致。lamin A 的基因突变会影响 DNA 损伤修复,导致基因组不稳定,从而使 lamin A 蛋白缺陷的细胞终止分裂,患者因此出现衰老过程加速并过早死亡。带有 lamin 基因突变的患者的大多数细胞核形状都表现异常。

干细胞衰老与相关疾病

已经证实随着年龄的增加,组织中的干细胞也在逐渐地衰老,干细胞的衰老将导致其自我更新和多向分化能力的衰退,甚至增殖分化失控,致使损伤组织难以修复、组织器官结构与功能的衰退,导致相关疾病的产生。例如,造血干细胞的衰老将导致免疫系统的衰退,使老年机体对病原体的防御能力下降,出现反复感染;机体对损伤和突变细胞的识别能力下降,使老年个体易发生恶性肿瘤;造血系统的衰退和异常将导致老年性再生障碍性贫血、白血病等血液病的发生。间充质干细胞的衰老将破坏组织的稳定性,降低机体损伤修复或应激能力,发生相关老年性疾病。例如,骨髓间充质干细胞衰老后,其成骨作用减弱,成脂肪细胞和破骨细胞作用增强,最终导致老年性骨质疏松;间充质来源的前脂肪细胞(preadipocytes)的衰老,导致体内脂肪组织的生长、可塑性、功能和分布异常,使老年个体常伴发 2 型糖尿病(type 2 diabetes,T2D)、动脉粥样硬化、血脂代谢障碍等。

细胞的生与死都是机体自然的生理过程,是生命过程的对立与统一。细胞凋亡是机体维持自身稳定的一种重要生理机制。通过细胞凋亡,损伤、衰老与突变的细胞得以清除,有利于维持生理平衡。近年来,细胞凋亡已成为医学与细胞生物学领域重要研究热点。人们发现,某些致病因子可使细胞凋亡的基因调控失常,致使细胞凋亡减弱或增强,从而破坏机体细胞的自稳态,最终导致各种疾病的发生。

细胞凋亡与疾病

(1) 细胞凋亡与自身免疫病

自身免疫病是指机体对自身抗原发生免疫应答而导致自身组织损伤和功能障碍的一类疾病。正常情况下,免疫系统在发育过程中已将针对自身抗原的免疫细胞进行了清除,其中清除方式之一就是细胞凋亡。如果凋亡不足,不能有效消除自身免疫性细胞,则导致自身免疫病,如系统性红斑狼疮。Fas 是存在于多种细胞和肿瘤细胞表面的受体,FasL 主要存在于免疫系统活跃的 T 淋巴细胞表面。T 淋巴细胞上表达的 FasL 与 Fas 相互作用,可诱导细胞凋亡,这种凋亡对自身反应性淋巴细胞及免疫反应后过剩的细胞清除非常有必要。系统性红斑狼疮患者的外周血单核细胞 Fas 基因有缺失突变,不能有效地消除自身免疫性 T 细胞克隆,因此在外周淋巴器官中出现大量 $CD4^+$ 和 $CD8^+$ 的 T 淋巴细胞,产生抗自身组织的抗体,出现多器官损害。

(2) 细胞凋亡与肿瘤

细胞凋亡的失调可导致多种疾病,50% 以上的肿瘤细胞在凋亡机制上存在缺陷,细胞凋亡异常直接导致本应死亡的细胞被保留下来,其中有些突变的细胞增殖失控,最终可能形成肿瘤。基因突变导致凋亡异常,有利于肿瘤细胞的过度增殖、侵袭和转移。在非霍奇金淋巴瘤中,Fas 受体突变占 11%;在胃癌中,11% 的 Fas 受体死亡功能域发生突变,导致肿瘤细胞表达一种缺少胞内死亡功能域的"诱骗 decoy"受体。抗凋亡基因 Bcl-2 被染色体易位激活,可导致淋巴瘤的形成。在慢性粒细胞白血病中,染色体易位产生 BCR-ABL 融合蛋白,可激活转录因子信号转导蛋白和转录激活因子、蛋白激酶 C,从而使 Bcl-xL 稳定高表达,打破细胞凋亡机制,使肿瘤细胞获得生存优势,也使肿瘤细胞得以抵抗放化疗。抑癌基因 p53 是细胞凋亡的调控因子,它能够识别 DNA 损伤启动修复机制,使细胞周期停滞。p53 突变或缺失使细胞对 DNA 损伤敏感性大大降低,细胞凋亡发生障碍进入无序、失控的生长状态。一般肿瘤细胞高表达 FasL,借以凋亡淋巴细胞,而又低表达 Fas,以降低凋亡,这就形成了肿瘤细胞有逃逸免疫及凋亡耐受的特性。

(3) 成骨细胞凋亡与骨质疏松

成骨细胞是参与骨重建的主要细胞之一。成骨细胞的增殖与凋亡对维持骨的转换平衡起着重要作用。成骨细胞最终有三种转归:一部分被埋于其自身分泌的骨基质中转变为骨细胞,一部分转变为静止的衬里细胞,其余的则以凋亡的形式死亡。成骨细胞的凋亡可能与 Fas/FasL 系统有关。体内外研究表明,细胞因子对成骨细胞的凋亡起调节作用。TNF-α 作为一种强有力的破骨吸收因子,在绝经后骨质疏松症的发病中起着重要作用,在体外可促进成骨细胞的凋亡。在骨质疏松组织中呈高表达的白细胞介素-1(interleukin-1,IL-1)在体内可以显著促进成骨细胞的凋亡。

(4) 细胞凋亡与 AIDS

感染人类免疫缺陷病毒(human immunodeficiency virus,HIV),可导致艾滋病(AIDS)。被 HIV 感染的宿主细胞膜表面可表达 gp120,其受体存在于 $CD4^+$ T 淋巴细胞膜上。因此,当 gp120 与 $CD4^+$ T 淋巴细胞结合后,可诱导 $CD4^+$ T 淋巴细胞凋亡,导致免疫系统崩溃。另外,HIV 感染还可以使造血干细胞和未成熟 T 细胞凋亡,进而影响细胞分化和再生。此外,HIV 也可诱导其他免疫细胞凋亡,如 B 细胞、$CD8^+$ T 细胞、巨噬细胞等,因而造成机体免疫功能严重缺陷,AIDS 患者容易继发各种感染或恶性肿瘤而死亡。

(5) 细胞凋亡与心血管疾病

人类的血管内皮细胞、平滑肌细胞和心肌细胞的凋亡是多种心血管疾病发生与演变的病理学基础。在动脉粥样硬化以及心力衰竭中均伴随着细胞凋亡。此外,近年来的研究表明,慢性充血性心力衰竭的心肌细胞有凋亡的形态学特征。在压力负荷过重引起的心力衰竭动物模型上发现在左心肥大的同时,心肌细胞数量减少,经分析是由心肌细胞凋亡所致。心力衰竭时心肌细胞凋亡可能与多种因素有关,如氧化应激、压力或容量负荷过重、缺血、缺氧及细胞因子诱导(如 TNF)等。探索阻断诱导心肌细胞凋亡的信号有助于为临床上预防和控制心力衰竭提供新的思路。

细胞凋亡对内皮的损伤、增殖的抑制、粥样病灶的形成和斑块的剥脱有一定的影响。凋亡与增殖的平衡是血管结构正常的保障。动脉粥样硬化的细胞凋亡以血管平滑肌细胞和巨噬细胞过度凋亡为主,结果是导致血管的细胞结构和功能异常,非细胞成分增多,粥样病变形成,进而管壁变形变硬,血管重构。另外,AS 细胞凋亡往往活跃在粥样斑块处,造成斑块的不稳定性,易引发斑块的脱落,造成冠心病急性事件。因此,深入研究细胞凋亡可为寻找、开发新的 AS 防治措施提供有力的证据。

细胞自噬与疾病

自噬是细胞生存、分化和发育必不可少的途径,自噬过强、持续时间过长或超过细胞自身的调节能力,就会引起细胞代谢紊乱和凋亡等,故维持细胞内稳态对疾病进展有着重要影响。多项研究表明,细胞自噬已成为全身各系统多个疾病的重要治疗靶点,如炎症性疾病、心血管疾病、癌症、神经系统疾病等。下面就骨关节炎、心血管疾病和肿瘤做相关介绍。

(1) 软骨细胞自噬在骨关节炎中的作用

骨关节炎是一种在老年人中常见的慢性退行性关节疾病,主要临床表现是疼痛、关节僵硬、肌肉无力和膝关节肿胀等。骨关节炎的主要病理变化为软骨细胞数量减少和软骨基质降解。2017 年中国 60 岁以上人群骨关节炎发病率高达 17.4%,影响约 2.41 亿人。越来越多的中老年人由于骨关节炎所致的关节疼痛和功能障碍,导致其生活质量严重恶化,也给其家庭和社会带来巨大负担,因而探寻治疗骨关节炎的靶点有重要意义。

研究发现,骨关节炎的发展与软骨细胞自噬变化有关。随着骨关节炎的发展,软骨细胞异常代谢增加,导致凋亡大量发生,同时软骨出现退化,关节功能障碍加重。在软骨细胞凋亡的同时,大量的基质金属蛋白酶(matrix metalloproteinase,MMP)和血小板反应蛋白分泌增加,这又会加重关节软骨的退变,加剧关节损伤。而细胞自噬可去除这些有害物质,维持细胞的自我稳态,有利于软骨细胞生存,从而改善骨关节炎。

由于软骨细胞自噬对骨关节炎有保护作用,激活/活化自噬有益于骨关节炎的治疗。已有研究发现,多种因子对软骨细胞自噬有促进作用。例如,雷帕霉素是一种新型大环内酯类免疫抑制剂,可以抑制 mTOR 信号通路的 mTORC1,从而激活细胞自噬。并且,雷帕霉素能够增强软骨细胞自噬,减少软骨细胞 TNF-α 和 IL-1 的表达以及抑制细胞凋亡途径,进而增强细胞活性,减轻或缓解地塞米松对软骨细胞的损伤,对地塞米松诱导的细胞凋亡具有软骨保护作用。氨基葡萄糖也是一种有效的自噬激活剂,其在治疗骨关节炎时可缓解关节肿胀,提高关节活动性,具有良好的安全性。未来可通过生物信息学筛选细胞自噬相关的靶点,并通过调节这些靶点抑制骨关节炎的进展,为其临床预防和治疗提供新的思路和方法。

(2) 细胞自噬与心血管疾病、肿瘤

大量研究已将细胞自噬与心血管相关疾病联系起来,包括心肌肥厚、心肌梗死、心力衰竭等。心肌细胞肥大时,细胞自噬受到抑制,但在某些情况下,抑制细胞自噬可导致心肌细胞肥大,有时也无影响,甚至可以逆转心肌细胞肥大。已有研究报道,心肌缺血可通过 AMP 依赖的蛋白激酶激活细胞自噬,尤其在梗死区边缘的细胞,LC3-Ⅱ、P62 表达均增加,对心肌细胞存活具有保护作用,但在心肌细胞再灌注时,细胞自噬同样被激活,Beclin1 上调,对心肌细胞产生损伤作用。有学者认为,细胞自噬对心脏的损伤主要与细胞自噬体蓄积有关,涉及自噬体形成和清除两个方面。DNA 水解酶(DNase Ⅱ)在溶酶体清除自噬体内线粒体 DNA 过程中发挥重要作用。研究人员在研究 DNase Ⅱ 缺陷的小鼠时发现,心肌细胞在正常负荷时并无异常,一旦压力负荷增大,其自噬体内线粒体 DNA 就会过多蓄积,导致 Toll 样受体介导的炎症反应增加,从而诱发心肌炎和扩张型心肌病。可见,细胞自噬在心力衰竭进展过程中发挥保护作用,但当自噬体清除障碍时,自噬体蓄积则会造成心肌细胞病理改变。

细胞自噬与肿瘤发生的关系是当今细胞自噬研究的一个热点问题。目前的研究表明,在肿瘤发生发展的不同阶段,细胞自噬可能起到了两种截然相反的作用。1999 年,Liang 等人发现了自噬基因 Beclin1 对人乳腺癌的抑制作用,这是最早提出细胞自噬对肿瘤发生起抑制作用的团队。在细胞自噬发生过程中,Beclinl 通过结合激活的 Vps34,形成 Vps34-Beclin1 复合体,对自噬泡的形成发挥重要调控作用。Beclin1 是一个等位基因单缺失功能缺陷的抑癌基因,40%~75% 的人卵巢癌、乳腺癌、前列腺癌中存在 Beclin1 的单等位基因缺失。在小鼠模型中,Beclin1 单等位基因缺失可诱发肺癌、肝癌、淋巴瘤和乳腺癌。而在胸腺癌细胞系中,过表达 Beclin 1 则可以抑制癌细胞的生长,降低其致癌性。

虽然正常的细胞自噬对肿瘤的发生具有抑制作用,但在肿瘤形成后,部分肿瘤细胞能利用细胞自噬对抗应激环境,增强存活能力。特别在实体瘤中,需要更多的氧气和营养物质来保持细胞快速增殖,造成细胞中营养缺乏和低氧。细胞自噬作为细胞应激状态下提供营养物质的重要途径,可以保护肿瘤细胞,避免凋亡或坏死的发生。此外,细胞自噬可能还提供一些代谢中间产物来满足肿瘤细胞特殊的代谢需求,并且多种类型肿瘤细胞系在营养充足条件下也具有高水平的基础自噬。

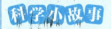

科学家发现"衰老细胞"

衰老细胞广泛存在于人类、灵长类动物和啮齿类动物的组织中。在人类的年龄相关疾病,如骨关节炎、肺纤维化、动脉粥样硬化和阿尔茨海默病患者的组织中,研究者都发现了衰老细胞。Jan van Deursen 教授和他的团队开发了一类名为"senolytics"的药物,能够有针对性地清除体内衰老细胞,延缓疾病的发生或者减轻疾病的症状。

2000 年,Deursen 教授在进行一项关于癌症的研究时,对实验小鼠进行了基因改造,使它们患上癌症,可是这些小鼠没有患癌症,反而出现了早衰现象。2008 年,他终于发现原来这种基因改造小鼠的体内与细胞衰老有关的两个关键基因的表达增加了,其中一个基因 p16Ink4a 可促进细胞衰老。2011 年,Deursen 教授与 James Kirkland 教授合作,通过一种药物清除了表达 p16Ink4a 基因的衰老细胞,发现在小鼠生命早期清除衰老细胞可以延缓小鼠衰老症状的发生,即使小鼠已经发生衰老症状,及时清除衰老细胞也能一定程度逆转小鼠衰老症状。

接下来,Deursen 教授等多位科学家就开始了"攻坚之路"。2015 年,他们找到了第一种"senolytics"药物(达沙替尼)能有效清除衰老的人脂肪细胞,还有一种从植物中提取的化合物槲皮素可以清除衰老的内皮细胞。给早衰的小鼠定期使用达沙替尼和槲皮素治疗,可以延长小鼠的无病寿命,延缓一些与年龄有关疾病症状的发生。2016 年,Deursen 教授等通过清除衰老细胞,将正常衰老小鼠的平均寿命延长了 1/4 左右(17%~35%),还减缓了与衰老相关的器官退化,且无明显副作用。目前,科学家们已经找到了 14 种"senolytics"药物,包括小分子、抗体和多肽等,这些药物真正用于人类抗衰老还有很长的路要走,正如 Deursen 教授所说:"解决衰老之谜是人类永恒的话题,只有真正了解衰老的真实面貌,我们才能以一种明智的方式干预衰老。"

第十三章
细胞与环境的相互作用

关键知识点

※ 封闭连接、锚定连接、通讯连接的功能与作用
※ 选择素的基本结构和功能
※ 免疫球蛋白的分型、结构和功能
※ 整联蛋白介导的基本信号传导途径
※ 细胞外基质的组成与功能

多细胞动物体内除结缔组织和血液外,细胞与其他组织均以一定的方式排列并相互连接,在相邻细胞膜表面形成连接结构,用以加强细胞间的机械连接,维持细胞组织结构的完整性和功能的协调,这些连接结构称为细胞连接(cell junction)。动物细胞还通过细胞黏附分子介导,使细胞与细胞或细胞与细胞外基质之间发生黏着,称为细胞黏附(cell adhesion)。细胞连接和细胞黏附是维持组织结构完整和功能连接的基本结构形式(图13-1)。通过细胞连接和细胞黏附,细胞和细胞外物质之间可以保持清晰的关系和相互作用,这些相互作用能调节细胞的多种功能活动,同时决定了发育过程中组织和器官的三维结构。

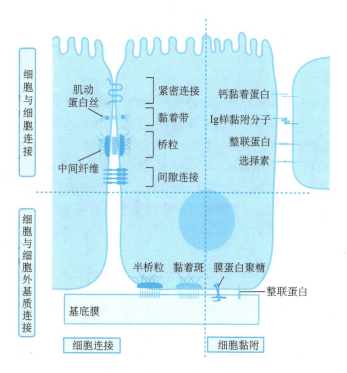

图 13-1 细胞连接、细胞黏附和细胞外基质的示意图

第一节 细胞连接

细胞连接是相邻细胞质膜上的侧向特化结构,它们太小了,只能在电子显微镜下观察到。根据细胞连接的结构和功能特点,可以将其分为三大类:紧密连接(occluding junction)、锚定连接(anchoring junction)和通讯连接(communicating junction)(表13-1)。

表 13-1　细胞连接的类型

功能分类	结构分类	主要特征	主要分布
紧密连接	紧密连接	相连细胞膜形成封闭索	上皮细胞、脑微血管内皮细胞
锚定连接	黏着连接	肌动蛋白丝参与的锚定连接	
	黏着带	细胞-细胞连接	上皮细胞
	黏着斑	细胞-细胞外基质连接	上皮细胞基底面
	桥粒连接	中间纤维参与的锚定连接	
	桥粒	细胞-细胞连接	心肌细胞、上皮细胞
	半桥粒	细胞-细胞外基质连接	上皮细胞基底面
通讯连接	间隙连接	由连接子介导细胞通讯连接	大多数动物组织细胞
	突触连接	神经细胞突触通讯连接	神经元和神经-肌细胞间

紧密连接

紧密连接广泛分布于人类和脊椎动物的各种上皮细胞中,如消化道上皮、膀胱上皮、睾丸曲管和输精管上皮中的支持细胞基部以及腺体上皮管腔的顶端和侧面区域。此外,脑毛细血管内皮细胞之间也有紧密连接。透射电镜显示,两个相邻细胞的质膜在紧密连接处呈间断点状连接在一起,点接触区细胞间隙消失,非点接触区细胞间隙为 10～15 nm。冰冻断裂复型技术显示,紧密连接的区域是焊接线样的带状网络,也称为嵴线,它是由特殊的跨膜蛋白组成的,排列在两个相邻的细胞膜上,这种在相邻细胞膜上形成的特征性结构称为封闭锁(sealing strand)。封闭锁相互交错成网状,呈带状环绕每个上皮细胞的顶部,将相邻细胞紧紧连接在一起,封闭细胞间隙。

目前已证实有 40 多种蛋白质参与了紧密连接的形成,这些蛋白质主要包括跨膜蛋白和胞质外周蛋白(cytoplasmic peripheral protein)。人们目前从嵴线中确定了两类跨膜蛋白,一类称为闭合蛋白(occludin),为相对分子质量 60 kDa 的 4 次跨膜蛋白,功能尚不清楚;另一类称为密封蛋白(claudin),也是 4 次跨膜蛋白,已经鉴定出至少 24 种,是形成嵴线的主要成分。不同类型密封蛋白参与构成的紧密连接对物质的通透性不同。胞质外周蛋白可以将跨膜蛋白与细胞骨架相连,还能将蛋白激酶、磷酸酶、GTP 酶等调节蛋白聚集到连接处发生作用。近年有研究发现,密封蛋白 claudin-1 和闭合蛋白是丙型肝炎病毒入侵细胞所必需的受体,这提示紧密连接很可能与病毒入侵细胞的过程有关。

紧密连接具有将上皮细胞紧密结合成一个整体的机械作用。它有两个主要功能。一个功能是封闭上皮细胞的间隙,阻止可溶性物质从上皮层一侧通过细胞间隙进入下方组织,或阻止组织中的物质回流到腔内,确保稳定的内部环境。例如,小肠腔内的营养物质只能由小肠上皮细胞的顶部摄取,不能通过紧密连接进入细胞间隙,保证了物质的定向运输,同时也保护了上皮下组织免受异物的侵袭。脑毛细血管内皮细胞之间的紧密连接是血脑屏障的主要结构,它可以阻止各种物质进入大脑,保证大脑环境的稳定。像水这样的小分子不能穿过血脑屏障,但是免疫系统的细胞可以。人们认为这些细胞释放信号打开紧密连接。另一个功能是通过形成一个屏障来阻止上皮细胞膜脂质和蛋白质的侧向扩散,从而维持上皮细胞的极性。由于紧密连接的存在，上皮细胞的顶部、侧面和基底面的一些膜蛋白或膜脂在各自的膜区域内流动，执行不同的功能。

锚定连接

锚定连接是一类由细胞骨架参与，存在于细胞间或细胞与细胞外基质之间的细胞连接，分布广泛，特别是在那些需要承受机械力的组织中，如上皮、心肌和子宫颈等。细胞质膜并不能将机械压力从一个细胞传递到另一个细胞或胞外基质，而锚定连接由细胞骨架参与，将相邻细胞或细胞与细胞外基质相连接，起到分散和传递作用力、增强组织支持和抵抗机械张力的作用。

根据参与锚定连接的细胞骨架的不同，锚定连接可以分为两种类型。一种是与肌动蛋白丝相连接的锚定连接，称为黏着连接（adhering junction）。黏着连接又可分为两类：细胞与细胞之间的黏着连接，称为黏着带（adhesion belt）；细胞与细胞外基质之间的黏着连接，称为黏着斑（focal adhesion）。另一种是与中间纤维相连的锚定连接，称为桥粒连接（desmosomes connection），也分为两类：细胞与细胞之间的连接，称为桥粒（desmosome）；细胞与细胞外基质之间的连接，称为半桥粒（hemidesmosome）。

锚定连接主要由两大类蛋白构成。一类是细胞内锚定蛋白（intracellular anchoring protein），这类蛋白在细胞质面与特定的细胞骨架成分（肌动蛋白丝或中间纤维）相连，另一侧与跨膜黏着蛋白连接。另一类蛋白称为跨膜黏着蛋白（transmembrane adhesion protein），是一类细胞黏附分子，其胞内部分与胞内锚定蛋白相连，胞外部分与相邻细胞特异的跨膜黏着蛋白或细胞外基质蛋白相连。

黏着连接是由肌动蛋白参与的锚定连接，主要有以下两种类型。

（1）黏着带

黏着带是相邻细胞之间形成的连续带。透射电镜显示，黏着带细胞的质膜间隙为15～30 nm，间隙两侧的质膜通过延伸的跨膜黏着蛋白相互结合。参与形成黏着带的跨膜蛋白是钙黏着蛋白，这是一种钙离子依赖的细胞黏附分子。钙黏附蛋白在质膜中形成同源二聚体，相邻细胞钙黏着蛋白结构形成细胞间横桥连接在一起，胞内区域通过锚定蛋白和肌动蛋白丝连接在一起，使细胞内的微丝束通过锚定蛋白和钙黏着蛋白形成广泛的连接结构，将相邻细胞连在一起。细胞内锚定蛋白包括α、γ联蛋白，黏着斑蛋白，斑珠蛋白和α-辅肌动蛋白等，它们可以形成复杂的多分子复合物并具有锚定肌动蛋白丝的功能。

黏着斑在维持细胞形态和组织器官完整性方面发挥着重要作用，特别是通过为上皮细胞和心肌细胞之间提供强大的结合来抵抗机械张力。此外，在动物胚胎发育过程中，由于微丝的收缩功能，黏着带可使上皮细胞内陷，形成管状或泡状原基，从而对其形态发生起到重要作用。

（2）黏着斑

黏着斑位于上皮细胞的基部，是细胞与细胞外基质局部黏附而形成的黏附。参与黏着斑连接的跨膜黏着蛋白是整联蛋白，其细胞外区域与细胞外基质（主要是纤黏连蛋白与胶原）成分连接，细胞内部分通过锚定蛋白与肌动蛋白丝连接，介导细胞与细胞外基质的黏附。黏着斑部位的锚定蛋白包括踝蛋白、α-辅肌动蛋白、细丝蛋白和纽蛋白等。由于整联蛋白是纤黏连蛋白的受体，因此细胞与细胞外基质之间通过整联蛋白的连接是受体与配体之间的识别和整合。

黏着斑在肌肉细胞和肌腱（主要是胶原）之间的连接中很常见。体外培养细胞常通过黏着斑黏附在培养基质上，它的形成和解离对细胞的扩散和迁移至关重要。黏着斑也参与细胞信号转导。整联蛋白的细胞内部分结合蛋白激酶，如黏着斑激酶（FAK），当整联蛋白与细胞外配体结合时，这些激酶会被激活，引起连锁反应，促进细胞生长和增殖相关基因的转录。

桥粒连接是涉及中间纤维的锚定连接，主要分布于受机械力作用的组织中，如皮肤、心肌、食管、膀胱、子宫、阴道等，提供机械支持并维持组织完整。桥粒位于上皮细胞黏着带的下方，是相邻细胞间的一种斑点状的锚定连接结构。电镜下，桥粒连接处相邻细胞质膜之间的间隙为 20～30 nm，质膜的胞质侧各有一致密的胞质斑，称为桥粒斑（desmosome plaque），其直径约 0.5 μm，是由多种胞内锚定蛋白构成的复合物，是中间纤维附着的部位。许多成束的中间纤维伸向桥粒斑，被更细的纤维系牢在胞质斑上，然后折返形成袢状结构，在不同类型细胞中附着的中间纤维也不同。例如，上皮细胞中主要是角蛋白丝，心肌细胞中为结蛋白。桥粒质膜处的穿膜黏着蛋白为桥粒黏蛋白和桥粒胶蛋白，都属于钙黏着蛋白家族，其胞内部分与桥粒斑相连，胞外部分与相邻细胞的穿膜黏着蛋白相连，蛋白间通过 Ca^{2+} 依赖的黏附机制将相邻细胞连接在一起。相邻细胞的中间纤维通过桥粒斑和穿膜黏着蛋白构成了贯穿整个组织的整体网架，增强了细胞抵抗外界压力与张力的机械强度。

桥粒对维持上皮细胞结构的完整性非常重要。胰蛋白酶、胶原酶、透明质酸酶和 Ca^{2+} 螯合剂等均可破坏桥粒。有些皮肤病与桥粒结构破坏有关，属于自身免疫性疾病，例如，天疱疮是由于患者体内产生的抗桥粒穿膜黏着蛋白抗体破坏了桥粒结构，导致上皮桥粒连接丧失，组织液通过细胞间隙进入皮肤，引起严重的皮肤水疱，如果不及时治疗，病人可能会有生命危险。

半桥粒是上皮细胞基面与基膜之间的连接结构，由于它的结构只涉及一半的桥粒而得名。半桥粒与桥粒的形态类似，但在功能和化学组成上有所不同。半桥粒的胞质斑是细胞内被称为网蛋白的胞内锚定蛋白，可以与细胞内的中间纤维相连。半桥粒处的穿膜黏着蛋白一个是整联蛋白（$\alpha_6\beta_4$），另一个是穿膜蛋白 BP180，它们通过一种特殊的层黏连蛋白附着在基膜上，从而将细胞连接在基膜上。整联蛋白还可将信号从细胞外基质传递到细胞内，影响上皮细胞的形状和活性。

半桥粒的主要功能是将上皮细胞与其下面的基膜结合，防止机械力将上皮细胞与下层组织分离。例如，大疱性类天疱疮是一种自身免疫性疾病，该病患者体内产生的抗体会破坏半桥粒，使表皮基底层细胞脱离基膜，组织液渗入表皮下间隙，导致严重的表皮下水疱。层黏连蛋白和整合素基因突变会引发大疱性表皮松解症，症状类似大疱性类天疱疮。

通讯连接

通讯连接是指大多数生物组织的相邻细胞膜上的一种特殊的连接通道，它可以实现细胞间电信号和化学信号的沟通，从而完成细胞群之间的合作与协调。通讯连接除了具有连接细胞的作用外，还可以在细胞之间形成代谢偶联（metabolic coupling）或电偶联（electrical coupling）。在动物组织中，通讯连接主要由间隙连接（gap junction）介导。神经元之间或神经元与效应细胞之间的突触也是通讯连接。

间隙连接是动物组织中常见的一种细胞连接。除了骨骼肌细胞和血细胞外，动物细胞之间几乎都是通过间隙连接进行交流的。间隙连接处仅 2～3 nm，故又称缝隙连接。超微结构表明,缝隙连接的基本单位是连接子(connexon)。每个连接子由 6 个柱状跨膜蛋白(即连接蛋白亚基)组成,这些亚基环聚在一起形成一个外径 6~8 nm、长度约 7.5 nm、中央直径 1.5~2 nm 的亲水通道。因此,连接子是由 6 个连接蛋白组成的同构或异构六聚体。两个相邻的细胞通过它们各自的连接子相互连接,形成一个细胞间通道,使得相对分子质量小于 1 200 Da 的分子可以通过。不同组织来源的连接子的分子量差别很大,从 24 000 Da 到 46 000 Da 不等。连接子虽然大小不同,但所有的连接子在结构上是相同的,它们都有 4 个 α 螺旋跨膜区域和 1 个细胞质连接环。冷冻蚀刻技术显示,间隙连接通常聚集在一起,形成大小不同的斑块,包含几个到几百个连接子,直径最大可达 0.3 μm。

研究人员从不同的动物组织中分离出了 20 多种构成连接子的蛋白质,它们都属于同一蛋白家族,这些连接子蛋白都具有 4 个保守的 α 螺旋穿膜区。连接子可以是由同一连接子蛋白组成的同源连接子,也可以是由不同连接子蛋白组成的异源连接子。大多数细胞表达一个或多个连接子蛋白,它们组装的连接子在通透性、电导率和可调性上都不同,因此连接子的分布是有组织特异性的。

间隙连接的重要功能是介导细胞间通讯,是一个细胞内的信息通过化学递质或电信号迅速传递给另一个细胞,协调相邻细胞间的功能活动。主要表现为代谢偶联和电偶联。

代谢偶联是指真核细胞的间隙连接允许小的代谢物和信号分子通过,使组织中的大量细胞具有紧密的胞质连接,在协调细胞群的功能活动中发挥重要作用。间隙连接连接子形成的亲水通道,可使相对分子质量在 1 000 Da~1 500 Da 以下的水溶性小分子(如 ATP、单糖、氨基酸、核苷酸、维生素等)从一个细胞迅速传递到另一个细胞,使细胞共享这些重要物质。高活性的调节分子,如 cAMP、Ca^{2+} 和磷酸肌醇(IP3)等也可以通过间隙连接直接协调单个细胞的活性。例如,胰高血糖素可以刺激肝细胞分解糖原,提高血糖。肝细胞与肝细胞膜相应的受体结合后,其内部的 cAMP 浓度升高,cAMP 经通透性增加的间隙连接迅速从一个细胞扩散到周围的肝细胞,使肝细胞共同响应胰高血糖素的刺激。因此,只要部分细胞接收到信号分子,整个细胞群就可以通过代谢偶联间隙连接被激活。

电偶联(也称为离子偶联)是指真核细胞中间隙连接允许带电离子通过并到达相邻细胞,使电信号从一个细胞传递到另一个细胞。电偶联在可兴奋细胞之间广泛存在。例如,心脏窦房结产生的电脉冲通过心肌细胞之间的间隙连接从一个细胞流到另一个细胞,导致它们同步收缩,如果这个连接断了,电偶联消失,心脏就会停止跳动。电偶联在协调小肠平滑肌收缩、控制肠道蠕动方面也起着重要作用。

在胚胎发育过程中,细胞间的代谢偶联和电偶联在控制细胞分化方面发挥着重要作用。间隙连接为影响细胞分化的化学信号和电信号的传递提供了重要途径,为胚胎细胞分化提供了一些位置信息。肿瘤细胞之间的间隙连接减少或消失,提示通讯连接的关闭,这可能是肿瘤细胞失去正常细胞调控并获得自我生长的原因之一。

化学突触介导细胞间的通讯连接。化学突触是可兴奋细胞之间的细胞连接,通过释放神经递质来传递神经冲动。当化学突触传递信号时,神经冲动传播到轴突的末端,导致神经递质小泡释放神经递质,然后神经递质作用于突触后细胞,产生新的神经冲动。化学突触在信息传输的过程中,有一个将电信号转化为化学信号,再将化学信号转化为电信号的过程。与化学突触不同,电突触信号通过间隙连接直接将电信号从一个细胞传递到另一个细胞,因此传播速度更快。化学突触与电突触在神经元之间的通信和中枢神经系统的整合中发挥着重要作用,共同调节和修饰相互独立的神经元群的行为。

第二节 细胞黏附

在动物个体的发育过程中,无论是受精、胚泡植入、形态发生、组织器官形成,都离不开细胞的识别和黏附。在胚胎发育过程中,具有相同表面特征的细胞被识别并黏附在一起,形成内层、中层和外层三个不同的胚层。通过细胞的识别和黏附,具有相同表面特征的细胞聚集在一起形成组织和器官。这种在细胞识别的基础上,相似的细胞聚集形成细胞簇或组织的过程称为细胞黏附。

细胞黏附分子(cell adhesion molecule,CAM)主要介导细胞与细胞之间、细胞与细胞外基质之间的彼此黏着。根据分子结构和功能特点可以将细胞黏附分子分为四类:钙黏着蛋白(cadherin)、选择素(selection)、免疫球蛋白超家族(immunoglobulin superfamily,IgSF)和整联蛋白家族(integrin family)(表 13-2)。大多数细胞黏附分子依靠二价阳离子如 Ca^{2+} 或 Mg^{2+} 发挥作用。这些分子介导的细胞识别和黏附还可以在细胞骨架的参与下形成桥粒、半桥粒、黏着带和黏着斑的锚定连接结构。

表 13-2 细胞表面主要黏附分子家族

黏附分子类型	主要成员	Ca^{2+}/Mg^{2+} 依赖性	胞内骨架成分	参与的细胞连接类型
钙黏蛋白	E/N/P-钙黏蛋白	+	肌动蛋白丝	黏着带
	桥粒-钙黏蛋白	+	中间丝	桥粒
选择素	P-选择素	+		—
免疫球蛋白类	N 细胞黏着分子	—		
血细胞整联蛋白	$\alpha_1\beta_2$	+	肌动蛋白丝	—
整联蛋白	20 多种类型	+	肌动蛋白丝	黏着斑
	$\alpha_6\beta_4$	+	中间丝	半桥粒

细胞黏附分子大多为穿膜糖蛋白,主要由三部分构成:①胞外区,肽链的 N 端部分带有糖链,与配体识别的部位。②穿膜区,多为一次穿膜的 α 螺旋。③胞质区,肽链的 C 端部分一般较小,可与质膜下的细胞骨架成分或胞内的信号转导蛋白结合的部位。

细胞黏附分子通过三种方式介导细胞识别与黏附:①同亲型结合(homophile bonding),即相邻细胞表面的同种黏附分子之间的相互识别与黏附,钙黏着蛋白主要以这种方式介导细胞黏附。②异亲型结合(heterophilic bonding),即两相邻细胞表面的不同种黏附分子之间的相互识别与黏附,选择素和整联蛋白主要以这种方式介导细胞黏附。③连接分子依赖性结合(linker-dependent binding),即相邻细胞黏附分子通过连接分子中介才能相互识别与黏着。

钙黏着蛋白家族

钙黏着蛋白是一类依赖 Ca^{2+} 的同亲型细胞黏着分子,在胚胎发育过程和细胞识别、迁移、组织分化和成体组织器官形成等方面具有重要作用。钙黏着蛋白是一个大的糖蛋白家族,在不同类型的细胞和细胞发育的不同阶段,钙黏着蛋白的类型和数量是不同的。人体中已经鉴定出大约200个钙黏着蛋白成员。不同的钙黏着蛋白有特定的组织分布,通常以它们最初发现的组织类型命名(表13-3)。例如,上皮细胞中的钙黏着蛋白称E钙黏着蛋白,神经组织中的钙黏着蛋白称N钙黏着型蛋白。

表13-3 钙黏着蛋白家族部分成员

名称	主要分布	与细胞连接关系	在小鼠中失活后的表现
E钙黏着蛋白	上皮细胞	黏着连接	胚泡细胞不能聚集在一起,死于胚泡时期
N钙黏着蛋白	神经、心脏、骨骼肌、成纤维细胞	黏着连接及化学突触	因心脏缺陷死于胚胎时期
P钙黏着蛋白	胎盘、表皮	黏着连接	异常乳腺发育
VE钙黏着蛋白	血管内皮细胞	黏着连接	血管异常发育

钙黏着蛋白分子的典型结构为单次穿膜糖蛋白,由700~750个氨基酸残基组成;质膜中常常以同源二聚体的形式存在(图13-2);胞外区由约110个氨基酸残基组成,常折叠成5个重复结构域,Ca^{2+}结合在重复结构域之间,可将胞外区锁定在一起形成棒状结构,赋予钙黏着蛋白刚性和强度。Ca^{2+}结合越多,钙黏着蛋白刚性就越强,如果去除Ca^{2+},胞外区就变得松软塌落,不能相互黏附。所以在细胞培养时,常用阳离子螯合剂EDTA破坏Ca^{2+}或Mg^{2+}依赖性细胞黏附。钙黏着蛋白的胞内部分是高度保守的区域,可以通过胞内衔接蛋白(联蛋白)与肌动蛋白丝连接。钙黏着蛋白胞内部分还与胞内信号蛋白相连,介导信号向细胞内传导,以调整细胞的功能活动。

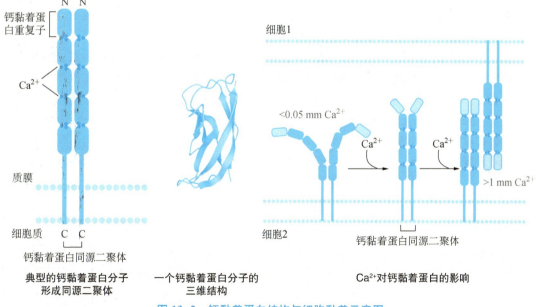

图13-2 钙黏着蛋白结构与细胞黏着示意图

钙黏着蛋白的功能主要有以下四个。

(1) 介导细胞之间的同亲性细胞黏附

在胚胎和成人组织中，特定类型钙黏着蛋白在特定组织细胞上的表达，是同种细胞之间的识别和黏附的分子基础。钙黏着蛋白就是保持上皮细胞相互黏着的主要细胞黏附分子。有实验将编码钙黏着蛋白的 DNA 转染至不表达钙黏着蛋白、也无黏着作用的一种成纤维细胞系(L cell)，可以使这种成纤维细胞之间发生 Ca^{2+} 依赖性的同亲性细胞黏着，表现出上皮细胞一样的聚集，并且膜蛋白出现极性分布，而抗钙黏着蛋白抗体可以抑制这种黏着。

(2) 在个体发育过程中影响细胞分化，参与组织和器官的形成

在胚胎发育过程中，细胞通过调节钙黏着蛋白的表达类型和表达量来确定胚胎细胞之间的相互作用。细胞通过特异性钙黏着蛋白介导的黏附、分离、迁移和再黏附形成新的组织结构。E 钙黏着蛋白是哺乳动物发育过程中最早表达的钙黏着蛋白。当小鼠发育到 8 细胞期时，E 钙黏着蛋白的表达使松散连接的卵裂球细胞紧密黏附。如果用 E 钙黏着蛋白抗体处理细胞，阻止细胞间的黏附，胚胎细胞会死亡并终止早期发育。当神经系统发育形成神经管时，即将形成神经管的外胚层细胞停止表达 E 钙黏着蛋白，转而表达 N 钙黏着蛋白等黏附分子，形成神经管。在进一步的发展中，即将脱离神经管形成神经嵴的细胞又停止表达 N 钙黏着蛋白，N 钙黏着蛋白在神经嵴细胞向神经节迁移并分化为神经元时重新表达。

(3) 参与稳定细胞间的特殊连接

在桥粒中，钙黏着蛋白家族的桥粒黏着蛋白和桥粒胶蛋白的细胞外部分相互重叠并牢固结合，而胞内部分则通过胞质斑与中间丝结合，形成牢固的连接结构。在黏着连接中，钙黏着蛋白通过细胞内锚定蛋白 α 联蛋白和 β 联蛋白与肌动蛋白丝相连，形成牢固的黏附。但另外一些钙黏着蛋白在锚定连接中介导信号向细胞内的传递，如 VE 钙黏着蛋白不仅参与内皮细胞间的黏附，还作为血管内皮生长因子的辅助受体，参与维持内皮细胞存活信号的转导。

(4) 维持细胞间的连接结构

研究人员在多种癌组织中发现细胞表面的 E 钙黏着蛋白减少或消失，这种现象可促进癌细胞从肿瘤组织脱落，成为癌细胞侵袭与转移的前提。上皮-间充质转化(epithelial-mesenchymal transition, EMT)简称 EMT，在胚胎发育、慢性炎症、组织重建、癌症转移和多种纤维化疾病中发挥重要作用，其主要特征是细胞黏附分子表达的减少，上皮细胞失去极性，具有间充质细胞的特征等。通过 EMT 可以使上皮细胞获得较高的迁移与侵袭能力、抗凋亡和降解细胞外基质的能力等特性，因此，EMT 是上皮细胞来源的恶性肿瘤细胞获得迁移和侵袭能力的重要生物学过程。钙黏着蛋白可以维持细胞间的连接结构，阻止细胞活动侵袭及转移扩散，而钙黏着蛋白表达缺失或者表达降低可以促进和诱导 EMT 发生。因此，钙黏着蛋白的表达水平是检测 EMT 发生的一个重要指标，也是检测上皮性肿瘤迁移侵袭能力的一个重要标准。

选择素

选择素是一类依赖于 Ca^{2+} 的异亲性(heterophilic)细胞黏附分子，能特异性识别并结合其他细胞表面寡糖链中的特定糖基序列，在炎症和免疫反应中发挥重要作用。选择素家族包括三个成员：①L 选择素(leukocyte selectin)，它最初被鉴定为淋巴细胞上的归巢受体，后来发现在各种白细胞中均表达。②P 选择素(platelet selectin)，主要位于血小板和内皮细胞上。③E 选择素(endothelial selectin)，主要在活化的内皮细胞上表达。

选择素是单次穿膜糖蛋白，其胞外区由三个独立的结构域组成：N-末端的 C 型凝集素样结构域、表皮生长因子(EGF)样结构域以及与补体调节蛋白同源的结构域。其中 N-末端凝集素结构域是识别特异糖基，参与细胞之间选择性黏附的活性部位。所有选择素均可识别和结合一类特定的糖基，Ca^{2+} 参与该识别黏附过程。EGF 样和 CCP 结构域则具有加强分子间黏附以及参与补体系统调节等作用。

选择素的主要功能是参与白细胞和血管内皮细胞或血小板的识别和黏附，帮助白细胞从血液进入炎症部位。在炎症反应中，内皮细胞表达 E 选择素，用寡糖链识别白细胞和血小板，由于选择素与特定寡糖链在白细胞表面的亲和力很小，且受血流速度的影响，导致白细胞在炎症血管中滚动迁移激活整联蛋白，而整联蛋白介导白细胞与血管内皮细胞紧密结合，使白细胞通过内皮细胞间隙向组织细胞迁移，最终白细胞富集到炎症部位。

免疫球蛋白超家族

免疫球蛋白超家族是一类分子结构中含有类似免疫球蛋白结构域，不依赖 Ca^{2+} 的细胞黏附分子。这些分子的胞外结构域由 1 个或多个类似免疫球蛋白(Ig)的结构域组成，每个 Ig 结构域都是由 90～110 个氨基酸残基通过二硫键连接而成的紧密折叠结构。Ig-SF 成员较为复杂，其中一些介导同亲型细胞黏着，如各种神经细胞黏附分子、血小板内皮细胞黏附分子等。有的介导异亲型细胞黏着，如细胞间黏附分子和血管细胞黏附分子。大多数 Ig-SF 黏附分子介导淋巴细胞和免疫应答所需要的细胞(巨噬细胞、其他淋巴细胞和靶细胞)之间的特异性相互作用。然而，一些 Ig-SF 成员(如 N-CAM)也介导非免疫细胞的黏着。

N-CAM 是目前已知的表达于神经细胞的一类 Ig-SF 黏附分子，由单一基因编码。mRNA 的选择性剪接和不同的糖基化形成了 20 多种不同的 N-CAM，它们的配体也是 N-CAM。所有 N-CAM 的胞外区域均有 5 个免疫球蛋白样结构域，它们通过同亲型黏着机制与相邻细胞同类分子结合，黏附在一起，与神经系统的发育、轴突的生长和再生以及突触的形成密切相关。N-CAM 的遗传缺陷可导致智力迟钝和其他神经系统疾病。除了神经组织外，N-CAM 还可以在肌肉和胰腺等组织中表达。

一些 Ig-SF 成员通过异亲型细胞黏着机制参与细胞黏附。例如，V-CAM 是一类在血管细胞中表达的 Ig-SF 黏附分子的成员，它与白细胞表面的 $\alpha_4\beta_1$ 整合素(配体)结合，导致白细胞沿着内皮细胞滚动并附着在炎症部位的血管内皮上，向外扩散，并分泌水解酶穿过血管壁。

I-CAM 是另一组 Ig-SF 黏附分子，I-CAM 的种类很多，不同 I-CAM 在体内的分布范围有很大的不同。内皮细胞 I-CAM 通过与白细胞表面的整联蛋白分子结合在炎症反应中发挥作用。有些类型仅在 T 细胞、单核细胞和中性粒细胞中表达。I-CAM 在淋巴系统抗原识别、细胞毒 T 淋巴细胞功能和淋巴细胞募集等方面发挥重要作用。

PE-CAM 主要表达于血小板和内皮细胞，既可以同亲性黏着方式又可以异亲性黏着方式与其他黏膜分子结合，在血管内皮细胞的紧密黏附中起主要作用。

整联蛋白家族

整联蛋白是一类依赖于 Ca^{2+} 或 Mg^{2+} 的异亲性细胞黏附分子，介导细胞之间、细胞与细胞外基质之间的相互识别和黏附，具有连接细胞外部信号与细胞内部结构(如细胞骨架)的功能。

整联蛋白家族成员是由 α 和 β 两条链（或称亚基）以非共价键组成的异源二聚体跨膜蛋白。目前已经鉴定出哺乳动物中 18 种不同的 α 亚基和 8 种不同的 β 亚基，它们按照不同的组合存在于细胞表面，已确定出 24 种组合。一种整联蛋白可以分布于多种细胞，一种细胞亦可以表达数种不同的整联蛋白。根据整联蛋白结合配体部位序列的不同，可分为两类：一类配体结合部位为 Arg-Gly-Asp（RGD）序列；另一类为非 RGD 序列。

整联蛋白 α 亚基和 β 亚基均由胞外区、跨膜区和胞质区三个部分组成。两个亚基的胞质区通过二硫键结合在一起，由 α 亚基和 β 亚基胞外区组成的球状头部通过一个刚性的柄部与膜相连。研究人员通过对 α 亚基氨基酸序列的分析，得出该亚基胞外部分的 N 端由 7 个重复结构域构成，每个结构域约由 60 个氨基酸组成，呈现出较为平展的环状结构，据此将其命名为七叶 β 螺旋桨。其中 5、6、7 叶各含有 1 个 Ca^{2+}，α 亚基有 1 个朝向胞外空间的球形 I 结构域，其上含有与配体结合的位点。β 亚基没有 β 螺旋桨，但有 I 结构域或 I 样结构域。某些整联蛋白 β 亚基的 I 结构域可以与纤黏连蛋白、层黏连蛋白等含有 RGD 序列的细胞外基质成分结合（图 13-3）。

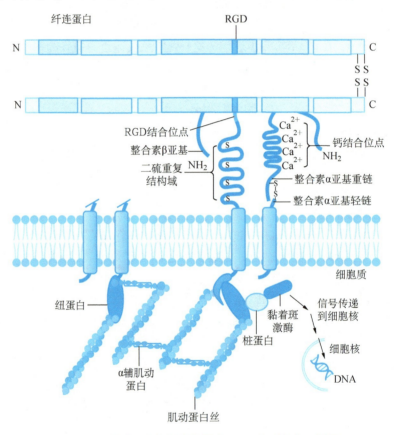

图 13-3　整联蛋白与纤黏连蛋白 RGD 序列结合示意图

整联蛋白的功能主要有以下几方面。

（1）介导细胞间的相互作用

在一些细胞表面有与整联蛋白结合的特异性配体（如 Ig 超家族成员），可以介导细胞间的反应。例如，由 $β_2$ 亚基组成的整联蛋白可以使白细胞附着在感染部位的血管内皮细胞上，促使它们从血管迁移出来，进入炎症部位。

(2) 介导细胞与细胞外基质的相互作用

由 β_1 亚基组成的整联蛋白充当细胞外基质蛋白的受体,其胞外区具有能与许多细胞外基质蛋白结合的位点,如蛋白聚糖、纤黏连蛋白、层黏连蛋白等含有 RGD 序列的结合位点,因此可以使细胞黏附于细胞外基质上。整联蛋白与其配体结合的亲和力通常不是很高,这种低亲和性有利于细胞灵活调节其与细胞外基质成分结合的牢固程度,细胞可以通过膜上这类受体与细胞外基质成分黏附、分离、再黏附、再分离,进行可逆性结合,从而进行迁移。

(3) 在信号转导中起重要作用

整联蛋白与配体结合后聚集成簇,不仅能形成稳定牢固的结合,还能启动信号转导,调控细胞的迁移、增殖、分化、存活和凋亡等行为。整联蛋白的信号转导有两种形式:"由内而外"和"由外而内"。活性状态的整联蛋白可以作为受体介导的信号,从细胞外环境向细胞内传递,称为"由外而内"的信号转导,这种现象最初是在肿瘤细胞中观察到的。大多数肿瘤细胞可以悬浮在液体培养基中生长,而大多数正常细胞必须依附于细胞外基质才能生长和分裂,一旦悬浮在液体培养基中就会死亡。现在人们认为,当贴壁细胞悬浮时,它们不会接收到生长刺激信号,而这些信号通常是由细胞膜上结合配体的整联蛋白发出的。当细胞恶变时,细胞的生存不再依赖于整联蛋白和细胞外配体的结合。整联蛋白聚集在细胞与细胞外基质或其他细胞的接触位点,激活细胞内的一些信号通路,导致 Ca^{2+} 内流、第二信使肌醇磷酸合成、蛋白质上酪氨酸磷酸化。这些由整联蛋白激活的信号影响细胞的形状、运动、生长、增殖、分化和存活。

整联蛋白还能由内而外调节信号的传递。整联蛋白常以非活性形式存在于细胞膜表面。当细胞内事件改变这些整联蛋白在细胞质结构域的构象时,它们可以被激活以增加整联蛋白对配体的亲和力。尽管整联蛋白激活的分子机制尚不清楚,但细胞内信号的启动被认为是整联蛋白激活的原因。例如,在凝血过程中,血小板与受损血管结合或受到其他可溶性信号分子的作用,通过细胞内信号传递,激活血小板细胞膜上的整联蛋白,增加了其对含有 RGD 序列的纤维蛋白原的亲和性。纤维蛋白原作为一个连接者,与整联蛋白相互作用,将血小板聚集在一起,形成血凝块。实验研究表明,含有 RGD 序列的人工合成肽可以竞争性地阻止血小板整联蛋白与纤维蛋白原的结合,从而抑制血凝块的形成。这一发现导致了一种新型非肽抗血栓药物的设计,它类似于 RGD 的结构只与血小板的整联蛋白结合。一些高危血管手术患者可以使用抗 $\alpha_6\beta_3$ 整联蛋白的抗体来预防术后血栓形成。

第三节 细胞外基质的组成与功能

细胞外基质(extracellular matrix,ECM)是由细胞合成分泌到胞外、分布在细胞表面或细胞之间的大分子,主要包括多糖、蛋白质、蛋白多糖及各种纤维。这些物质可以形成复杂的网络结构,支持和连接组织结构,调控组织发生和细胞生理活动。细胞外基质是组织的重要组成部分,但不属于任何细胞。它是细胞生命代谢活动的分泌产物,构成细胞总体生存和功能活动的直接微环境。

大多数哺乳动物细胞之间都有复杂的细胞外基质。细胞外基质由三部分组成:①氨基聚糖和蛋白聚糖。②结构(纤维)蛋白,如胶原蛋白、弹性蛋白等。③非胶原蛋白,如纤黏连蛋白和层黏连蛋白等。ECM 主要与细胞膜上的受体如整联蛋白结合,与细胞形成相互的结构连接。

动物组织中细胞外基质的含量因组织类型而异。例如，上皮组织、肌肉组织、大脑和脊髓的细胞外基质含量少，而结缔组织的细胞外基质含量最高。细胞外基质的组成和组装由产生的细胞决定，并适应组织的特定功能。例如，角膜的细胞外基质是一层柔软透明的层，而肌腱的细胞外基质则像绳索一样坚韧。

细胞外基质不仅具有静态的支撑、连接、保水与保护等物理功能，而且具有动态特点，可全面影响并调控细胞行为。细胞通过细胞外基质执行各种功能，两者相互依赖，使细胞之间紧密相连，形成各种组织器官，成为一个完整的有机体。研究表明，细胞外基质不仅支持和保护组织细胞，而且与细胞增殖、分化、代谢、识别、黏着、迁移等基本生命活动密切相关。细胞外基质结构和功能的异常与组织器官纤维化、肿瘤恶性转化、浸润以及组织创伤修复等病理过程密切有关。

细胞外基质的主要组分

细胞外基质结构由凝胶样基质和纤维网组成，氨基聚糖（glycosaminoglycan, GAG）和蛋白聚（proteoglycan）糖形成凝胶状基质，纤维网络主要由胶原（collagen）、弹性蛋白（elastin）、纤黏连蛋白和层黏连蛋白组成。

（1）氨基聚糖和蛋白聚糖

氨基聚糖是由重复二糖单位构成的直链多糖，其二糖单位通常由氨基己糖（N-氨基葡萄糖或 N-氨基半乳糖）和糖醛酸组成，但硫酸角质素中糖醛酸由半乳糖代替。氨基聚糖根据组成糖基、连接方式、硫酸化程度及位置的不同可以分为 7 种（表 13-4）：透明质酸、硫酸软骨素（4-硫酸软骨素、6-硫酸软骨素）、硫酸角质素、硫酸皮肤素、硫酸乙酰肝素和肝素。

表 13-4 7 种氨基聚糖的糖基组成及主要组织分布

氨基聚糖	二糖结构单位的糖基组成		硫酸基	主要组织分布
透明质酸	D-葡萄糖醛酸	N-乙酰氨基葡萄糖	—	皮肤、结缔组织、软骨、滑液、玻璃体
4-硫酸软骨素	D-葡萄糖醛酸	N-乙酰氨基半乳糖	+	皮肤、骨、软骨、动脉、角膜
6-硫酸软骨素	D-葡萄糖醛酸	N-乙酰氨基半乳糖	+	皮肤、骨、动脉、角膜
硫酸角质素	D-半乳糖	N-乙酰氨基葡萄糖	+	软骨、椎间盘、角膜
硫酸皮肤素	D-葡萄糖醛酸	N-乙酰氨基半乳糖	+	皮肤、血管、心脏、心瓣膜
硫酸乙酰肝素	D-葡萄糖醛酸	N-乙酰氨基葡萄糖	+	肺、动脉、细胞表面
肝素	D-葡萄糖醛酸	N-乙酰氨基葡萄糖	+	肝、肺、皮肤、肥大细胞

氨基聚糖一般由不超过 300 个单糖组成，最大相对分子量小于 50 kDa。氨基聚糖链是刚性的，它们不会像多肽链那样折叠成密集的球形结构。此外，氨基聚糖具有很强的亲水性，因此硫酸氨基聚糖（GAG）倾向于形成扩展性构象。氨基聚糖这种构象占据了很大的空间，并且可以在非常低的温度下形成凝胶。

透明质酸是 7 种氨基聚糖中相对分子质量最大的，也是唯一不含硫酸基的氨基聚糖。透明质酸最多可由 10 万个单糖组成，在溶液中呈不规则的卷曲。如果将糖链分子拉直，长度可达 20 μm 以上。透明质酸被认为是细胞外基质中氨基聚糖的原始形式，由葡萄糖醛酸和乙酰氨基葡萄糖二糖结构单位重复排列、聚合组成。

透明质酸广泛分布于各种动物组织的细胞外基质和体液中,其分子表面含有大量的羧基和亲水基团。$COOH^-$基团可以与阳离子结合,增加离子浓度和渗透压,使大量水分子被吸收到基质中。亲水性基团可以结合大量水分子,形成黏性水化凝胶,占据较大的空间。透明质酸的这种物理化学特性使组织具有强大的抗压能力,并起到润滑剂的作用。在早期胚胎或创伤组织中合成丰富的透明质酸可促进细胞增殖,促进细胞迁移。然而,细胞增殖和迁移一旦结束,黏连开始发生,透明质酸就被活性的细胞外基质透明质酸酶降解。同时,细胞表面透明质酸受体减少,细胞就会进入分化状态。由此推断,透明质酸可能具有在防止细胞增殖到足够数量及迁移到既定位置之前过早发生分化的重要作用。

透明质酸与其他6种氨基聚糖一起参与细胞外基质中蛋白聚糖的组成。除了透明质酸和肝素外,其他氨基聚糖可与核心蛋白共价结合形成蛋白聚糖。蛋白多糖是由氨基多糖(透明质酸除外)与核心蛋白共价结合形成的高分子量复合物,它们是含糖量非常高(占总分子量的90%~95%)的糖蛋白。核心蛋白是一种单链多肽,1个核心蛋白分子可以连接1到100个相同或不同的糖胺聚糖形成蛋白聚糖单体。几种蛋白聚糖单体可以通过非共价键结合透明质酸形成蛋白聚糖多聚体。已知软骨中的蛋白聚糖复合物是较大的分子,其氨基聚糖是硫酸软骨素和硫酸角质素,每个复合体都有数百万的相对分子量,有几微米长,这些蛋白聚糖赋予软骨凝胶状的特性和抗变形能力。

蛋白聚糖的核心蛋白肽链在粗面内质网核糖体上合成,多糖侧链装配到核心蛋白上,是在高尔基复合体中进行的。蛋白聚糖具有多态性,可以包含不同氨基酸序列的核心蛋白以及不同长度和组成的各种多糖链。每一种蛋白聚糖都有其独特的结构,其功能由各自的核心蛋白和氨基多糖决定。蛋白聚糖不全是细胞外基质成分,也有质膜的整合成分,可与胶原、纤黏连蛋白及信号分子结合。胞内区肽段则与膜下细胞骨架和细胞皮层内的信号蛋白相互作用,介导细胞与细胞外基质的结合,并传递细胞内和细胞外的信息。

氨基聚糖和蛋白聚糖普遍存在于动物体内各种组织中,在结缔组织中含量最高,其功能主要有以下几个方面。①使组织具有弹性并能抵抗压力。氨基聚糖和蛋白聚糖可以构成高度水合的细胞外凝胶基质,使组织具有渗透压和膨胀压,并具有抗张力、反弹力和机械压力的缓冲作用,在维持组织形态和防止机械损伤方面发挥重要作用。软骨中大量的蛋白聚糖复合体使其具有良好的弹性和抗压能力。②有选择性地输送物质。由于糖基的高亲水性,可以构成高度水化的有孔胶状物,孔的大小和电荷密度可以调节分子和细胞的通透性,具有分子筛的作用,水、离子、各种营养小分子、代谢物、激素、维生素和细胞因子可选择性透过。肾小球基底膜中的硫酸软骨素蛋白聚糖对原尿的滤过作用就是此项功能的体现。③角膜中的蛋白聚糖具有透光的特性。角膜主要含有硫酸软骨素和硫酸角质素。由于角膜高度硫酸化,基质脱水变得致密,阻止血管的形成,使角膜柔软透明,同时角质化有保护作用。④氨基聚糖具有抗凝血作用。肝素、蛋白聚糖可与某些凝血因子结合,具有抗凝血作用。肝素蛋白聚糖通常以单体形式存在,由血管附近的肥大细胞分泌,储存在肥大细胞颗粒中,当受到刺激时,释放到血液中并与抗凝酶结合,抑制凝血因子,具有抗凝血作用。⑤细胞表面的蛋白聚糖有传递信息作用。在成纤维细胞和表皮细胞质膜内的黏结蛋白聚糖,其胞外区硫酸乙酰肝素蛋白聚糖可与多种细胞外基质、生长因子等信号分子结合,将细胞外信号传递到细胞内,引起细胞内的生物学效应。⑥氨基聚糖和蛋白聚糖与组织衰老有关。氨基聚糖和蛋白聚糖的种类和数量随年龄的变化而变化,与组织发育过程中的功能相对应。例如,在胚胎发育的早期阶段,透明质酸的产量特别高,可以促进细胞增殖、迁移和阻止细胞分化。透明质酸和硫酸软骨素是很好的保水物质,3个月大的胎儿的皮肤中这两种物质的含量比成年人的皮肤丰富20倍。随着年龄的增长,这两种物质的含量逐渐减少,其中一些逐渐被硫酸皮肤素所取代。关节软骨中的蛋白聚糖也随着年龄的增长而减少,硫酸软骨素逐渐被硫酸角质素所取代。随着个体年龄的增长,蛋白聚糖中糖类的比例降低,导致组织的饱水性和弹性降低。

(2) 胶原与弹性蛋白

胶原是动物中分布最广泛、数量最丰富、种类最多样的纤维蛋白家族,存在于各种器官和组织中的胶原蛋白占人类蛋白质总量的30%以上。胶原蛋白和弹性蛋白赋予细胞外基质强度和韧性,可由成纤维细胞、软骨细胞、成骨细胞和某些上皮细胞合成分泌。

典型的胶原分子呈纤维状,是由3条α多肽链盘绕而成的三股螺旋结构,长300 nm,直径1.5 nm,称为原胶原。每条α肽链的氨基酸组成和排列独特,含有丰富的甘氨酸(Gly)和脯氨酸(Pro),其中甘氨酸含量占30%左右,脯氨酸及羟脯氨酸约占25%。α肽链中的氨基酸组成规律的 Gly-X-Y 三肽重复序列,通常 X 为脯氨酸,Y 常为羟脯氨酸或羟赖氨酸。由于三肽重复序列中甘氨酸的相对分子质量最小,肽链卷曲成规律的α-螺旋结构,而肽链的羟基化和糖基化使肽链相互交联,最终形成稳定的3α-螺旋结构。

目前已经发现的胶原有20余种,由不同的结构基因编码,具有不同的化学结构及免疫学特性。Ⅰ、Ⅱ、Ⅲ、Ⅴ和Ⅺ型胶原为有横纹的纤维型胶原。不同组织中胶原的含量和种类不同,目前了解最多且较为常见的几种胶原类型中,Ⅰ、Ⅱ、Ⅲ型胶原在组织中的含量最为丰富。皮肤组织以Ⅰ型胶原为主,Ⅲ型胶原次之。Ⅱ型胶原是软骨组织中的主要胶原成分,Ⅲ型胶原则是血管组织中最多的胶原成分,Ⅳ型胶原的分布仅局限于各种基膜中。肝脏中含量较高的胶原类型有Ⅰ、Ⅲ、Ⅳ、Ⅴ、Ⅵ、Ⅹ和Ⅶ等型。正常人肝脏的Ⅰ型与Ⅲ型胶原的比为1∶1,各占33%左右。肝纤维化和肝硬化时,肝脏胶原含量可增加数倍,且Ⅰ型与Ⅲ型胶原的比值可增加到3∶1左右。

根据胶原的结构和功能,可将其分为7类,如表13-5所示。

表13-5 胶原主要类型及其特性

类型	分子式	聚合形式	组织分布	突变类型
Ⅰ	$[\alpha_1(I)]_2[\alpha_2(I)]$	纤维	皮肤、肌腱、韧带、骨、角膜等	严重的骨缺陷和断裂
Ⅱ	$[\alpha_1(II)]_3$	纤维	软骨、脊索、玻璃体等	软骨缺陷、矮小
Ⅲ	$[\alpha_1(III)]_3$	纤维	皮肤、血管等	皮肤易破、关节松软、血管易破
Ⅴ	$[\alpha_1(V)]_2[\alpha_2(V)]$	纤维(结合Ⅰ型胶原)	与Ⅰ型胶原共分布	皮肤易破、关节松软、血管易破
Ⅺ	$\alpha_1(XI)\alpha_2(XI)\alpha_3(XI)$	纤维(结合Ⅱ型胶原)	与Ⅱ型胶原共分布	近视、失明
Ⅸ	$\alpha_1(IX)\alpha_2(IX)\alpha_3(IX)$	与Ⅱ型胶原侧面结合	软骨	骨关节炎
Ⅳ	$[\alpha_1(IV)]_2[\alpha_2(IV)]$	片层状(形成网络)	基膜	血管球形肾炎、耳聋
Ⅶ	$[\alpha_1(VII)]_3$	锚定纤维	复层鳞状表皮下方	皮肤起疱
XVII	$[\alpha_1(XVII)]_3$	非纤维状	半桥粒	皮肤起疱
XVIII	$[\alpha_1(XVIII)]_3$	非纤维状	血管基膜	近视、视网膜脱落、脑积水

胶原蛋白的基本结构单位是由 3 条多肽链组成的三股右手超螺旋结构原胶原（tropocollagen）分子。在此基础上，不同的原胶原分子按阶梯式排列，通过侧向共价结合相互交联，聚合形成不同直径和长度的胶原原纤维（collagen fibril）。与大多数分泌蛋白的合成和修饰相似，胶原的合成和组装始于内质网，在高尔基复合体中修饰，最后在细胞外组装成胶原原纤维（图 13-4）。

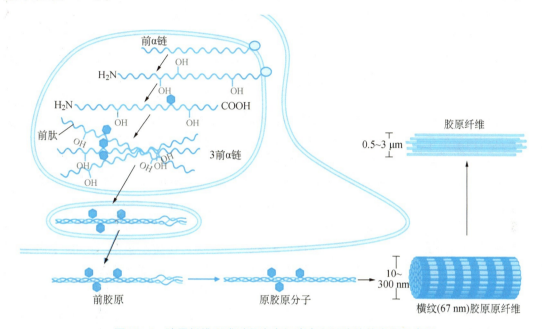

图 13-4　胶原纤维形成过程中在细胞内和细胞外的变化示意图

胶原合成时，首先在粗面内质网附着核糖体上合成前 α 链。前 α 链不仅含有内质网信号肽，而且在其 N 端和 C 端还各含有一段不含 Gly-X-Y 序列的前肽（prepeptide）。新合成的前 α 链进入内质网腔后，信号肽被切除，肽链中的脯氨酸和赖氨酸被羟基化成羟脯氨酸和羟赖氨酸，其中一些羟赖氨酸残基被部分糖基化修饰。随后 3 条前 α 链的 C 端前肽借二硫键形成链间交联，使 3 条前 α 链对齐排列，并从 C 端向 N 端聚合形成三股螺旋结构。这种带前肽的三股螺旋胶原分子被称为前胶原（procollagen），其两端的前肽部分保持非螺旋卷曲。然后前胶原分子进入高尔基复合体，经过进一步糖基化修饰被包装进分泌小泡，分泌到细胞外。

在正常情况下，胶原的更新率较慢，如骨胶原分子的半衰期可达 10 年，但在伤口修复或炎症反应的早期，胶原的转化率加快，并伴有胶原类型的转化。胶原分子可被胶原酶降解，胶原酶的激活和抑制在调节胶原的转化率中起着重要作用。创伤组织癌变组织中，胶原酶活性明显升高。胶原酶抑制剂可由结缔组织合成。激素可调节胶原酶的合成和降解，如糖皮质激素可诱导胶原酶的合成，雌二醇和孕酮可控制子宫胶原的降解。

胶原在不同的组织中发挥不同的功能。例如，哺乳动物皮肤中的胶原被编织成一张网，分布在皮下的结缔组织中，用来抗衡来自不同方向的张力；肌腱起着连接肌肉和骨骼的作用，肌腱中的胶原纤维沿肌腱长轴平行排列，与承受张力的方向一致，使肌腱具有较强的韧性；在角膜中，胶原形成了一种有序的胶合板状多层结构，使角膜既透明又有强度；Ⅲ型胶原形成包围着腺泡、骨骼和平滑肌细胞的微观纤维网；Ⅳ型胶原在各种上皮细胞的基膜上形成三维网状结构。胶原与细胞外基质的各种成分结合,将基质组织起来,与细胞表面受体结合连成组织和器官。

人体的一些组织和器官在发挥生理功能的过程中,不仅需要强度,还需要弹性。例如,皮肤、血管和肺组织在受到外力的拉动后可以迅速恢复,这就是弹性蛋白形成的弹性纤维网络赋予组织的特性。弹性蛋白是弹性纤维的主要成分,是一种高度疏水的非糖基化纤维蛋白,由两种短肽交替排列构成,一种短肽约含 750 个氨基酸残基,肽链中富含甘氨酸和脯氨酸,不发生糖基化修饰;另一种短肽为富含丙氨酸和赖氨酸残基的 α 螺旋,负责在相邻分子间形成交联。弹性蛋白在细胞中合成后,随即以可溶性前体原弹性蛋白(tropoelastin)的形式分泌到细胞外,通过赖氨酸残基之间相互交联,装配成弹性纤维网。由于弹性蛋白的无规则卷曲及高度交联,所以弹性纤维网可以像橡皮条一样伸长与回缩,其生产能力比同样截面的橡皮条高大约 5 倍,弹性纤维与胶原纤维相互交织,分别赋予组织弹性和抗张力弹性,蛋白的降解主要由弹性蛋白酶催化。弹性蛋白的氨基酸组成类似于胶原,也富含甘氨酸及脯氨酸,但很少含羟脯氨酸,不含羟赖氨酸,也没有胶原的 Gly-X-Y 序列,所以不形成规律的三股螺旋结构。

弹性蛋白被微原纤维外壳包围。微原纤维直径约为 10 nm,由几种不同的糖蛋白组成,其中较大的是原纤维蛋白(fibrillin),它是保持弹性纤维完整性必需的成分。原纤维蛋白的基因突变会导致一种叫作马凡综合征的遗传性疾病。这种疾病涉及富含弹性纤维的组织,患者可能会出现骨骼和关节畸形,身体异常瘦长,严重的容易发生主动脉破裂。在发育中的弹性组织中,糖蛋白微原纤维常常先于弹性蛋白出现,可能是弹性蛋白附着的框架,对于弹性蛋白分子组装成弹性纤维具有组织作用。在老年人的组织中,弹性蛋白产生较少,降解较多,导致组织失去弹性。

(3) 非胶原糖蛋白

非胶原糖蛋白是细胞外基质中除胶原和弹性蛋白(纤维蛋白的两种主要类型)外的另一种重要的蛋白质成分。到目前为止,已经发现的有几十种。它们作为多功能大分子,通常具有多个结构域,可与多种细胞及细胞外基质成分结合,直接影响细胞的生存、增殖、分化、黏着、迁移等。目前对非胶原糖蛋白结构和功能了解最多的是纤黏连蛋白和层黏连蛋白。

纤黏连蛋白是发现于细胞外基质中最早的非胶原性糖蛋白之一,它是一种高分子量的非胶原糖蛋白,含糖量为 4.5%~9.5%,含糖量因组织和分化状态的不同而不同。纤黏连蛋白有两种形式:一种是可溶性纤黏连蛋白,主要存在于血浆和各种体液中,由肝实质细胞分泌,一小部分产生于血管内皮细胞,称为血浆纤黏连蛋白;另一种是不溶性纤黏连蛋白,主要存在于细胞外基质(包括一些基底膜)和细胞表面,主要由间充质细胞分泌,称为细胞纤黏连蛋白。

各种纤黏连蛋白均有相似的亚单位(分子量为 220~250 kDa)组成。血浆纤黏连蛋白是由两条相似的肽链形成的二聚体,两条肽链在 C 端借二硫键交联形成"V"字形(图 13-5)。细胞纤黏连蛋白为二聚体交联后形成的多聚体。目前在人体中已经鉴定的纤黏连蛋白亚单位有 20 种以上,它们是由同一基因编码的产物转录后,由于拼接上的不同而形成的多种异型分子,具有不同的生物学功能。不同组织来源的纤黏连蛋白亚单位在结构上稍有区别,每条肽链约含 2 450 个氨基酸残基,构成线性排列的 5~6 个杆状功能区,各功能区之间的短肽连接部位可以折屈,并对蛋白酶敏感,因此可以通过胰蛋白酶的水解来分离这些功能区之间的短肽,研究各功能区的功能。现已证实,分离下来的不同杆状功能区含不同的大分子结合位点,可分别与不同生物大分子或细胞表面受体结合,如可以与 I、II、IV 型胶原,肝素,凝血因子,纤维蛋白及细胞表面受体等结合。

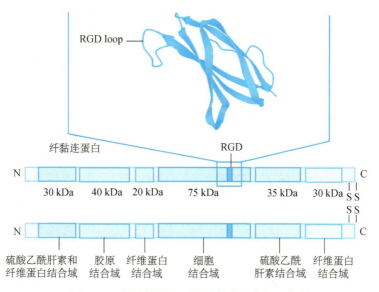

图 13-5　纤黏连蛋白二聚体的分子结构示意图

纤黏连蛋白在肽链中的某些特殊短肽序列，如 Arg-Gly-Asp(RGD)三肽是细胞表面各种纤黏连蛋白受体识别并结合的最小结构单位。如果该结构区发生突变或缺失，则纤黏连蛋白与细胞的黏附活性会显著下降。一些含有 RGD 序列的短肽，可与纤黏连蛋白竞争结合细胞膜上的纤黏连蛋白受体，因此这种短肽序列具有抑制细胞同纤黏连蛋白结合的作用。但 RGD 序列并不是纤黏连蛋白所独有的，许多细胞外基质蛋白都含有这种序列。该序列可以被细胞表面受体中的整联蛋白所识别。因此，所谓的 RGD 序列就是指存在于纤黏连蛋白和某些细胞外基质蛋白肽链中的"精氨酸-甘氨酸-天冬氨酸"三肽序列，可被细胞表面的一些整联蛋白识别并与之结合。

纤黏连蛋白主要的功能表现为可以介导细胞黏着，促进细胞的迁移与分化，它可以同时与细胞外基质中多种生物大分子结合，介导细胞与细胞外基质、细胞之间的相互黏着，调节细胞的形状和细胞骨架的聚合与解聚，促进细胞的铺展，加速细胞的增殖与分化。在黏着斑处，纤黏连蛋白受体通过纤黏连蛋白介导细胞外与胞外基质黏附。细胞可以通过黏着斑的形成与解离，影响细胞骨架的组装与去组装，调节细胞的迁移活动。在胚胎发育早期，细胞分泌大量的纤黏连蛋白，促进细胞迁移。例如，在神经管形成时，神经嵴细胞从神经管的背侧迁移到胚胎特定区域，分化成神经节、色素细胞等不同类型的细胞。如果注射纤黏连蛋白受体的抗体或含 RGD 序列的短肽，就阻断了细胞的迁移。血浆中的纤黏连蛋白还能促进血液凝固和创伤面的修复，血浆纤黏连蛋白能与血浆纤维蛋白结合，在伤口处吸引成纤维细胞、平滑肌细胞和内皮细胞向伤口迁移，形成肉芽组织，然后形成瘢痕。

层黏连蛋白是胚胎发育过程中出现最早的细胞外基质成分，同时也是基膜的主要结构组分之一。层黏连蛋白与Ⅳ型胶原一起构成基膜，是一种含糖量很高(占 15%～28%)的糖蛋白，具有 50 条左右 N 连接的糖链，是迄今所知最复杂的糖蛋白。层黏连蛋白分子量为 820～850 kDa，是由一条重链(α 链)和两条轻链(β 链与 γ 链)借二硫键交联形成非对称的"十"字形分子构型。构成层黏连蛋白的三条不同多肽链，以其各自的 N 端序列形成了层黏连蛋白非对称"十"字形分子结构的三条短臂，每一短臂上都有相间排列的两个或三个球区和短杆区。层黏连蛋白"十"字形结构的长臂杆状区域,为三条组成肽链的近 C 端序列所共同构成。长臂末端则由位于三条肽链中间的一条 α 肽链 C 端序列的高度卷曲而形成一个较大的球状结构,这是与肝素结合的部位。目前已发现的层黏连蛋白分子结构亚单位有 $α_1$、$α_2$、$α_3$、$β_1$、$β_2$、$β_3$、$γ_1$ 和 $γ_2$ 8 种,分别由 8 个不同的结构基因编码,这些亚单位可以组合形成至少 7 种类型的层黏连蛋白。

层黏连蛋白是基膜的主要成分,在基膜的基本框架结构和组装中起着关键作用。层黏连蛋白分子也有被上皮细胞、内皮细胞、神经细胞、肌细胞及多种肿瘤细胞表面层黏连蛋白受体识别与结合的 RGD 三肽序列,使细胞黏附、固定、生长、铺展、保持一定形态。层黏连蛋白可以通过与细胞的相互作用,间接或直接控制细胞的黏附、迁移、分化、增殖或凋亡等活动以及基因表达。层黏连蛋白还能帮助神经元在体外存活,并在缺乏神经生长因子的情况下促进中枢和外周神经元轴突的生长。

基膜(basilar membrane)又称基底膜,是一种由细胞外基质特化而成的柔软、坚韧的网膜结构,厚度为 40~120 nm,在不同的组织结构中以不同的形式存在(图 13-6)。在肌肉和脂肪等组织中,基膜包围着细胞;在肺泡和肾小球中,基膜位于两层细胞之间。在各种上皮和内皮组织中,基膜是细胞底部的支撑点,并将细胞与结缔组织隔离开来。

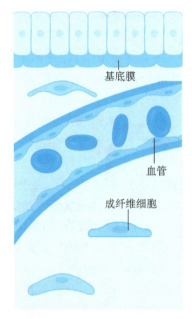

图 13-6 基膜的分子结构模型示意图

构成基膜的绝大多数细胞外基质组分都是由位于基膜上的细胞所分泌产生的,在基膜中主要有 5 种普遍存在的蛋白成分:①Ⅳ型胶原。非连续三股螺旋形结构的Ⅳ型胶原以及 C 端球状头部之间的非共价键结合及 N 端非球状尾部之间的共价交联,形成了构成基膜基本框架的二维网络结构。②层黏连蛋白。层黏连蛋白以其特有的非对称型十字结构,相互之间通过长臂、短臂臂端的相连装配成二维纤维网络结构,并通过内联蛋白与Ⅳ型胶原二维网络相连接。层黏连蛋白还可以与细胞膜整合蛋白相结合。③内联蛋白(endonexin)。分子呈哑铃状,在基膜的组装中具有重要作用,它不仅形成Ⅳ型胶原纤维网络与层黏连蛋白纤维网络之间的连桥,还可以协助细胞外基质中其他成分的结合。④渗透素(perlecan),是一种大的硫酸类肝素蛋白聚糖分子,可以与许多细胞外基质成分和细胞表面分子交联结合。⑤核心蛋白多糖(decorin),是一种主要存在于结缔组织中与胶原纤维相关的蛋白多糖,有多种生物活性,能调节和控制组织形态发生、细胞分化、运动、增殖及胶原纤维形成等过程,对防止组织和器官纤维化的发生具有重要意义。

基膜不仅对上皮组织起结构支撑作用,而且在上皮组织和结缔组织之间起结构连接作用,同时还具有调节分子通透性以及作为细胞运动的选择性通透屏障。例如,在表皮细胞层下的基膜可阻止结缔组织中的成纤维细胞进入表皮,而允许参与免疫作用的白细胞穿过基膜进入表皮内。基膜对分子的通透具有高度选择性,如肾小球基膜在原尿形成过程中,可以阻挡血液中细胞及蛋白质的透过,起选择性滤过作用。此外细胞的形态、极性、细胞代谢、质膜上蛋白质的分布、细胞存活、增殖、分化、迁移等许多生命活动现象均与基膜有密切联系。

细胞外基质与细胞的相互作用

生物体的组织由细胞和细胞外基质组成,两者关系密切。一方面,细胞通过控制基质组分的合成和降解来决定细胞外基质的组成。另一方面,细胞外基质对细胞的各种生命活动有重要的影响。它们相互依赖、相互关联,共同决定一个组织的结构和功能。

细胞外基质影响细胞的形态。细胞的形态与其特定的生存关系密切相关,同一细胞在不同的环境中具有不同的形态。体外实验表明,几乎所有的组织细胞从组织中分离出来后,处于单一的自由悬浮状态时,都是球状的。同一细胞在不同的细胞外基质上黏附和铺展时才会表现出不同的形态。例如,上皮细胞只有黏附基膜时才表现出极性,并通过细胞连接形成柱状上皮。

细胞外基质影响细胞的存活和死亡。人体大多数类型的细胞都需要黏附一定的细胞外基质才能生存,细胞外基质在细胞的生存和死亡中起着非常重要的作用。例如,上皮细胞和内皮细胞一旦脱离细胞外基质就会发生凋亡。这种细胞失去基质、缺乏黏附,导致细胞凋亡的现象称为失巢凋亡(anoikis)。失巢凋亡主要是由于细胞与细胞外基质分离后,细胞骨架松散,使线粒体释放细胞色素 C 从而活化 caspase 凋亡途径,导致细胞凋亡。当细胞通过整联蛋白黏附于细胞外基质时,能够激活细胞存活相关的信号转导通路(signaling pathway),维持细胞存活。

细胞外基质调节细胞增殖。体外细胞培养实验证实,大多数细胞仅在一定的细胞外基质上黏附并铺展,才能使细胞周期运转,这种现象被称为贴壁依赖性生长(anchorage dependent growth)。细胞的这一特点是由于细胞在黏附于基质时,可以通过整联蛋白介导,将各种生存和增殖信号传递到细胞内,最终影响相关基因的表达。整联蛋白主要通过 MAPK 途径调控细胞增殖。MAPK 信号通路是真核细胞调控细胞增殖和凋亡的关键途径。肿瘤细胞的增殖失去了贴壁依赖性,可在悬浮状态下增殖。

细胞外基质参与细胞分化的调控。细胞外基质的多种组分可以通过与细胞表面受体特异性结合,触发细胞内信号传递的一些连锁反应,影响核基因的表达。调控细胞分化实验表明,特定的细胞外基质可以使某些类型的细胞撤离细胞周期而进入分化状态。例如,内皮细胞在胶原基质上培养时进行增殖,在层黏连蛋白基质上则停止增殖进行分化,形成毛细血管样结构。

细胞外基质影响细胞迁移。细胞迁移在个体发生、成体组织再生和创伤修复过程中起着非常活跃的作用。在细胞迁移过程中，细胞发生黏附与去黏附、细胞骨架组装与去组装等，都依赖细胞外基质的影响。细胞通过基膜迁移需要基质成分的局部降解，在这个过程中，基质金属蛋白酶、胶原酶等基质金属蛋白酶通过分解局部的基质成分开辟道路，促进细胞迁移。蛋白酶抑制剂可以阻断细胞迁移。当白细胞穿过血管筋膜迁移到炎症或创伤部位时，或在肿瘤细胞侵袭和转移时，就会发生这种情况。

细胞外基质是由其所在不同组织的细胞以不同的组成、含量和形式合成和分泌的。同一个体的不同组织在不同的发育阶段产生不同的细胞外基质。例如，胚胎结缔组织的细胞外基质主要产生Ⅲ型胶原、透明质酸和弹性蛋白；成年结缔组织中成纤维细胞产生的细胞外基质以Ⅰ型胶原、纤黏连蛋白等为主要成分。

细胞外基质成分的降解是在细胞控制下进行的。细胞分泌的蛋白水解酶催化细胞外基质成分的降解。细胞外基质成分是被细胞分泌的基质金属蛋白酶和丝氨酸蛋白酶家族联合降解的。基质金属蛋白酶家族是一类 Zn^{2+} 和 Ca^{2+} 依赖的蛋白酶（胶原酶、凝胶酶、基质溶解素、弹性蛋白酶等）。胶原酶具有高度的特异性，可以切割蛋白质上的特定位点。这种局部降解的方式既能保持基质结构的完整性，又为细胞迁移开辟了道路。细胞还可以分泌基质金属蛋白酶和丝氨酸蛋白酶抑制剂来控制蛋白酶的作用范围和程度。细胞外基质成分的调控在创面修复、组织重塑和细胞迁移中发挥着重要作用。

第四节　细胞微环境与疾病

微环境与细胞衰老

衰老细胞的微环境主要由细胞相关分泌表型（senescence-associated secretory phenotype, SASP）和细胞外囊泡（extracellular vesicles, EVs）组成。SASP 的主要成分包括炎性因子、趋化因子、生长因子和蛋白酶。细胞外囊泡作用方式与 SASP 相似，被认为是调控衰老微环境的重要因素。衰老微环境相关因子通过两种方式来推动衰老进程，一种以自分泌方式促进生长阻滞；另一种以旁分泌方式将衰老表型传递给周围细胞。下面介绍微环境中相关成分改变对细胞衰老的影响。

(1) 炎性细胞因子

白细胞介素（IL）是常见的 SASP 炎性细胞因子，它包括 IL-1α、IL-1β、IL-6 和 IL-8 等。SASP 炎性因子之间会相互影响，当跨膜受体 Notch 的活性上升时，SASP 的分泌作用增强，IL-1α 以自分泌方式增加 IL-6 和 IL-8 的产物。IL-6 和 IL-8 在衰老细胞中增强细胞生长阻滞。此外，炎性因子还与干细胞的分化能力有关。骨髓间充质干细胞通过分泌 IL-6、IL-1β 等衰老炎性因子促进骨吸收和减少骨形成，导致其成骨分化能力下降，骨质疏松的发生也与之相关，而骨质疏松是机体衰老的重要表现。

(2) 趋化因子和生长因子

趋化因子和生长因子也是 SASP 中的重要成分，趋化因子包括 CC 和 CXC，已证实由衰老细胞分泌的趋化因子主要包括 CXCL-1、CXCL-2 及 CCL-2，它们通过与自己 G 蛋白相关的跨膜受体（趋化因子受体）相互作用发挥其生物学效应。早期的 SASP 主要由 TGF-β 家族成员组成,它可以诱导附近的细胞变老。癌基因激活诱导的细胞衰老伴随着 Notch1 动态波动,而 Notch1 与 TGF-β 的分泌相关。

(3) 蛋白酶

蛋白水解酶包括常见的基质金属蛋白酶,因其需要 Ca^{2+}、Zn^{2+} 等金属离子作为辅助因子而得名,例如 MMP-1、MMP-2 和 MMP-9 等。MMPs 几乎能降解细胞外基质中的各种蛋白成分。研究发现,MMPs 与细胞衰老密切相关。成纤维细胞、血管平滑肌细胞、椎间盘细胞以及肝星状细胞中 MMPs 表达上调,进而影响细胞外基质成分,是导致这些细胞衰老的重要原因。

(4) 细胞外囊泡

EVs 是由脂质双分子层构成的囊泡状小体,利用自身囊泡小体在细胞间担任细胞间的沟通交流作用,EVs 包裹着 miRNA、mRNA 和蛋白质,影响着多种疾病的病理和生理功能。EVs 可以分为微囊泡(microvesicles)和外泌体(exosome),EVs 的直径范围在 40~1 000 nm 之间。Microvesicles 是细胞受到应激反应后产生的囊泡。Exosome 是与细胞膜融合后被释放到细胞外的小囊泡。很多证据表明衰老细胞分泌的 EVs 携带衰老信息,影响微环境成分,参与调节受体细胞的表型,这种发挥作用的方式类似于 SASP。

EVs 里包含的 miRNA 是一种短的非编码 RNA,长度大约为 20 个核苷酸,通过结合靶 mRNA 来调控转录后的蛋白表达。通过 EVs 释放到细胞微环境中的一些 miRNA 直接参与组织衰老和细胞衰老,因为它们的靶基因属于细胞衰老相关通路。SITR1 是调节细胞衰老的重要基因,有研究证明 miR-34a 通过抑制 SIRT1,进而活化 p53 信号通路参与细胞凋亡。有研究将增殖和停滞状态的细胞进行对比,发现 miR-146 的表达水平在衰老细胞中明显增加,这是由于 miR-146 两个重要靶点是 IL-6 和 IL-8,它们是 SASP 中具有重要促炎功能的炎性因子,这提示 miR-146 直接调控衰老相关的炎症。另一些 miRNA 也被发现在组织老化过程中间接地进行差异表达。在老年骨质疏松患者血浆中 miR-31 的升高,提示 miR-31 可作为骨质疏松疾病的血液标记物。

细胞衰老促进个体衰老进程,其中干细胞的衰老会导致组织损伤后无法得到有效修复,进而影响干细胞在组织工程和疾病治疗中的应用。为了寻找有效的改善途径,我们需要关注到衰老细胞的微环境,由细胞分泌的炎性因子、趋化因子及细胞外囊泡等组成的微环境是影响细胞功能的关键因素。研究微环境与细胞衰老的关系有助于加深对机体衰老的认识,进而通过调控衰老微环境和维持细胞功能为延缓衰老提出新的思路,促进人类健康长寿。

微环境与创伤愈合

创伤愈合(wound healing)是指在机体遭受外力作用下,皮肤等组织出现离断或缺损后的愈复过程,是包括各种组织的再生和肉芽组织增生、瘢痕形成的复杂组合。在创伤组织部位,肉芽组织在损伤后 2~3 天内即可出现,最初是成纤维细胞和血管内皮细胞的增殖,随着时间的推移,逐渐形成纤维性瘢痕,这一过程包括血管生成、成纤维细胞增殖和迁移、细胞外基质成分的积聚和纤维组织的重建。

(1) 微环境与血管生成

血管生成的关键环节是内皮细胞的运动和直接迁移。这些过程由几类蛋白调控,包括:

①整合素，特别是 $\alpha_v\beta_3$，它对新生血管的形成和稳定尤为重要；②基质-细胞蛋白，包括血栓黏合素 1（thrombospondin 1）、SPARC 和细胞黏合素 C，它们可导致细胞与基质的相互作用失衡，从而促进血管新生；③蛋白水解酶，如纤溶酶原激活剂和基质金属蛋白酶，它们在内皮细胞迁移过程中发挥重要作用。另外，这些蛋白酶水解细胞外基质所产生的水解片段也对血管生成起调节作用。例如，内皮抑素（endostatin）为一种特殊类型的胶原小片段，可抑制内皮细胞增殖和血管形成。

(2) 微环境与纤维化

肉芽组织富含新生血管。VEGF 除可促进血管生成外，还能增加血管的通透性。血管通透性的增加使血浆蛋白（如纤维蛋白原和血浆纤维连接蛋白）在细胞外基质中积聚，为生长中的成纤维细胞和内皮细胞提供临时基质。多种生长因子可启动成纤维细胞向损伤部位的迁移及随之发生的增殖，包括 TGF-β、PDGF、EGF、FGF 和促纤维化性细胞因子（如 IL-1 和 TNF-α）。这些生长因子来源于血小板和各种炎细胞以及活化的内皮细胞。

在修复过程中，增生的成纤维细胞和内皮细胞的数量逐渐减少。成纤维细胞开始合成更多的细胞外基质并在细胞外积聚。纤维性胶原是修复部位结缔组织的主要成分，对创伤愈合过程中张力的形成尤为重要。胶原的合成早在 3～5 天即开始出现，并根据创口的大小可持续数周。许多调节成纤维细胞增殖的生长因子同样可刺激细胞外基质的合成。例如，生长因子（PDGF、FGF、TGF-β）和细胞因子（IL-1、IL-4）皆可促进胶原合成，而这些因子在创伤愈合时又由白细胞和成纤维细胞所分泌。然而，胶原的积聚不仅与胶原合成的增加有关，还与胶原降解抑制有关。最后，肉芽组织转变为含有梭形成纤维细胞、致密胶原弹性纤维和其他细胞外基质成分的瘢痕。在瘢痕成熟过程中，血管逐渐退化，最终由富含血管的肉芽组织演变为苍白、血管稀少的瘢痕。

微环境异常与肿瘤的发生发展

肿瘤发生发展的原因多种多样，除基因突变致基因组不稳定等因素之外，还与肿瘤细胞生存的微环境密切相关。肿瘤微环境中的细胞和基质成分的异常也是肿瘤发生的重要因素。肿瘤细胞赖以生存的复杂的微环境系统主要包括以下几点。

(1) 肿瘤微环境内血管的形成对肿瘤的生长和转移具有重要作用

肿瘤血管为肿瘤组织提供新陈代谢所必需的氧气和营养，从而使肿瘤得以迅速的生长，同时为肿瘤的远端转移提供转运。研究发现，肿瘤微环境血管形成是一个极其复杂的过程，受多种因子的共同调节。细胞外基质可以通过两种途径促进血管新生：一是许多 ECM 的组成成分如胶原、层黏蛋白和纤维蛋白均有促进内皮细胞存活、增殖、迁移或小管形成的作用；二是通过降解 ECM，释放出一系列促血管生成因子如 VEGF、bFGF、PDGF、TGF-β 等。VEGF 是目前发现最有效的促血管因子，尤其是 VEGF-A。VEGF 和内皮细胞上 VEGF 受体结合后，可诱导血管渗漏及内皮细胞的增殖和迁移。另外，肿瘤细胞亦可分泌 VEGF-A 促进肿瘤细胞的增殖和迁移。

(2) 成纤维细胞是肿瘤微环境中主要的基质细胞

肿瘤邻近的成纤维细胞活化，成为肿瘤相关成纤维细胞（tumor-associated fibroblast, CAF）。它是实体肿瘤（如乳腺癌、大肠癌、胰腺癌）中最丰富的细胞成分，可产生大量的生长因子和细胞因子影响肿瘤细胞的行为，也是蛋白水解酶的主要来源，后者通过降解细胞外基质直接影响肿瘤迁移。

（3）肿瘤微环境中存在大量的巨噬细胞

肿瘤微环境中存在大量的巨噬细胞被肿瘤细胞吸引到其周围,成为肿瘤相关巨噬细胞(tumor-associated macrophage,TAM)。与正常巨噬细胞相比,肿瘤相关巨噬细胞产生细胞因子和组织蛋白酶等的能力更强,对促进基质降解、肿瘤周围血管形成和肿瘤细胞侵袭周围组织起重要作用。

（4）肿瘤微环境影响T淋巴细胞的功能

肿瘤微环境影响T淋巴细胞的功能,导致T细胞免疫功能下降。近年研究发现,微环境促使肿瘤细胞的PD-L1(programmed death-ligand 1)表达上调,PD-L1与活化的T细胞表面的PD-1(programmed cell death protein-1,一种重要的免疫抑制分子)结合后,抑制T细胞的活化和增殖,诱导T细胞凋亡,进而使肿瘤细胞逃逸机体的免疫监视。

在原发性肿瘤细胞的周围还包含有许多间质细胞,如骨髓来源的间充质干细胞,它们在促进肿瘤细胞迁移和抑制T细胞免疫中起重要作用。肿瘤微环境中的细胞外基质成分和特性与正常组织明显不同。研究表明,不同的ECM组分可以不同程度地影响肿瘤细胞的增殖和迁移能力。

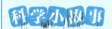

从肿瘤微环境中突破癌症免疫疗法瓶颈

日前,一项重磅研究荣登《科学》杂志的封面,内容是:科学家们发现了突破癌症免疫疗法瓶颈的物质——K^+。过去,免疫疗法的问世极大改变了人类治疗癌症的格局,但只有20%~30%的患者的免疫治疗有效果。研究人员在癌症患者的肿瘤周围发现许多免疫T细胞,但它们只是静悄悄地待在肿瘤旁,迟迟没有发动攻击。

先前,癌症免疫专家Nicholas Restifo博士曾带领团队一探肿瘤微环境的奥秘。他们发现死亡的癌细胞会释放高浓度的K^+,让周围的T细胞丧失攻击癌细胞的能力。如果环境中K^+浓度过高,T细胞的代谢会受到严重影响,无法从周围环境里吸取营养,自然无法有效抗击肿瘤。在K^+的影响下,T细胞的表观遗传学(epigenetics)修饰会发生变化,影响T细胞的分化。这些T细胞一直被束缚在"干细胞状态",只会不断复制,无法分化成具有杀伤性的效应T细胞。

在此之前,医生们期望从患者体内分离出肿瘤浸润的免疫T细胞,在体外不断扩增并输回患者体内,从而对肿瘤发起凶猛的攻击,但这一被称为"过继性T细胞疗法"的治疗成功率很低。多项试验表明,改变T细胞的"干细胞状态"是这种疗法成功的关键。那么长期接触高浓度K^+的T细胞能否带来更强的过继性细胞疗法?研究人员从多位癌症患者身上分离出了肿瘤浸润T细胞,并在富含K^+的体外环境中进行扩增。研究证实,尽管K^+在肿瘤微环境中会抑制免疫T细胞的活性,但这些T细胞的一些关键生物标志物水平明显升高。在黑色素瘤小鼠实验中,没有接受T细胞输注的小鼠,不到20天就全部死亡;接受普通T细胞输注的小鼠,30多天后存活20%;注射接触高浓度K^+的T细胞,30多天后小鼠存活率高达100%,肿瘤面积也得到了很好的控制。未来,科学家期望启动临床试验,检验以上疗法在人类患者中的治疗潜力。

第十四章
细胞的信号转导

关键知识点

※ G蛋白的概念、特点和作用机理
※ G蛋白偶联受体的结构和激活
※ G蛋白偶联受体介导的细胞信号通路
※ 酶联受体介导的信号转导途径
※ 信号转导的主要特点

细胞间通讯存在于所有多细胞生物中,以协调机体各部位细胞的活动。在机体内,除了神经细胞内部主要通过电信号传递外,大多数情况下细胞间的信号传递主要依赖化学分子来实现。这种通过信号分子调节细胞活动的现象称为细胞信号转导(signal transduction)。

在细胞信号转导过程中,信号分子有时通过一定的机制直接进入细胞,有时通过细胞膜上的蛋白质分子将信号传递到细胞内,其自身不进入细胞。细胞信号转导的关键过程及分子如下:①细胞外信号分子(配体),通常也被称为信号转导途径中的第一信使,包括化学和物理信号,如激素、神经递质、药物和光子等。②受体,指能与细胞外信号分子特异性结合并引发后续反应的蛋白质。③第二信使,受体将信号分子携带的信息转化为细胞内信号分子的变化,如 cAMP、cGMP、Ca^{2+} 等。④细胞行为的改变,信号转导引发一系列细胞内生化反应和基因表达的变化,进而影响细胞行为。

第一节 信号转导系统的基本要素

细胞外信号分子

细胞接收到的信号包括物理信号、化学信号等,其中最重要的是细胞分泌的一种生物活性物质,它可以调节机体的功能。这种生物活性物质是细胞间通讯的信号,称为信号分子。信号分子主要是蛋白质、多肽、氨基酸及其衍生物、类固醇激素和一氧化氮等。当信号分子与位于细胞膜或细胞质中的特定受体结合时,受体可以将所接收到的信息传递给细胞质或细胞核中的功能反应体系,从而启动细胞产生效应。

根据细胞外信号的特点和作用方式,化学信号分子可分为激素、神经递质和局部化学介质。激素由内分泌细胞合成,通过血液或淋巴循环到达身体各个部位的靶细胞。化学信号分子的作用具有长距离、大范围和长时间的特点,如胰岛素、甲状腺素和肾上腺素均具有以上特点。神经递质,如乙酰胆碱和去甲肾上腺素等,可从神经元突触前膜终端释放,作用于突触后膜的特定受体。神经递质具有作用时间短和作用距离短的特点。局部化学介质是一些细胞产生和分泌的一种生物活性物质,包括生长因子、前列腺素、一氧化氮等,它们不进入血液,通过细胞外液的介导作用于附近的靶细胞。

根据信号分子的作用距离,细胞信号分泌可以分为内分泌(endocrine)、旁分泌(paracrine)和自分泌(autocrine)。内分泌是指信号分子(如激素)从不同内分泌器官的细胞中释放出来,作用于远处的靶细胞。在动物体内,内分泌激素通常通过血液或其他细胞外液从其分泌部位运送到起作用的部位。旁分泌是单个细胞释放的信号分子的局部扩散,能近距离影响靶细胞的功能。神经递质从一个神经细胞向另一个神经细胞或肌肉细胞传递的过程就是通过旁分泌实现的。自分泌是指细胞对自身分泌的物质产生的反应。培养的细胞倾向于分泌某些生长因子来刺激自身的生长和增殖。

受体

受体(receptor)是存在于细胞膜或细胞中的一种特殊的蛋白质,它能特异性地识别并结合细胞外的信号分子,然后激活一系列细胞内的生化反应,使细胞对外界刺激产生相应的作用。与受体结合的生物活性物质统称为配体(ligand)。受体通过识别和结合配体触发整个信号转导过程,在信号转导中起着关键作用。不同的配体作用于不同的受体,产生不同的生物学效应。虽然不同的受体具有结合不同配体的能力,但同一类型的受体在不同的组织部位,其结合配体的能力并不完全相同。但总的来说,受体的结构和功能都有一定的规律。

根据受体在靶细胞上位置的不同,可将其分为膜受体(membrane receptors)和胞内受体(intracellular receptor)。此外,细胞膜上还有一种特殊的受体,配体特异性地与该受体结合,可介导受体的内吞作用,形成内吞体并将配体分子带入细胞,从而启动信号转导。

膜受体主要分为三大类:G蛋白偶联受体(G-protein coupled receptors,GPCR)、酶联受体(enzyme-linked receptor)和离子通道偶联受体(ion-channel linked receptor,也称配体门控离子通道)。膜受体有约20个家族受体,其中G蛋白偶联受体、受体酪氨酸激酶、细胞因子受体、鸟苷酸环化酶受体、肿瘤坏死因子受体、Toll样受体、Notch受体、Hedgehog受体和Wnt受体是目前研究得较清楚的。

离子通道型受体能与细胞外信号分子结合,同时又是离子通道,具有受体与离子通道偶联的特点。因此,当离子通道型受体与配体结合时,它可以迅速打开离子通道,离子可通过细胞膜流入或流出细胞,使细胞内产生离子流和电子效应,导致膜电位的变化。离子通道型受体介导的信号转导是神经系统和其他电刺激细胞所特有的一种快速反应,主要在神经系统的突触反应中起控制作用。

G蛋白偶联受体(如M-乙酰胆碱受体、视紫红质受体、α_2肾上腺素能受体和β肾上腺素能受体等)是膜受体中最大的家族,分布广泛,种类繁多,数以千计的家族成员几乎遍布所有细胞。G蛋白偶联受体介导的信号转导是缓慢的,但非常敏感和灵活,而且类型多样。

G蛋白偶联受体成员均为一条多肽链构成的糖蛋白,由400~500个氨基酸残基组成,分为胞外、胞膜及胞内三个区。N末端位于胞外区,带有多个糖基化位点;胞膜结构区由7个穿膜、疏水的α螺旋结构组成,其氨基酸组成高度保守,各穿膜螺旋结构之间有环状结构形成,共有6个;C末端位于胞内区。穿膜区的α螺旋结构片段是受体与配体结合的部位,位于胞质内的穿膜第五及第六区间的细胞内环是能被G蛋白识别的区域。当受体被激活时,这一区域将与G蛋白结合进而使G蛋白激活。如果这一部位的氨基酸组成改变或者数目减少,受体将不能与G蛋白偶联。C末端的丝氨酸、苏氨酸为磷酸化部位,在蛋白激酶的作用下可以结合磷酸基团。

G蛋白是指在信号转导过程中,与受体偶联并能与鸟苷酸结合的一类蛋白质,位于细胞膜胞质面,为可溶性的膜外周蛋白,由α、β、γ三种蛋白亚基组成。G蛋白的主要功能是通过其自身构象的变化,激活效应蛋白,进而实现信号从胞外向胞内的传递。每一个G蛋白都与一个特殊的受体和一个具有特殊结构的下游靶蛋白有特定的结合关系。G蛋白α亚基上存在GDP或GTP结合位点,有GTP酶活性,能促进与其结合的GTP分解为GDP。在静息状态下,α亚基与β、γ亚基形成三聚体形式后与GDP结合,此时G蛋白与受体分离,无活性,当配体与相应的受体结合后,受体分子的构象改变,与G蛋白α亚基结合的位点暴露,导致受体胞内部分与G蛋白α亚基接触并相互作用,使α亚基构象改变,与GDP的亲和力减弱,和

GTP 的亲和力增强,进而与 GTP 结合,最后 G 蛋白被接激活,进入功能状态并解体为与 GTP 结合的 α 亚基和 β、γ 二聚体两个部分。这两个部分沿着细胞膜自由扩散,直接与位于细胞膜下游的效应蛋白作用,并将其激活,完成信号从胞外传递到胞内的过程。当配体与受体的结合解除后,G 蛋白 α 亚基分解其结合的 GTP,生成 GDP,其构象改变,与 GDP 的亲和力增加并与之结合,α 亚基与效应蛋白分离,重新与 β、γ 亚基构成三聚体,G 蛋白恢复到静息状态。G 蛋白下游的效应蛋白通常是离子通道或与膜结合的酶(通常为腺苷酸环化酶、磷脂酶 C 等),不同的效应蛋白受不同类型的 G 蛋白影响。人们在哺乳动物中已经发现 20 多种不同类型的 G 蛋白,根据它们在功能上对效应蛋白作用的不同,可将其分为激动型 G 蛋白(Gs 家族)、抑制型 G 蛋白(Gi 家族)和磷脂酶 C 型 G 蛋白(Gp 家族)等类型。

酪氨酸蛋白激酶型受体(tyrosine-specific protein kinase type receptor,TPKR)是一类本身具有酪氨酸激酶活性的胞外受体。TPKR 是一条多肽链构成的穿膜糖蛋白,N 端位于胞外区,是配体结合部位,其胞外区由 500~850 个氨基酸组成,比其他受体的更大,不同的 TPKR 胞外区氨基酸种类差别较大。C 端位于细胞质内,含酪氨酸激酶功能区,该区在氨基酸组成上高度保守,包括结合 ATP 与结合底物两个区域。穿膜区由 1 个高度疏水的 α 螺旋构成,含 22~26 个氨基酸。当配体与受体结合后,受体的胞外结构与构象改变,并引起其胞内结构与构象发生变化,使受体 C 端酪氨酸残基迅速磷酸化,激活受体的激酶,使其在空间结构上形成 1 个或数个 SH2 结合位点。通过这些位点,受体可以与具有 SH2 结构域的蛋白质结合并使之激活,激活的蛋白质进一步催化细胞内的生化反应,由此完成信号从胞外向胞内的传递。由于 TPKR 的配体主要是一些生长因子和分化因子,如表皮生长因子、血小板源生长因子和胰岛素等,因此这类受体介导的信号转导途径在参与细胞生长和分化的调控中起着重要作用,不过它们引起细胞产生效应的过程比较缓慢,一般需要数分钟。

细胞内受体根据其在细胞内的分布可分为胞质受体(cytosol receptor)和核受体(nuclear receptor)。细胞内受体的配体多为脂溶性小分子,常见的有甾体类激素、类固醇激素类、甲状腺素类激素、维生素 D 和气体分子。这些小分子可以通过简单扩散或载体蛋白直接穿过细胞膜与位于细胞质或细胞核内的受体结合。例如,糖皮质激素和盐皮质激素受体位于细胞质中,而维生素 D_3 和维 A 酸受体位于细胞核中。还有一些受体可以同时存在于细胞质和细胞核中,如雌激素受体、雄激素受体等。

信号转导过程中的主要分子开关

生物体内信号转导过程中的分子开关主要分为两类:一类是蛋白激酶和蛋白磷酸酶,另一类是 GTP 结合蛋白。蛋白激酶将磷酸基团添加到特定的靶蛋白上,而蛋白磷酸酶通过去磷酸化去除磷酸基团。GTP 结合蛋白结合 GTP 是呈活化状态,结合 GDP 是呈失活状态。换句话说,单个磷酸基团的存在或缺失直接影响靶蛋白活性构象和非活性构象之间的转换。由于磷酸基团的添加或去除是一个可逆过程,因此这种切换模式是一种"分子开关"。构成这些"分子开关"的分子通常串联在一起,形成信号级联并逐渐转换、放大和优化这些信号。信号通路很少是线性的,大多数是交叉分支的,这使得细胞能够整合来自多个通路的信号,同时控制多个效应系统。

蛋白磷酸化(protein phosphorylation)是一种常见的蛋白质译后修饰过程,主要是指蛋白激酶在靶蛋白的丝氨酸、苏氨酸或酪氨酸残基上共价添加磷酸基团。带有两个负电荷的磷酸基团与单个氨基酸残基的结合可以显著改变靶蛋白的空间构象。磷酸基团可以通过多种方式改变蛋白质的活性。例如,蛋白质磷酸化可以直接阻断配体与蛋白质的结合,可以参与氢键形成和静电相互作用,并允许两个相关蛋白质形成相互结合的位点。真核细胞中的许多蛋白激酶是丝氨酸/苏氨酸激酶(serine/threonine kinase, STK)或酪氨酸激酶(protein tyrosine kinases, PTK)。大多数丝氨酸/苏氨酸激酶只磷酸化丝氨酸/苏氨酸,而不磷酸化酪氨酸,反之亦然。

每个蛋白激酶都有一个由约 260 个残基组成的蛋白激酶结构域(或称催化结构域)。虽然蛋白激酶基因序列的差异很大,但它们在关键位点催化保守蛋白残基的多肽折叠是相似的。底物选择性地与蛋白激酶表面的沟槽结合,该沟槽能识别磷酸化的氨基酸残基,并将氨基酸侧链定位到活性位点上,使其具有特异性。通常,底物与特异的蛋白激酶结合在相似氨基酸残基围绕着磷酸化丝氨酸、苏氨酸或者酪氨酸(保守序列)形成的特定空间构象上。例如,蛋白激酶 A(PKA)保守序列是 Arg-Arg-Gly-Ser/Thr-Ile。精氨酸和异亮氨酸使磷酸化的丝氨酸或苏氨酸残基位于侧面,从而可以特异性地结合 PKA。除了激酶结构域外,大多数蛋白激酶还有其他结构域。例如,衔接体蛋白具有 SH2、SH3 和 pleckstrin 同源结构域,它帮助蛋白激酶结合到细胞的特定区域。受体酪氨酸激酶的穿膜结构域使受体激酶能够被固定在细胞膜上。

蛋白磷酸酶是一种能够去除蛋白质底物磷酸基团的酶系,它可以通过水解磷酸单酯将底物分子上的磷酸基团去除并生成磷酸根离子和自由的羟基。真核生物具有多个蛋白磷酸酶家族,该家族可以将磷酸集团从氨基酸侧链移除。虽然一些双特异性磷酸酶既可以将磷酸化的丝氨酸/苏氨酸去磷酸化,也可以使磷酸化的酪氨酸去磷酸化,但大部分磷酸酶像蛋白激酶一样,仅作用于丝氨酸/苏氨酸或仅作用于酪氨酸。

第二节　G 蛋白偶联受体及其相关信号通路

G 蛋白偶联受体

三聚体 G 蛋白位于质膜的细胞质侧,在信号转导途中起分子开关的作用。G 蛋白偶联受体是一种与三聚体 G 蛋白偶联的细胞表面受体,包含 7 个跨膜区域(详细结构见本章第一节)。G 蛋白偶联受体与配体结合后可激活偶联的三聚体 G 蛋白,启动不同的信号转导通路,产生各种生物学效应(图 14-1)。

G 蛋白的效应蛋白比较复杂,其与细胞类型和 α 亚基密切相关,包括离子通道、腺苷酸环化酶、磷脂酶 C、磷脂酶 A2 和磷酸二酯酶等。一般认为,以离子通道作为效应蛋白的配体-受体作用迅速且短暂,而以酶作为效应蛋白的配体-受体作用缓慢且持久。

功能多样的 G 蛋白能够使不同的激素-受体复合物调节同一个效应蛋白的活性。例如,在肝脏中,胰高血糖素和肾上腺素分别与不同的受体结合,然而两种受体都与激活型的 G 蛋白 α 亚单位($Gs_α$)相互作用,活化后的 $Gs_α$ 激活腺苷酸环化酶(AC),从而启动类似的细胞反应。前列腺素 PGE1 和腺苷酸的受体与抑制型 G 蛋白 α($Gi_α$)而不是 $Gs_α$ 相互作用,从而抑制 AC 的活性。AC 可以催化 ATP 分解形成 cAMP,cAMP 作为第二信使可调节细胞的新陈代谢。

G 蛋白偶联受体介导的信号通路

由 G 蛋白偶联受体介导的信号通路(图 14-1)按其效应器蛋白的不同可分为三类:激活或抑制腺苷酸环化酶,以 cAMP 为第二信使的 G 蛋白偶联受体,如肾上腺素介导的信号转导通路;激活磷脂酶 C,以 IP_3 和 DAG 作为双信使的 G 蛋白偶联受体所介导的信号通路,参与细胞分泌、增殖等多种生理功能;激活离子通道的 G 蛋白偶联受体所介导的信号通路,如心肌细胞上乙酰胆碱与 M 受体结合可激活 G 蛋白、开启 K^+ 通道。

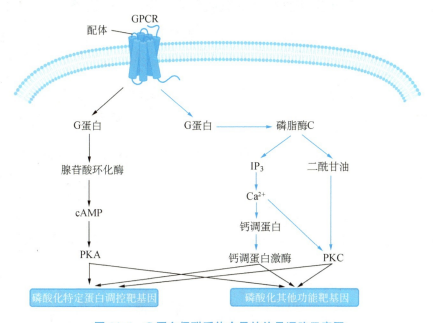

图 14-1 G 蛋白偶联受体介导的信号通路示意图

当受体-配体结合被激活时,通过偶联 G 蛋白的分子开关效应调控跨膜离子通道的开启和关闭,进而调控靶细胞的活性。例如,心肌细胞的 M 乙酰胆碱受体和杆状细胞的光敏受体都属于这类调节离子通道的 G 蛋白偶联受体。

心肌细胞的 M 乙酰胆碱受体激活 G 蛋白,开启 K^+ 通道。M 乙酰胆碱受体在心肌细胞膜上与 Gi 蛋白偶联,乙酰胆碱配体与受体结合使受体活化导致 Gi_α 亚基结合的 GDP 被 GTP 取代,引发三聚体 Gi 蛋白解离,使 $G_{\beta\gamma}$ 亚基得以释放,进而使心肌细胞膜上相关的效应器 K^+ 通道开启,随即引发细胞内 K^+ 外流,细胞膜发生超级化,进而减缓心肌细胞的收缩频率。以上结果已被体外实验所证实,许多神经递质的受体是 G 蛋白偶联受体,效应器蛋白是 Na^+ 或 K^+ 通道。神经递质与受体结合引发 G 蛋白偶联的离子通道开放或关闭,进而导致膜电位的改变。

Gt 蛋白偶联的光敏感受体的活化诱发 cGMP 门控阳离子通道的关闭。例如,人类视网膜有两类光受体负责视觉刺激的初级感受,其中视锥细胞光受体与色彩感受相关,视杆细胞光受体接受弱光刺激。视紫红质是视杆细胞 Gt 蛋白偶联的光受体,定位在视杆细胞外段上千个扁平膜盘上,三聚体 G 蛋白与视紫红质偶联,通常称之为传导素。人类视杆细胞大约含有 4×10^7 个视紫红质分子,组成 7 次跨膜的视蛋白,与光吸收色素共价连接。在暗适应状态下的视杆细胞中,高水平的第二信使 cGMP 保持 cGMP 门控非选择阳离子通道的开放。光的吸收产生激活的视蛋白 O*，活化的视蛋白 O* 与无活性的 GDP-Gt 三聚体蛋白结合并引发 GDP 被 GTP 置换，Gt 三聚体蛋白解离，形成游离的 $Gt_α$，$Gt_α$ 通过与 cGMP 磷酸二酯酶抑制性 γ 亚基结合，导致 PDE 活化，同时引起 γ 亚基与催化性 α 和 β 亚基解离，由于抑制的解除，催化性 α 和 β 亚基使 cGMP 转换成 GMP，由于胞质中 cGMP 水平降低，导致 cGMP 从质膜 cGMP 门控阳离子通道上解离下来，使阳离子通道关闭，然后膜瞬间超级化。

激活或抑制腺苷酸环化酶的 G 蛋白偶联受体介导的信号通路

腺苷酸环化酶是 G 蛋白偶联受体介导的信号通路中 $G_α$ 亚基的首要效应酶。腺苷酸环化酶活性的改变，可以调控靶细胞中第二信使 cAMP 的水平，进而影响信号通路的下游事件，该过程是真核细胞响应激素反应的主要机制之一。

不同的受体-配体复合物可刺激或抑制腺苷酸环化酶活性，这类调控系统主要涉及 5 种蛋白组分：刺激性激素的受体（Rs）、抑制性激素的受体（Ri）、刺激性 G 蛋白（Gs）、抑制性 G 蛋白（Gi）和腺苷酸环化酶（AC）。

Rs 和 Ri 均为 7 次跨膜的 G 蛋白偶联受体，但与之结合的胞外配体不同。已知 Rs 有几十种受体，如肾上腺素 β 受体、胰高血糖素受体、后叶加压素受体、促黄体生成素受体、促卵泡激素受体、促甲状腺素受体、促肾上腺皮质激素受体和肠促胰酶激素受体等。Ri 有肾上腺素 $α_2$ 受体、阿片肽受体、乙酰胆碱 M 受体和生长素释放抑制因子受体等。

刺激性激素与相应 Rs 结合，偶联刺激性三聚体 G 蛋白（含有刺激性 $G_α$ 亚基，即 $Gs_α$），刺激腺苷酸环化酶活性，提高靶细胞的 cAMP 水平。抑制性激素与相应 Ri 结合，偶联抑制性三聚体蛋白（与刺激性三聚体 G 蛋白含有相同的 $G_{βγ}$ 亚基和不同的 $G_α$ 亚基，不同的 $G_α$ 亚基是指抑制性 $Gi_α$ 亚基），结果抑制腺苷酸环化酶活性，降低靶细胞的 cAMP 水平。

腺苷酸环化酶是相对分子质量为 $1.5×10^5$ Da 的多次（12 次）跨膜蛋白，胞质侧有 2 个大而相似的催化结构域，跨膜区有 2 个整合结构域，每个结构域含 6 个跨膜 α 螺旋。人工制备包含 $Gs_α$、腺苷酸环化酶催化结构域的 2 个蛋白质片段的 X 射线晶体学分析，已获得三维结构证明。腺苷酸环化酶在 Mg^{2+} 或 Mn^{2+} 存在的条件下，可催化 ATP 生成 cAMP。正常情况下细胞内 cAMP 的浓度 $≤10^{-6}$ mol/L，当腺苷酸环化酶被激活后，cAMP 水平急剧增加，使靶细胞产生快速应答。在细胞内还有另一种酶，即环腺苷酸磷酸二酯酶（PDE），可以降解 cAMP，生成 5'-AMP，导致细胞内 cAMP 水平下降，从而终止信号反应。cAMP 浓度在细胞内的迅速调节是细胞快速应答胞外信号的重要基础。

在绝大多数真核细胞中，cAMP 依赖性蛋白激酶 A（PKA）是由 2 个调节亚基（R 亚基）以及 2 个催化亚基（C 亚基）组成的四聚体。在每个 R 亚基上有 2 个 cAMP 的结合位点，cAMP 与 R 亚基是以协同方式结合的，也就是说第 1 个 cAMP 的结合会降低第 2 个 cAMP 结合的解离常数（Kd）。因此胞内 cAMP 水平的微小变化，就能导致 PKA 释放 C 亚基，并快速使激酶活化。虽然许多激素刺激 G 蛋白偶联受体导致 PKA 的激活，但是细胞应答反应可能只依赖于细胞表达的特殊 PKA 异构体和 PKA 底物。例如，肾上腺素对糖原代谢的效应是通过 cAMP 和 PKA 所介导的，但主要限于肝细胞和肌细胞，它们表达与糖原合成和降解有关的酶。

肾上腺髓质能分泌肾上腺素和去甲肾上腺素。肾上腺素能调节糖代谢，促进肝糖原和肌糖原的分解，增加血液中的血糖和乳酸含量。去甲肾上腺素也有类似的作用，但作用较弱。

肾上腺素由肾上腺分泌,通过血液输送到肝细胞,并与肝细胞膜表面的肾上腺素受体结合。肾上腺素受体可分为α型和β型。肾上腺素对α和β两型受体都起作用,而去甲肾上腺素主要对α型受体起作用。受体与肾上腺素结合促进偶联三聚体G蛋白构象改变,形成活性GTP-Gs$_α$,GTP-Gs$_α$激活cAMP环化酶,催化ATP环化形成cAMP。

肾上腺素介导的信号转导通路的基本路径包括以下六个过程:①肾上腺素与β肾上腺素受体结合,诱导受体形成活性构象。②激活后的受体与G蛋白结合,导致Gs$_α$亚单位与G$_{βγ}$亚单位分离,同时Gs$_α$亚单位与鸟苷酸的亲和力发生改变,表现为GDP的亲和力下降与GTP的亲和力增加,Gs$_α$亚单位转而与GTP结合。③Gs$_α$结合并激活AC,AC分解ATP形成cAMP,cAMP激活PKA。④PKA进一步使底物蛋白磷酸化,包括磷酸化酶激酶的磷酸化。⑤磷酸化酶激酶进一步放大信号转导的效应,使大量磷酸化酶b磷酸化并激活。同时,PKA还能抑制具有脱磷酸作用的蛋白磷酸酶1的活性,进一步提高磷酸化激酶的作用效率。⑥磷酸化酶b激活磷酸化酶a,催化糖基从糖原分子中分离,形成葡萄糖-1-磷酸葡萄糖,后再转化为葡萄糖-6-磷酸葡萄糖。葡萄糖-6-磷酸葡萄糖进入血液中会导致血糖升高。

在上述过程中,β肾上腺素受体虽然只结合了$10^{-10} \sim 10^{-8}$ mol/L的肾上腺素,却能作用产生5 mmol/L的葡萄糖,说明激素信号在反应过程中被放大了约300万倍。也就是说,激素与受体结合能在几秒钟内使磷酸化酶活性最大化。

cAMP-PKA信号通路对真核细胞基因表达也具有调控作用,但是这一过程涉及细胞核机制,需要几分钟乃至几小时。cAMP-PKA信号通路控制多种细胞内的过程,如内分泌细胞的激素合成、脑细胞有关长期记忆所需蛋白质的产生等。cAMP-PKA信号通路涉及的反应链可以表示为:激素→G蛋白偶联受体→G蛋白→腺苷酸环化酶→cAMP→cAMP依赖的蛋白激酶A→基因调控蛋白→基因转录。

信号分子与受体结合,通过G$_α$激活腺苷酸环化酶,导致细胞内cAMP浓度升高。cAMP与PKA调节亚基结合,导致催化亚基的释放。活化的PKA的催化亚基转位进入细胞核,使基因调控蛋白(cAMP反应元件结合蛋白,CREB)磷酸化。磷酸化的CREB特异地与细胞核内的CREB结合蛋白结合形成复合物,与靶基因的调控序列结合激活靶基因的表达。

激活磷脂酶C、以IP$_3$和DAG作为双信使的G蛋白偶联受体介导的信号通路

磷脂酰肌醇(PI)信号通路以IP$_3$和DAG为第二信使,由PI合成。细胞膜上的磷脂酶C(PLC)被G蛋白激活,导致4,5-二磷脂酰基醇分解为2个重要的细胞内第二信使:DAG和IP$_3$。DAG留在质膜中,IP$_3$扩散到细胞质中。

PI信号通路的过程可以概括为:细胞膜结合的PI激酶将肌醇环上特定的羟基磷酸化,形成磷脂酰肌醇-4-磷酸(PIP)和磷脂酰肌醇-4,5-二磷酸(PIP$_2$),胞外信号分子与Go或Gq蛋白偶联的受体结合,通过G蛋白开关机制引起质膜上磷脂酶C的β异构体(PLC$_β$)的活化,致使质膜上PIP$_2$被水解成IP$_3$和DAG 2个第二信使。IP$_3$刺激细胞内质网释放Ca^{2+}进入细胞质基质,使细胞内Ca^{2+}浓度升高。DAG激活蛋白激酶C(PKC),活化的PKC进一步使底物蛋白磷酸化,可以激活Na$^+$/H$^+$交换,引起细胞内pH值升高。以磷酯酰肌醇代谢为基础的信号通路最大的特点是胞外信号被膜受体接受后可同时产生2个胞内信使,分别激活2种不同的信号通路,即IP$_3$-Ca^{2+}和DAG-PKC途径,实现细胞对外界信号的应答,因此人们把这种信号系统称为双信使系统(double messenger system)。

IP_3通过细胞内扩散,结合并开启内质网膜上IP_3敏感的Ca^{2+}通道,引起Ca^{2+}顺电化学梯度从内质网钙库释放进入细胞质基质,通过结合CaM引起细胞反应。IP_3的主要功能是引发储存在内质网中的Ca^{2+}转移到细胞质基质中,使细胞质中游离Ca^{2+}浓度提高。依靠内质网膜上的IP_3门控Ca^{2+}通道将储存的Ca^{2+}释放到细胞质基质中是几乎所有真核细胞内Ca^{2+}动员的主要途径。

　　IP_3门控Ca^{2+}通道由4个亚基组成,每个亚基在N端胞质结构域有一个IP_3结合位点。IP_3的结合导致通道开放,Ca^{2+}从内质网腔释放到细胞质基质中。将细胞中发现的各种磷酸肌醇加到内质网膜泡的制备物中,只有IP_3能引起Ca^{2+}的释放,表明IP_3具有效应特异性。IP_3介导的Ca^{2+}水平升高只是瞬时的,因为质膜和内质网膜上Ca^{2+}泵的启动会分别将Ca^{2+}泵出细胞和泵进内质网腔,原因是:一方面,细胞质基质中的Ca^{2+}会促进IP_3门控Ca^{2+}通道的开启,因为Ca^{2+}会增加通道受体对IP_3的亲和性,促使储存Ca^{2+}的更多释放;另一方面,细胞质基质中Ca^{2+}浓度升高会通过降低通道受体对IP_3的亲和性,抑制IP_3诱导的胞内储存Ca^{2+}的释放。当细胞中IP_3通路受到刺激时,这种由细胞质基质中Ca^{2+}对内质网膜腔上IP_3门控Ca^{2+}通道的复杂调控会导致细胞质基质中Ca^{2+}水平的快速震荡。

　　一般来说,Ca^{2+}不直接作用于靶蛋白,而是通过Ca^{2+}反应蛋白间接作用。钙调蛋白CaM是真核细胞中普遍存在的Ca^{2+}应答蛋白,它的多肽链由148个氨基酸残基组成,包含4个结构域,每个结构域都能与1个Ca^{2+}结合。CaM本身没有活动,结合Ca^{2+}后激活靶酶的过程可分为两个步骤:①Ca^{2+}与CaM结合,形成活化态的Ca^{2+}-CaM复合体。②Ca^{2+}-CaM复合体再与靶酶结合将其活化,这是一个受Ca^{2+}浓度控制的可逆反应。CaM是一类特别重要的靶酶,动物细胞的许多功能活动都是由CaM介导的。例如,细胞中CaM复合体水平的提高有利于受精后胚胎发育的开始,刺激肌肉细胞的收缩。哺乳动物大脑神经元突触中有一种特殊类型的钙调蛋白激酶,它是记忆通路的组成部分,缺失这种钙调蛋白激酶的突变小鼠表现出显著的记忆缺陷。根据细胞类型的不同,Ca^{2+}可以激活或抑制各种靶酶和运输系统,改变膜的离子通透性,诱导膜融合以及改变细胞骨架的结构和功能。

　　作为双信使之一的DAG结合在质膜上可活化与质膜结合的PKC。PKC有两个功能区,一个是亲水的催化活性中心,另一个是疏水的膜结合区。在静息细胞中,PKC以非活性形式分布于细胞质中,当细胞接受外界信号刺激时,PIP_2水解,质膜上的DAG瞬间积累,细胞质中Ca^{2+}浓度升高,导致细胞质基质中的PKC与Ca^{2+}结合后转位到质膜内表面被活化,进而使不同类型细胞中不同底物蛋白的丝氨酸和苏氨酸残基磷酸化。PKC是Ca^{2+}和磷脂酰丝氨酸依赖性的丝氨酸/苏氨酸蛋白激酶,具有广泛的作用底物,参与众多生理活动,既涉及细胞分泌、肌肉收缩等短期生理效应,又涉及细胞增殖、分化等长期生理效应。DAG只是PIP_2水解时形成的暂时性产物,通过两种途径终止其信使作用:第一种是被DAG酶磷酸化形成磷脂酸,进入磷脂酰肌醇代谢途径;第二种是被DAG酯酶水解成单酰甘油。由于DAG代谢周期短,不能长期维持PKC活性,而细胞增殖或分化行为的变化又要求PKC长期产生效应。现在人们发现另一种DAG生成途径,即由磷脂酶催化质膜上的磷脂酰胆碱断裂产生DAG,该途径维持PKC的长期效应。在许多细胞中,PKC的活化可增强特殊基因的转录,已知PKC的活化至少有两条途径:一条是PKC激活一条蛋白激酶的级联反应,导致与DNA特异序列结合的基因调控蛋白的磷酸化和激活,进而增强特殊基因的转录;另一条是PKC的活化导致一种抑制蛋白的磷酸化,从而使细胞质中基因调控蛋白摆脱抑制状态释放出来,进入细胞核刺激特殊基因的转录。

第三节　酶联受体介导的信号转导

蛋白激酶是将 ATP 磷酸基转移到特定氨基酸残基上的磷酸转移酶。在细胞信号转导过程中,蛋白激酶磷酸化其底物,是细胞外信号如上述 PKA 和 PKC 引起的细胞效应的重要环节。根据底物氨基酸残基的特异性,参与信号转导的蛋白激酶可分为酪氨酸激酶和丝氨酸/苏氨酸激酶两类。

酪氨酸激酶

酪氨酸激酶(PTK)是一类激活后可催化底物酪氨酸残基磷酸化的激酶,为蛋白激酶家族中重要的成员之一,对细胞生长、增殖和分化等过程起着重要的调节作用。PTK 包括两大类,分别是位于细胞膜上的受体型 PTK 和位于细胞质中的非受体型 PTK。受体型 PTK 是 PTK 家族中目前了解最多的一个类型,其共同的特点是胞内域有 1 个或多个专用的酪氨酸残基,受体型 PTK 当与配体结合后,其胞内域可发生自身磷酸化,活化的受体型 PTK 进一步作用于 Ras 蛋白、腺苷酸环化酶和多种磷脂酶等底物。非受体型 PTK 有 9 个亚族,JAK 是其中最主要的。非受体型 PTK 的这些亚族成员在结构上都含有特殊的保守性结构域,如 SH2 和 SH3 同源域,这些结构域在信号转导中起重要作用。非受体型 PTK 常与一些非催化型的受体偶联,如干扰素、生长激素和白介素等。它们的胞内结构域中没有酪氨酸激酶活性区域,本身缺乏酪氨酸激酶活性,但在胞内近膜区有一个富含脯氨酸的 Box1 结构,它是 JAK 的结合位点。这些受体与配体结合,可使 JAK 活化并进一步激活与转录相关的调节蛋白,由此影响基因的转录(图 14-2)。

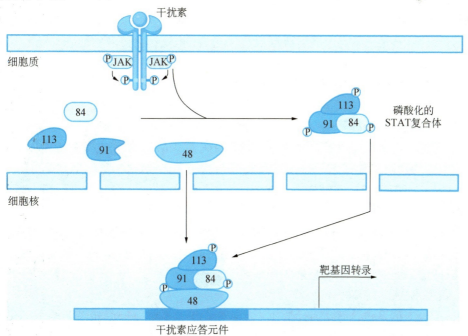

图 14-2　干扰素诱导 JAK、STAT 复合体及调节基因转录机制示意图

转录因子 STAT 家族是参与 JAK 激酶作用的主要下游蛋白分子,其 C 端含有一个高度保守的 SH2 结构域,该结构域是与 JAK 作用的区域。STAT 的磷酸化发生在 C 末端的酪氨酸残基中。DNA 结合区域位于 STAT 分子的中间。STAT 的 N 端相对保守,该区域对 STAT 的磷酸化非常重要。即使只是一个小的缺失,STAT 也会失去磷酸化的能力。STAT 家族在组成上具有高度的同源性。两个激活的 STAT 蛋白分子,一个通过磷酸化的酪氨酸残基与另一个的 SH2 结构域相互作用,形成稳定的 STAT 异源复合物,这使得 STAT 蛋白可以穿过核膜并与 DNA 结合。如果 SH2 结构域或酪氨酸磷酸化位点发生突变,则 STAT 复合体无法形成,其功能可能受到影响。

丝氨酸/苏氨酸激酶

丝氨酸/苏氨酸激酶(STK)主要通过变构作用激活蛋白质催化底物蛋白质的丝氨酸/苏氨酸残基磷酸化,包括 PKA、PKG、PKC、CaMK 和丝裂原活化蛋白激酶(MAPK)。Raf-1 是已知的激活丝裂原活化蛋白激酶激酶(MAPKK)的细胞激酶之一,在 Ras 信号通路中发挥关键作用,促进细胞对刺激的增殖。激活的 Ras 结合到 Raf-1 的 N 末端域上。Raf-1 与 Ras-GTP 结合并使其酪氨酸磷酸化后激活 MAPKK。蛋白激酶催化的蛋白磷酸化过程是可逆的,磷酸化后的蛋白可以在磷酸酶的作用下去磷酸化。蛋白激酶和磷酸酶的相对活性决定了蛋白质上磷酸基团的数量。此外,在信号转导过程中,许多胞内信号分子本身就是蛋白激酶,其自身可被上游蛋白酶磷酸化激活,导致一系列胞内蛋白磷酸化,产生级联效应,使得细胞外信号分子产生的信号被放大。

几种细胞信号转导通路

(1) MAPK 信号转导通路

MAPK 信号转导通路中的级联激活是多条分支通路的中心。MAPK 信号转导通路普遍存在于真核细胞中,是一系列激酶促级联反应中重要的一环,它将多种细胞外刺激信号从细胞膜转导到细胞内,与其他信号转导通路协同作用,使细胞对外界环境做出合适的反应,参与细胞生长、增殖、分化及凋亡等重要生理过程的调控。

细胞外的刺激信号经过适当的中间环节转导后,激活丝裂原活化蛋白激酶激酶的激酶(MAPKKK),再激活 MAPKK,MAPKK 能催化磷酸化 MAPK 的苏氨酸和酪氨酸残基使之活化,然后再进一步活化其他下游靶基因。目前的研究将 MAPK 分成 4 个亚族,前 3 个亚族分别是细胞外信号调节激酶(ERK)、p38 丝裂原活化蛋白激酶(p38 MAPK)和 c-Jun 氨基末端激酶(JNK)。ERK5 虽然在结构上与典型的 ERK 有同源性,但其上游的 MEK 和下游的磷酸化底物存在很大差别,被单独列为第 4 个亚组。MAPK 信号转导通路各有特点,它们与其他多种细胞内信号通路如 PKC、TGF-β 等相互作用。在不同的细胞中,不同类型 MAPK 亚类间信号的整合和协同可产生不同的甚至完全相反的生物学效应,确保细胞反应的精确性和准确性,以适应不同的外界环境变化(图 14-3)。

(2) JAK-STAT 信号转导通路

JAK-STAT 信号转导通路通过 JAKs 激活 STAT 来影响基因的转录调控。JAK 激酶是一类在细胞因子信号转导中起重要作用的非受体酪氨酸激酶。JAK 激酶激活后可激活其下

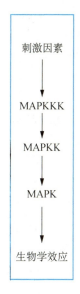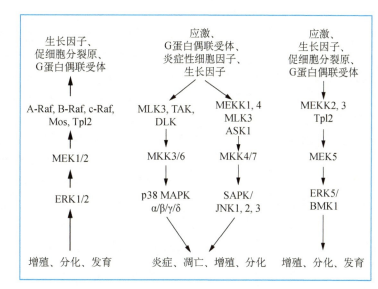

图14-3 MAPK信号转导通路示意图

游的信号蛋白分子——信号转导和转录激活因子,进行细胞内信号传递。

目前发现的JAK激酶家族包括JAK1、JAK2、JAK3和Tyk2。STAT因子家族包括Stat1、Stat2、Stat3、Stat4、Stat5a、Stat5B和Stat6。JAK-STAT通路的激活依赖于某些细胞因子和其他配体与它们相应的受体结合,引起受体的构象改变,然后激活与受体相关的JAK激酶家族成员。JAK激酶的活化依次引起特异性的受体酪氨酸残基磷酸化和相应的STAT因子磷酸化,从而激活STAT因子。激活的STAT蛋白从受体上游离,并在细胞质中形成二聚体。该二聚体进入细胞核内与GAS增强子家族成员相结合,诱导靶基因表达。有很多细胞因子可以激活JAK-STAT信号转导通路,包括干扰素家族和IL-6细胞因子。

(3) Wnt信号转导通路

Wnt信号转导通路由Wnt蛋白、相应受体及调节蛋白等成分构成。Wnt蛋白及其受体调节蛋白等共同构成复杂的Wnt信号转导通路,调控细胞的增殖、分化,参与包括哺乳动物的脑、心血管、肺和生殖器官发育等在内的多个发育过程。Wnt分泌蛋白家族、Frizzled穿膜受体家族、蛋白Dishevelled(Dsh)、糖原合成酶激酶3(GSK3)、APC、Axin、β-联蛋白及TCF/LEF家族转录调节因子等构成Wnt信号转导通路的经典途径。

在细胞内,有一个由GSK3、APC、Axin和β-联蛋白组成的蛋白复合物调控β-联蛋白的活性。缺乏Wnt信号时,β-联蛋白会被该蛋白复合物磷酸化,继而被蛋白酶体降解。当Wnt信号通过细胞表面7次穿膜受体Frizzled的家族成员激活胞质Dsh蛋白后,可以抑制由GSK3、APC、Axin和β-联蛋白组成的蛋白复合物的活性,使β-联蛋白免于磷酸化而不被降解,导致它们在胞质内积聚,并且易位到核内与转录因子TCF家族成员结合,促进靶基因的表达,产生生物学效应。Wnt信号转导通路异常激活参与多种人类肿瘤的发病过程,例如,β-联蛋白的致癌性突变、APC的失活性突变等,均可导致Wnt途径的异常活化和胃肠道肿瘤的发生。

(4) TGF-β信号转导通路

TGF-β信号转导通路通过细胞内信号分子Smad将细胞外信号转导到细胞核内。转化生长因子-β家族(transforming growth factor-β, TGF-β)是一类在结构上相似的分泌型多肽生长因子,有近 30 种成员,包括 TGF-β、BMP、activin 等多个亚家族。TGF-β 家族分子在合成后被分泌到细胞外,其活性形式大多为二聚体。经典的 TGF-β 信号转导通路需要 Smad 分子作为细胞内信号分子,将细胞外的 TGF-β 信号转导到细胞核内。根据功能不同,细胞内的 Smad 分子可分为三类:受体激活型 Smad(R-Smad,包括 Smad1/2/3/5/8)、通用型 Smad(Smad4)和抑制型 Smad(Smad6/7)。TGF-β 与细胞表面的受体结合,使受体活化,活化的受体进一步磷酸化细胞内的 R-Smad 分子。磷酸化的 R-Smad 分子在细胞质内与 Smad4 组合成复合体,转运到细胞核内,发挥转录因子的作用,调控下游靶基因的表达。Smad 分子由 MH1 和 MH2 两个结构域以及连接它们的铰链区构成。MH1 结构域具有 DNA 结合能力,MH2 结构域可与其他多种转录因子相互作用。由于细胞的生理状态和分化情况不同,在不同的细胞中,相同的 TGF-β 信号可以引起截然相反的调节作用。TGF-β 还可以激活包括 MAPK 信号转导通路在内的其他信号通路,共同调节细胞的生命活动,在控制细胞生长、增殖、分化以及个体与器官发育过程中起重要作用。

信号转导的特点

(1) 信号转导分子的激活机制具有类同性。蛋白质的磷酸化和去磷酸化是绝大多数信号分子激活具有可逆性的共同机制。例如,Fos 的激活需要其丝氨酸和苏氨酸的磷酸化,JAK 的激活需要其酪氨酸的磷酸化。

(2) 信号转导过程是一个级联反应。在信号转导过程中,各个反应相互连接,形成一个级联反应。细胞外信号从膜受体到胞内的信号转导和基因调节过程中经历多次的信号转换后,信号增强,少数微弱的细胞外信号分子就足以引起更显著的反应。

(3) 信号转导通路具有普遍性和特异性。信号转导通路的普遍性意味着同一个信号转导通路可以在细胞的多种功能中发挥作用。例如,cAMP 通路不仅介导细胞外信号对细胞生长分化的影响,还参与调节物质代谢和神经递质的释放,使信号转导通路保守且经济。信号转导需要细胞功能的精细调控,因此信号转导通路必须具有特异性。信号转导通路特异性的基础是受体的特异性,如生长因子受体 TPK 的活性可以在生长因子刺激细胞增殖的过程中发挥独特的作用。此外,与信号转导相关的蛋白,如 G 蛋白家族和各种类型的 PKC、TPK,其结构、分布的多样性以及作用发生的时间对信号转导通路特异性的形成有一定的影响。

(4) 细胞内信号转导通路相互交叉。由于参与信号转导的分子大多具有复杂的同分异构体和同工酶,它们对上游激活条件的要求不同,对下游底物分子的识别也不同,因此各种信号通路相互交叉,然后相互作用,形成复杂的信号网络,协调生物体的生命活动。细胞内信号转导通路的相互交叉包括以下两种情况:①一个信号转导通路的成员可以激活或抑制另一个信号转导通路,例如,去甲肾上腺素与其受体结合不仅可以通过 Ca^{2+}-二脂酰甘油/三磷酸肌醇系统激活 PKC,还可以通过 Ca^{2+} 浓度的增加激活腺苷酸环化酶,促进 cAMP 的形成,进而激活 PKA。②不同的信号转导通路可以通过相同的效应蛋白或相同的基因调控区域相互协调,使细胞对信号进行更准确的相互制约和调控。例如,G 蛋白偶联受体可以激活 PLC-IP_3/DAG 信号通路,一些酶偶联受体也可以激活该信号通路,但它们激活的 PLC 是不同的亚型。

第四节 细胞信号转导与医学的关系

信号转导在细胞正常功能与代谢中起重要作用,是细胞对外界刺激做出必要反应的途径。细胞信号转导中某一环节发生障碍,必然会造成细胞对外界刺激不能做出正确反应,这将导致细胞的病变,进而引发机体的病变。许多疾病的产生与细胞信号转导异常有关。

G 蛋白与疾病

G 蛋白的 α 亚基上含有细菌毒素糖基化修饰位点,细菌毒素能使这些位点糖基化,导致 α 亚基的 GTP 酶活性丧失,与受体结合的能力降低,引发某些疾病。例如,霍乱弧菌所致的腹泻与 G 蛋白活性异常紧密相关。霍乱弧菌产生的霍乱毒素由 A、B 两个亚基组成,其中 A 亚基能穿过细胞膜,催化细胞内 NAD^+ 中的 ADP 核糖基不可逆地结合在 Gs 蛋白的 α 亚基上,使 α 亚基与 β、γ 亚基分离并与 GTP 结合,因此时 α 亚基丧失了 GTP 酶的活力,不能把 GTP 水解为 GDP,所以 G 蛋白处于持续激活状态。同时,持续活化的 Gs 蛋白的 α 亚基与腺苷酸环化酶结合,使后者极度活化,导致细胞中的 cAMP 大量增加,可达正常值的 100 倍以上。大量增加的 cAMP 作用到肠上皮细胞的离子通道上,促使大量 Cl^- 和 HCO_3^- 从细胞内进入肠腔,导致细胞内外渗透压失去平衡,从而引起大量水分进入肠腔,造成剧烈腹泻和严重脱水,此时若不采取紧急措施补充水和电解质,病人会死亡。

G 蛋白基因突变可导致色素性视网膜炎、眼白化病、侏儒症、假性甲状旁腺功能减退症(pseudohypoparathyroidism,PHP)、先天性甲状腺功能减退或甲状腺功能亢进症等遗传性疾病。例如,在甲状腺瘤和垂体瘤中,G 蛋白的突变体维持其与 GTP 结合的活化型空间构象,持续激活 cAMP 信号转导通路,刺激细胞增殖。

蛋白激酶与疾病

有些癌基因可通过编码非受体 TPK 或丝氨酸/苏氨酸激酶类影响细胞信号转导过程。例如,src 癌基因产物具有较高的 TPK 活性,在某些肿瘤中其表达增加,可催化下游信号转导分子的酪氨酸磷酸化,促使细胞异常增殖;此外,src 癌基因产物还可使糖酵解酶磷酸化,导致糖酵解酶活性增加,而糖酵解增强是肿瘤细胞的代谢特点之一。mos、raf 癌基因编码丝氨酸/苏氨酸蛋白激酶类产物,其可促进 MAPK 磷酸化,进而促进核内癌基因表达。有研究发现,某些肿瘤促进剂,如一种提取自植物的化合物佛波酯,当它作用于细胞时,因其分子结构与 DAG 相似但难以降解,故易在细胞内蓄积并取代 DAG 与 PKC 结合,引起 PKC 长期和不可逆的激活,从而刺激细胞持续增殖,最终产生肿瘤。

在 B 淋巴细胞和 T 淋巴细胞中有许多种类的酪氨酸激酶,它们在传递淋巴细胞特异性信号和调节机体免疫反应中起着重要的作用且它们的组成与数量上的变化可使淋巴细胞功能出现异常,导致免疫不全症的发生。临床上常见的 X 染色体关联免疫不全症的病因就与 B 淋巴细胞酪氨酸激酶的异常相关。X 染色体关联免疫不全症患者的 B 淋巴细胞中含有一种称为 Bruton 的酪氨酸激酶,因其基因的转录受阻或氨基酸被置换,发生了先天性数量减少或组成异常,从而使幼稚的 B 淋巴细胞不能分化成为产生免疫球蛋白的浆细胞而使人致病。类似的情况也存在于 T 淋巴细胞中,一种非受体型酪氨酸激酶的变异可导致另一种免疫不全症的发生。

信号转导与药物研发

随着对各种病理过程中信号转导通路研究的不断深入,人们对疾病内部复杂的信号转导机制以及它们对疾病发生、发展和转归的影响已越来越了解,寻找能对疾病信号转导网络进行调控的靶向药物从而达到靶向治愈的目的,已经成为全球生物医药领域研究的热点方向之一。

伴随着新药靶点的大量发现,新药研发模式已经从随机筛选向基于发病机制的靶向筛选方式转变。伊马替尼(Imatinib)是一种酪氨酸激酶抑制剂,可抑制多种肿瘤的生长,临床用于治疗慢性髓细胞性白血病(chronic myelogenous leukemia,CML)和恶性胃肠道间质肿瘤。该药的研制过程是一个典型的例子,慢性髓细胞性白血病是一种常见白血病,主要由于 9 号染色体长臂(9q34)上的原癌基因 ABL 和 22 号染色体(22q11)上的染色体易断裂区(breakpoint cluster region,BCR)基因重新组合成融合基因(BCR-ABL)后,酪氨酸激酶活性持续升高而发病。研发者针对 BCR-ABL 激酶的活性结构域开发了特异性抑制剂伊马替尼,它能特异性阻断底物磷酸化,抑制下游 Ras/Raf/MEK、JAK/STAT 和 PI3K/Akt 三条细胞信号转导通路,从而抑制癌细胞增殖、促进癌细胞凋亡和抑制肿瘤血管生成。以蛋白激酶为靶点的抗肿瘤治疗已成为肿瘤研究中十分活跃的领域,目前作为抗癌药物已经上市的激酶抑制剂多数为多靶点抑制剂,如伊马替尼和吉非替尼(Gefitinib)等。

此外,应用 Rho 激酶抑制剂在治疗多种心脑血管疾病方面具有潜在价值。例如,用作蛛网膜下腔出血后脑动脉痉挛治疗的盐酸法舒地尔已经在日本上市,它有利于改善脑组织的微循环,促进神经功能的恢复,减轻临床症状,减少病残率。

参与抑郁症和抗抑郁药作用的信号转导通路主要有 cAMP 通路、钙调蛋白激酶(CaMK)通路和 MAPK 通路。例如,抗抑郁药可激活小分子 G 蛋白 Ras,相继活化 RAF/MEK/ERK1/2,进而激活核糖体 S6 激酶(RSK),使环磷腺苷效应元件结合蛋白(cAMP-response element binding protein,CREB)磷酸化,从而调节基因转录,发挥生物学效应。

科学小故事

徐华强团队解决细胞信号转导领域重大科学难题

G 蛋白偶联受体(GPCR)是人体中最大的细胞信号转导受体家族,也是最重要的药物靶标家族。目前,40% 以上的上市药物通过靶向作用于 GPCR 获得疗效。GPCR 信号转导通路的开启和关闭取决于 GPCR 磷酸化状态,这方面的研究对提高药物的疗效和减少药物副作用大有裨益。中国科学院上海药物研究所的徐华强研究员领衔的国际团队破解了 GPCR 信号转导的磷酸化机制,同时发现这一机制在 GPCR 中是普遍存在的,他的这项研究成果的论文被选为 2017 年当期《细胞》杂志的封面文章。早在 2015 年,徐华强研究团队就在《自然》杂志率先公布了视紫红质 GPCR 和抑制蛋白复合物结构的研究。"当时我们看到了 GPCR 与抑制蛋白复合物的整体结构,但没有观察到 GPCR 磷酸化结构,也不清楚其背后的机制。此次发表在《细胞》杂志上的研究进一步深化了这项工作。"徐华强研究员介绍道。徐华强研究员的此次研究利用世界上最强 X 射线激光(XFEL)成功解析了磷酸化视紫红质与抑制蛋白复合物的晶体结构,发现该复合物中有三个新的结构域是 GPCR 磷酸化的位点。通过筛查,徐华强发现大约一半的 GPCR 在磷酸化的过程中都有这样的特性。GPCR 通过下游 G 蛋白和抑制蛋白两条主要的信号通路转导跨膜信号,当受到外界信号刺激时,GPCR 激活 G 蛋白调节第二信使产生,进而开放下游信号转导。那么,如何关闭该通路呢？这由 GPCR 磷酸化密码来决定。GPCR 尾部一旦被磷酸化,随即激活抑制蛋白并与之形成紧密结合的复合物,进而介导信号关闭。因此,抑制蛋白与 GPCR 的结合是协调整合 GPCR 下游信号网络的关键,GPCR 的尾部磷酸化是破解 GPCR 招募并结合抑制蛋白难题的关键密码。

未来,徐华强研究员下一步的主要工作将集中在发现其他的 GPCR 磷酸化机制及其功能,并进一步探究膜蛋白中的磷酸化机制。

第十五章
医学细胞生物学实验

实验一　普通光学显微镜的使用方法及细胞形态观察

【实验目的】

1. 了解普通光学显微镜的构造及其原理,并熟练掌握其操作方法。
2. 了解光镜下多种细胞的形态和结构特征。

【实验用品】

普通复式光学显微镜、载玻片、盖玻片、香柏油、生物制片标本(小鼠肝脏细胞切片、小肠黏膜上皮细胞切片、骨骼肌细胞切片、心肌细胞切片、兔神经细胞切片、人血细胞涂片)、滤纸、擦镜纸等。

【实验原理】

光学显微镜种类很多,常用的是普通复式光学显微镜,其结构包括机械、光学和照明三大系统(图15-1)。

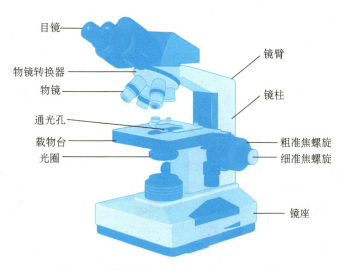

图 15-1　普通复式光学显微镜的结构示意图

一、机械系统

1. 镜座:显微镜的基座,支撑着整个镜体,起稳固显微镜的作用。
2. 镜柱:垂直于镜座上的短柱,用以支持镜臂。
3. 镜臂:镜柱上方呈弓形结构的部分。

4. 调节器：镜柱两侧的两对齿轮，较大的称粗准焦螺旋，较小的称细准焦螺旋。转动调节器能使镜筒上下移动，以此来调节焦距。

5. 镜筒：位于镜臂前方，上端装置目镜，下端连接物镜转换器。

6. 物镜转换器：又称旋转盘，位于镜筒下端的一个可旋转的凹形圆盘，一般装有2~4个放大倍数不同的物镜。

7. 载物台：镜臂下面的平台，用以承放玻片标本。载物台中央有一圆形的通光孔，光线可通过它由下向上反射。

8. 标本推进器：位于镜台的后方或侧面边缘，连接着一个可动的弧形弹簧夹，其下方一侧有两个旋钮，转动旋钮可调节推进器，使玻片标本前后或左右移动。

二、光学系统

1. 目镜：装在镜筒的上端，放大倍数有5至25倍之间的数种，目镜上的"5×"代表放大5倍，"10×"代表放大10倍。

2. 物镜：嵌装在旋转盘上，一般分低倍镜、高倍镜和油镜三种，标"4×"和"10×"是低倍镜，"40×"和"45×"是高倍镜，"90×"和"100×"是油镜。物镜的长短不同，越短的放大率越低，越长的放大率越高。

3. 放大倍数：显微镜放大倍数＝目镜放大率×物镜放大率。如果所使用的目镜是"10×"，物镜是"40×"，则放大倍数为400倍。

三、照明系统

1. 照明装置：即光源，位于底座。光源的开关在底座一侧，旁边有旋钮可以调节灯光的明暗。

2. 聚光器：在载物台下方，作用是聚焦光线，增强视野的亮度。聚光器的一侧有一个螺旋，转动它可升降聚光镜，聚光镜上升时反射光增强，反之减弱。

3. 光圈：聚光器下方的圆环结构，由多片半圆形的薄金属片叠合而成。圆环外缘有一小柄，拨动它能使金属薄片分开或合拢，用以控制光线的强弱。

【实验步骤】

1. 取显微镜，右手握镜臂，左手托镜座，避免倾斜。

2. 接通光源灯的电源，打开光圈，转动聚光器升降旋钮，把聚光器升至最高位置。

3. 将玻片标本放在载物台上，对准通光孔，用标本夹夹好玻片。

4. 先用低倍镜观察，观察之前，先转动粗准焦螺旋，使载物台上升，物镜逐渐接近玻片。然后，左眼注视目镜内，右眼不要闭合，同时转动粗准焦螺旋，使载物台慢慢下降，随后就可看到放大物像。

5. 如果在视野内发现物像偏离，可调节载物台的移动手柄。调节时应注意玻片移动的方向与视野中物像移动的方向正好相反。如果物像不甚清晰，可以调节细准焦螺旋，直至物像清晰。

6. 进一步使用高倍物镜观察，在转换高倍物镜之前，把物像中需要放大观察的部分移至视野中央。在用低倍物镜观察已经清晰时，换高倍物镜可见到物像，但物像不一定清晰，可以转动细准焦螺旋进行调节。

7. 在转换高倍物镜并且看清物像之后,可以根据需要调光圈的大小或聚光器的高低,使光线符合要求(一般将低倍物镜换成高倍物镜观察时,视野会稍变暗一些,所以需要调节光线强弱)。

8. 观察完毕先将物镜镜头从通光孔处移开,然后将光圈调至最大,再将载物台缓缓落下,最后检查零件是否有损坏,检查完毕铺上防尘布。

【实验注意事项】

1. 禁止单手提拿显微镜和随意拆卸显微镜的零件。
2. 低倍物镜下调焦时应先上升载物台(或下降镜筒),再缓慢下降载物台(或上升镜筒),使物镜镜头与玻片距离由小到大调焦。不能使物镜触及玻片,以防镜头将玻片压碎。
3. 观察标本时两眼同时睁开。
4. 如果使用油镜,应在标本上滴一滴香柏油,使镜头底端与香柏油接触。观察完后及时用二甲苯擦拭油镜头。注意其他镜头不得接触香柏油。
5. 使用结束后需要将显微镜复原到非工作状态。

【实验任务】

1. 分别观察人血细胞、肠上皮细胞、骨骼肌细胞、心肌细胞、神经细胞(脊髓切片)和肝细胞等标本,注意比较鉴别不同细胞的形态结构、核形态数量和位置等特征。
2. 绘图。

【思考题】

为什么使用高倍镜和油镜时,必须从低倍镜开始?

实验二 动物细胞基本形态与显微测量

【实验目的】

1. 观察动物细胞的基本形态,了解动物细胞临时制片的方法。
2. 学会使用测微尺,通过测微尺测量对细胞核质比进行分析。

【实验用品】

一、器材

配有目镜测微尺的显微镜1台,镜台测微尺1个,载玻片1张,盖玻片3张,小平皿1个,吸水纸、牙签、人血涂片、蟾蜍血涂片、大白鼠小肠上皮细胞切片、骨骼肌切片各1张。

二、试剂

1‰的甲基蓝染液。

【实验原理】

一、动物细胞的基本形态

细胞的形态结构与功能相关是很多动物细胞的共同特点,这在分化程度较高的细胞中表现得更为明显,这种合理性是在生物漫长的进化过程中所形成的。例如,具有收缩机能的肌细胞伸展为细长形,具有感受刺激和传导冲动机能的神经细胞有长短不一的树枝状突起,游离的血细胞为圆形、椭圆形或圆饼形。不论动物细胞的形状如何,其结构一般分为三大部分:细胞膜、细胞质和细胞核。但也有例外,例如,哺乳类动物红细胞成熟后细胞核会消失。

二、测微尺的使用

测微尺分目镜测微尺和镜台测微尺(图15-2),两尺须配合使用。目镜测微尺是一个放在目镜上像平面的玻璃圆片,圆片中央刻有一条直线,该直线被分为若干格,每格代表的长度随物镜放大倍数的不同而异,因此目镜测微尺使用前需要进行校正。镜台测微尺是一个在载片中央封固的尺,长1 mm(1 000 μm),被分为100格,每格长度是10 μm。

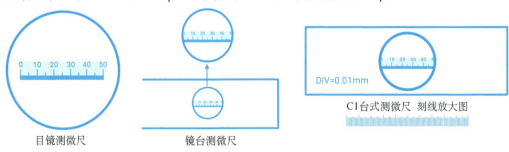

图15-2 目镜测微尺与镜台测微尺实际长度测算示意图

【实验方法】

一、观察方法与结果

1. 人血涂片的观察

显微镜下可见成熟红细胞呈双凹圆盘状,无细胞核;白细胞形态各异。

2. 蟾蜍血涂片的观察

显微镜下可见蟾蜍血红细胞为椭圆形,有核;白细胞数目少,为圆形。

3. 小肠上皮细胞切片的观察

在高倍镜下观察,小肠上皮细胞为单层柱状上皮,由大量的柱状细胞及部分杯状细胞交错紧密排列而成。

4. 骨骼肌切片的观察

在显微镜下观察,骨骼肌细胞为细长形,可见折光不同的横纹,每个骨骼肌细胞有多个细胞核分布于细胞的周边。

5. 人口腔上皮细胞标本的制备与观察

用牙签刮取口腔上皮细胞,均匀地涂在清洁的载玻片上(不可反复涂抹),滴一滴甲基蓝染液,染色5 min,盖上盖玻片(用镊子轻轻夹住盖玻片的一端,将其对侧先接触载玻片染液,使其与载玻片呈小于45°的角度慢慢倾斜盖下,防止气泡产生),吸去多余染液。显微镜下观察可见,覆盖口腔表面的上皮细胞为扁平椭圆形,中央有椭圆形细胞核,细胞核被染成蓝色。

二、测微尺的使用方法

1. 将镜台测微尺放在显微镜的载物台上夹好,小心移动目镜测微尺和镜台测微尺,使两尺平行,记录镜台测微尺若干格所对应的目镜测微尺的格数。

2. 按下式求出目镜测微尺每格所代表的长度。

目镜测微尺每格所代表的长度(μm)=(镜台测微尺的若干格数/对应的目镜测微尺的格数)×10

三、测量人口腔上皮细胞

从显微镜载物台上取下镜台测微尺,换上人口腔上皮细胞标本,测量细胞和细胞核的长短径。

四、生物绘图的要求与方法

用3H或2H铅笔绘图,绘图时注意生物标本各部位结构的比例关系,图的大小、位置和布局要恰当,线条要粗细均匀且连续,图中的结构和明暗用点的疏密程度表示。绘图结束后用直尺在图的一边或两边引出平行线,各平行线末端对齐,在平行线末端标注出图上各部分结构的名称,最后在图下标明标本的名称及放大倍数。

【思考题】

1. 绘制所观察到的人口腔上皮细胞的图形并注明各部分结构的名称。
2. 分别求出使用低倍镜(10×)和高倍镜(40×)时目镜测微尺每格所代表的长度。

实验三　细胞中 DNA 和 RNA 的显示

【实验目的】

1. 了解 Feulgen 反应的原理,掌握其有关的操作方法。
2. 了解 Brachet 反应的原理,掌握其有关的操作方法。

【实验用品】

一、Feulgen 反应

1. 仪器、用具:显微镜、恒温水浴箱、温度计、解剖针、酒精灯、试管、烧杯、载玻片、盖玻片、吸水纸。
2. 材料:洋葱鳞茎或根尖。
3. 试剂:1 mol/L 盐酸、Schiff 试剂、亚硫酸水。

二、Brachet 反应

1. 仪器、用具:显微镜、镊子、载玻片、盖玻片、吸水纸。
2. 材料:洋葱鳞茎表皮。

三、试剂

1. Unna 试剂:甲基绿-派洛宁染色液。

甲液:5%派洛宁水溶液 6 mL、2%甲基绿水溶液 6 mL、蒸馏水 16 mL。

乙液:1 mol/L 乙酸缓冲液(pH=4.8) 16 mL。

甲、乙两液分别置 4 ℃冰箱备用,用时将甲、乙两液混匀。

2. 1 mol/L 乙酸缓冲液(pH=4.8)。

A 液:冰醋酸 6 mL 加蒸馏水至 100 mL。

B 液:乙酸钠 13.5 g 加蒸馏水至 100 mL。

取 A 液 40 mL、B 液 60 mL,混匀。

【实验原理】

一、Feulgen 反应(DNA 染色)的原理

DNA 是由许多单核苷酸聚合成的多核苷酸,每个单核苷酸又由磷酸、脱氧核糖和碱基构成。DNA 经 1 mol/L 盐酸水解,其嘌呤碱和脱氧核糖之间的键被打开,使脱氧核糖的第一碳原子上形成游离的醛基,这些醛基可与 Schiff 试剂反应。Schiff 试剂是由碱性品红和偏重亚硫酸钠作用形成的无色品红溶液,Schiff 试剂与醛基结合可形成紫红色的化合物。因此,凡有 DNA 的地方,Feulgen 反应都能显示紫红色。紫红色的产生是由于反应产物的分子内含有醌基,醌基是一个发色基团,所以具有颜色。若样品不经过水解或预先用热的三氯醋酸或 DNA

酶处理，得到的反应是阴性的，以此可以证明 Feulgen 反应具有专一性。

二、Brachet 反应（RNA 染色）的原理

甲基绿-派洛宁（methyl green-pyronin）是碱性染料，与细胞内 DNA、RNA 结合会呈现不同颜色。当甲基绿与派洛宁作为混合染料时，甲基绿和染色质中的 DNA 选择性结合显示绿色或蓝色，派洛宁与核仁、细胞质中的 RNA 选择性结合显示红色。其原因可能是两种染料在混合染液中有竞争作用，同时两种核酸分子虽然都是多聚体，但其聚合程度有所不同。甲基绿易与聚合程度高的 DNA 结合呈现绿色，派洛宁易与聚合程度较低的 RNA 结合呈现红色，但解聚的 DNA 也能和派洛宁结合呈现红色。因此，RNA 与派洛宁亲和力大，易被染成红色；DNA 与甲基绿亲和力大，易被染成蓝绿色。

【实验方法】

一、DNA 染色

1. 将洋葱根尖或鳞茎表皮放在 1 mol/L 盐酸中，加热到 60 ℃，水解 8~10 min。
2. 蒸馏水水洗。
3. Schiff 试剂遮光染色 30 min。
4. 用新鲜配制的亚硫酸水溶液洗 3 次，每次 1 min。
5. 水洗 5 min。
6. 将洋葱根尖或鳞茎放在载玻片上，用镊子捣碎，盖上盖玻片，压片（洋葱表皮可省去压片这一步）。
7. 显微镜观察，细胞中凡有 DNA 的部位应呈现紫红色的阳性反应。

对照片：

方法一，先将材料放在 5% 三氯乙酸中 90 ℃ 水浴 15 min，用以把 DNA 抽提掉，然后按步骤 1~7 制片观察。

方法二，材料不经 1 mol/L 盐酸水解，直接放在 Schiff 试剂中染色，然后按步骤 4~7 制片观察。

二、RNA 染色

1. 用镊子撕取洋葱鳞茎表皮一小块，置于载玻片上。
2. 滴 1 滴 Unna 试剂，染色 30 min。
3. 蒸馏水水洗 2 次，吸水纸吸去多余的水分。
4. 盖上盖玻片，显微镜观察。

对照片：

方法一，用镊子撕取洋葱鳞茎表皮一小块，经 5% 三氯乙酸 90 ℃ 水浴 15 min，再经 70% 乙醇洗片刻，然后按步骤 1~4 制片观察。

方法二，用镊子撕取洋葱鳞茎表皮一小块，用 0.1% RNA 酶室温处理 10~15 min，蒸馏水水洗，吸水纸吸干多余水分，然后按步骤 1~4 制片观察。

【思考题】

1. 简述 Feuglen 反应的原理和操作的关键步骤。
2. 简述 Brachet 反应的原理。

实验四　细胞中线粒体的活体染色

【实验目的】
1. 了解线粒体在细胞中的分布及形态。
2. 掌握线粒体的活体染色方法。

【实验用品】
常规解剖器、小白鼠肝细胞、Ringer氏溶液、詹纳斯绿B。

【实验原理】
詹纳斯绿B(Janus green B)是一种对线粒体具有专一性染色、毒性最小的碱性染料。Janus green B进入细胞后线粒体由于细胞色素酶系的作用,始终保持氧化状态,可被染成蓝绿色,而其周围的细胞质中的染料被还原为无色的色基(图15-3)。

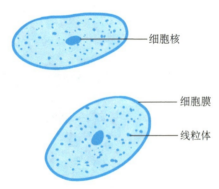

图15-3　细胞中线粒体的活体染色示意图

【实验方法】
1. 取小白鼠肝边沿较薄的组织块,放入盛有Ringer氏溶液的培养皿中,洗去血液。
2. 将1/5 000 Janus green B倒入另一个培养皿中,将肝组织块移入其内,不可将组织块完全淹没,要让组织块上面部分半裸露在染液外面,这样可使细胞内线粒体的酶系得到充分氧化,线粒体更易染色。一般染色30~40 min(组织块边缘染成蓝绿色即可)。
3. 染色后,同时用左右两只手拿两根解剖针,一只手的解剖针压住组织块,另一只手的解剖针稍稍用力拉组织块边缘,就会有一些肝细胞或细胞群和组织块分离。
4. 用吸管将分离的肝细胞吸起,放在载玻片中央的Ringer氏溶液中。垫两根头发,盖上盖玻片。注意Ringer氏溶液不要太多。
5. 用油镜观察时,可不断地上下微调螺旋,使盖玻片上下稍稍移动,这样肝细胞中的线粒体能接触到充足的氧气,使线粒体的染色非常清楚。

【实验结果】

在油镜下可见小白鼠肝细胞质中的线粒体被染成蓝绿色,呈颗粒状或线条状,且在细胞核周围分布得比较多。

【思考题】

1. 线粒体活体染色的原理是什么?
2. 请绘制细胞中线粒体的形态和分布。

实验五　细胞中微丝的染色及形态观察

【实验目的】
掌握考马斯亮蓝 R250 染色动物细胞胞质微丝的方法。

【实验用品】

一、材料
体外培养的动物细胞。

二、试剂
0.01 mol/L 磷酸盐缓冲生理盐水（PBS）、M-缓冲液、1％Triton X-100/M-缓冲液、0.2％考马斯亮蓝 R250（溶剂是甲醇 46.5 mL、冰醋酸 7 mL、蒸馏水 46.5 mL）、30％戊二醛-PB 溶液（pH＝7.3）。

三、器材
显微镜、载玻片、35 mm 小染色缸。

【实验原理】

真核细胞胞质中错综复杂的纤维网络称为细胞骨架（cytoskeleton），纤维按直径、组成成分和组装结构的不同分为微丝（microfilament，MF）、微管（microtubule，MT）和中等纤维（intermediate filament，IF），直径分别为 5～7 nm、20～25 nm 和 8～11 nm。此外，胞质中还散布着一些 3～6 nm 的细小纤维。

微丝是肌动蛋白亚单位组成的螺旋状纤维，称为纤维状肌动蛋白（fibrous action，F-actin）。在不同种类的细胞中，微丝与某些结合蛋白一起形成不同的亚细胞结构，如张力纤维、肌肉细丝、肠上皮绒毛轴心等。观察微丝可以用电子显微镜、组织化学、免疫细胞化学等方法，本实验用考马斯亮蓝 R250 显示微丝组成的张力纤维。张力纤维在体外培养的细胞中普遍存在，其与细胞对基质的附着、维持细胞扁平铺展的形状有关。活体内有关细胞张力纤维的研究较少。目前比较明确的是，一些可迅速运动的细胞（如巨噬细胞、变形虫等）缺乏张力纤维。张力纤维的组成除了肌动蛋白外，还有 α-辅肌动蛋白、肌球蛋白和原肌球蛋白沿着纤维轴周期性地分布着，类似于肌原纤维的组织分布，具有收缩功能。

考马斯亮蓝 R250 是一种普通的蛋白质染料，它可以使各种细胞骨架蛋白着色，并非特异地显示微丝，但是由于有些细胞骨架的纤维（如微管）在该实验条件下不够稳定，还有些类型的纤维太细，在光学显微镜下无法分辨。因此，我们看到的主要是微丝组成的张力纤维，直径约 40 nm。张力纤维形态长而直，常常与细胞的长轴平行并贯穿细胞全长。

【实验方法】

1. 细胞培养在盖玻片上,生长密度达++~+++时取出,用 PBS 液轻轻涮洗。
2. 用 1‰ Triton X-100/M-缓冲液处理 15 min,室温或 37 ℃均可。Triton X-100 是非离子型表面活性剂(去污剂),能增加细胞膜通透性并抽提部分杂蛋白质,使细胞骨架图像更清晰。
3. M-缓冲液轻轻洗细胞 3 次。M-缓冲液有稳定细胞骨架的作用。
4. 3‰戊二醛-PB 液固定细胞 5~15 min。
5. PBS 液洗细胞若干次,多余液体用滤纸吸干。
6. 0.2%考马斯亮蓝 R250 染片 30 min,小心地用水漂洗后置于空气中晾干。
6. 直接观察或用树脂封片。

【实验结果】

用普通光学显微镜观察,可见到深蓝色的纤维束,粗细不等,基本上平行排布。在成纤维样细胞(如中周仓鼠卵巢细胞、包皮细胞)中,张力纤维沿细胞长轴排列;在上皮样细胞(如海拉细胞)中,因细胞呈多边形,张力纤维交叉,沿不同方向跨越胞体伸向细胞突起处或黏着斑处。

张力纤维是一动态结构,在充分贴壁铺展的细胞中,张力纤维挺直、丰富,形态比较典型;反之,张力纤维收敛、略显弯曲。当将贴壁培养的细胞从基质表面取下时,细胞变圆,张力纤维随之消失。

【思考题】

试分别用细胞松弛素 B(3 μg/mL 培养液)和秋水仙酰胺(0.05 μg/mL 培养液)在 37 ℃下处理培养的细胞 2 h,然后按前述实验方法进行考马斯亮蓝染色,观察细胞内张力纤维的形态有什么变化,比较所得结果并进行解释。

实验六 微管的间接免疫荧光显示与观察

【实验目的】

掌握用间接免疫荧光法显示动物细胞微管的方法。

【实验用品】

一、材料

培养在盖玻片上的动物细胞。

二、试剂

0.01 mol/L 磷酸盐缓冲生理盐水（PBS，pH=7.3），PEM 缓冲液（80 mmol/L pipes、1 mmol/L EGTA、0.5 mmol/L $MgCl_2$），PEMD 缓冲液[含 1%二甲基亚砜(DMSO)的 PEM 缓冲液]，PEMP 缓冲液[含 4%聚乙二醇(PEG, MW=6 000)的 PEM 缓冲液]，固定液(3.7%甲醛-PEMD 溶液)，0.5% Triton X-100/PEMP 溶液，1%和 0.3%的 Triton X-100/PBS 溶液，兔抗微管蛋白抗体（一抗）和 FITC-羊抗兔抗体（二抗）（使用前用 0.3% Triton X-100/PBS 或直接用 PBS 稀释 20 倍以上，一般一抗的稀释度更高，最好在使用前试验出最佳稀释度，以特异性染色反应荧光最强而非特异性染色阴性为最佳），甘油-PBS(9∶1)(pH=8.5～9.0)。

三、器材

荧光显微镜、冰箱、毛细吸管、放有湿纱布的铝盒、载玻片、35 mm 小染色缸、振荡器、指甲油。

【实验原理】

微管是真核细胞中特有并普遍存在的结构，它是由管蛋白（α、β管蛋白二聚体）和少量微管结合蛋白（MAPs）聚合而成的管状纤维。在不同类型的细胞中，微管具有相同的基本形态，即管蛋白二聚体（dimer）螺旋盘绕装配成微管的壁，13 个二聚体绕 1 周组成单管，单管进一步组装成二联管（在纤毛和鞭毛中）或三联管（在基体和中心粒中）。观察微管可用电子显微镜和免疫组织化学方法，其中较常用的是间接免疫荧光技术。用抗微管管蛋白的免疫血清（一抗，如兔抗微管蛋白抗体）与细胞一起温育，该抗体将与胞质中的微管特异结合，然后再加荧光素标记的抗球蛋白抗体二抗（如 FITC 标记的羊抗兔抗体）共同温育，二抗与一抗结合能使微管间接地标上荧光素，此时将样本置荧光显微镜下用一定波长激发光照射，可见微管的形态和分布。间接免疫荧光法的特异性和灵敏度均较高，广泛用于生物大分子结构的定位和形态的显示。

【实验方法】

1. 将细胞培养在裁成小条的盖玻片上,生长密度达++～+++时取出,用 PEMP 缓冲液轻轻漂洗细胞。

2. 0.5% Triton X-100/PEMP 溶液预温到 37 ℃,处理细胞 1.5～2 min。Triton X-100 是非离子型去污剂,能适当增加细胞膜的通透性使抗体容易进入细胞,也能抽提掉若干杂蛋白使胞质背景清晰。

3. PEMP 缓冲液洗细胞 2 次。

4. 3.7% 甲醛-PEMD 溶液在室温下固定样品 30 min。

5. PBS 洗 2 次,用滤纸吸干多余的液体。

6. 结合一抗。用毛细吸管滴约 20 μL 已经稀释的一抗于载玻片中央,将盖玻片条的细胞面覆于其上,37 ℃湿盒内温育 60 min。

7. 取出细胞样品,放 35 mm 小染色缸内,按 PBS→1% Triton X-100/PBS→PBS 顺序漂洗细胞,每个环节 3～5 min,可以放在振荡器上振荡漂洗。取出盖玻片条,用滤纸吸干液体。

8. 结合二抗。用已经稀释的二抗与细胞温育 40～60 min(操作步骤同 6,洗涤步骤同 7)。

9. 无离子水洗样品 2 次,待稍干后滴加甘油-PBS 封片,四周涂指甲油封固。样品在 4 ℃暗处可保存数天。

【实验结果】

样品置荧光显微镜下观察,滴加无荧光油,蓝光激发,微管呈现黄绿色荧光。细胞核周围的荧光特别亮,是微管组织中心(MTOC)所在的位置,由核周发出的微管纤维布满胞质,呈网状。

【思考题】

1. 细胞周期中间期及 M 期微管组装的形式有什么变化?

2. 如果使用的抗体浓度越高,温育时间越长,是否免疫荧光图像会越清晰?请试验并做出解释。

实验七　酸性蛋白质与碱性蛋白质的定位

【实验目的】

1. 掌握细胞化学技术定位细胞组分的一般方法。
2. 了解细胞内蛋白质的分布特点。

【实验用品】

一、器材

水浴锅、染色缸、载玻片、注射器等。

二、试剂

70％乙醇溶液、5％三氯醋酸溶液、0.2％固绿、0.005％ Na_2CO_3 溶液、1.75 mol/L 盐酸、0.1％酸性固绿染色液(pH＝2.2)和0.1％碱性固绿染色液(pH＝8.0)。

三、材料

蟾蜍血涂片。

【实验原理】

不同的蛋白质所带的碱性和酸性基团的数目不同,在不同pH值的溶液中蛋白质所带的净电荷量不同。在生理条件下,蛋白质带负电荷($-COO^-$)多,则为酸性蛋白质;带正电荷($-NH_3^+$)多,则为碱性蛋白质。因此,标本经三氯醋酸溶液处理抽提出核酸后,用不同pH值的固绿染液分别染色,即可将酸性蛋白质(分布于胞质和核仁中)和碱性蛋白质(主要是核中组蛋白)分别显示出来。

【实验步骤】

1. 捣髓法取蟾蜍血,即用解剖针捣毁蟾蜍的脑组织和脊髓后取血。具体操作是,左手握住蟾蜍的身体和四肢,使其腹部贴着掌心,食指压住蟾蜍的头部前端使其尽量腹屈。在蟾蜍的头和躯干之间可触及一凹陷(枕骨大孔所在处),右手持解剖针直插入凹陷处1～2 mm,随即将针尖转向头侧插入颅腔内捣毁脑组织,然后将解剖针抽回并转向尾侧刺入脊髓管内捣毁脊髓,如此直至蟾蜍四肢松软,呼吸消失为止。将蟾蜍腹面向上放入蜡盘中,剪开胸腔,打开心包,小心将心脏剪一小口,取心脏血1滴滴在干净的载玻片一端,推片。按以上方法制备2张涂片,室温下晾干。

2. 新鲜血涂片自然干燥10 min,放入70％乙醇溶液中固定10 min。

3. 取出晾干后放入70～90 ℃的5％三氯醋酸溶液中15～20 min。

4. 用冷的5％三氯醋酸溶液漂洗后,蒸馏水水洗3次,每次5 min。

5. 分别插入染色液中染色,酸性固绿染色液染色 10 min,碱性固绿染色液染色 35 min。
6. 取出血涂片,蒸馏水冲洗。
7. 风干,二甲苯透明 2 min,树胶封片。
8. 观察结果。

【实验结果】

经碱性固绿染色液染色的片中,胞质、核仁不着色,细胞核大部分被染成绿色,是碱性蛋白质存在处。经酸性固绿染色液染色的片中,红细胞胞质内遍布绿色,细胞核内绿色稀少,是酸性蛋白质存在处。

【思考题】

1. 酸性蛋白质与碱性蛋白质的分布有何区别?
2. 本实验中的三氯醋酸溶液有什么作用?
3. 为什么酸性固绿染液能使酸性蛋白质显色,碱性固绿染液能使碱性蛋白质显色?

实验八　细胞的吞噬活动

【实验目的】

1. 通过观察小鼠巨噬细胞吞噬红细胞的实验，了解巨噬细胞吞噬异物的原理和功能。
2. 了解吞噬在机体非特异性免疫中的重要作用。

【实验用品】

一、仪器

显微镜、高压灭菌锅、解剖盘、解剖剪、1 mL注射器、吸管、载玻片、盖玻片。

二、材料

小鼠（25～30 g）、1%鸡红细胞悬液。

三、试剂

6%淀粉肉汤（含0.3%台盼蓝）。

【实验原理】

高等动物体内的巨噬细胞、单核细胞和嗜中性粒细胞具有吞噬功能，它们广泛分布在机体的组织和血液中，在机体的非特异性免疫功能中起着重要的作用。当病原体或其他异物侵入机体时，巨噬细胞具有趋化性，可以通过活跃的变形运动，主动向异物移行并聚集，接近异物后，巨噬细胞首先把异物吸附在细胞表面，随后吸附区域的细胞膜向内凹陷并伸出伪足包围异物，将异物吞入胞质，形成吞噬泡，继而细胞质中的初级溶酶体与吞噬泡融合，形成吞噬溶酶体将异物杀死并将其消化分解（图15-4）。

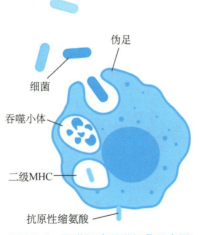

图15-4　巨噬细胞吞噬细菌示意图

【实验方法】

1. 实验前 2 天,每天给小鼠腹腔注射 6% 淀粉肉汤(含 0.3% 台盼蓝)1 mL。
2. 实验时,再往小鼠腹腔内注射 1% 鸡红细胞悬液 1 mL,并轻揉小鼠腹部,使鸡红细胞悬液分散。
3. 注射鸡红细胞悬液 20~30 min 后,用脊椎脱臼法处死小鼠(右手抓住鼠尾并用力向后拉,左手拇指与食指按住鼠头,使小鼠脊髓与脑髓间断开)。
4. 迅速剖开小鼠腹腔,用未装针头的注射器或吸管吸取腹腔液。
5. 取 1 张干净的载玻片,滴 1 滴腹腔液,盖上盖玻片,置显微镜下观察。

【实验结果】

观察时,将视野光线调暗。首先,在高倍镜下分辨鸡红细胞和巨噬细胞。鸡红细胞为淡黄色、椭圆形、有核的细胞。巨噬细胞是数量较多、体积较大、呈圆形或不规则形状的细胞,巨噬细胞表面有许多毛刺状的小突起(伪足),胞质中有数量不等的蓝色颗粒(吞入的含台盼蓝的淀粉肉汤形成的吞噬泡)。然后,变换视野观察巨噬细胞吞噬鸡红细胞的过程,该过程中可见有的鸡红细胞(1 至多个)紧紧贴附于巨噬细胞的表面,有的巨噬细胞已将 1 至数个鸡红细胞部分吞入,有的巨噬细胞已吞入 1 个或多个鸡红细胞并在胞质中刚刚形成椭圆形的吞噬泡,有的巨噬细胞内的吞噬泡体积缩小并呈圆形。

【思考题】

1. 绘制观察到的小鼠腹腔巨噬细胞吞噬鸡红细胞的各种形态。
2. 计算吞噬百分比,即每 100 个巨噬细胞中含有吞噬鸡红细胞的吞噬细胞数。

实验九 细胞膜的通透性

【实验目的】

掌握影响细胞膜透性的主要因素,如相对分子质量、脂溶性、电解质和非电解质溶液等。

【实验用品】

一、仪器和用具

小烧杯、试管、试管架、刻度吸管、注射器、秒表。

二、材料

含适量肝素的兔血或鸡血。

三、试剂

1 mol/L 乙二醇水溶液,1 mol/L 丙三醇水溶液,1 mol/L 葡萄糖水溶液,3 mol/L 甲醇,3 mol/L 乙醇,3 mol/L 丙醇,1/8 mol/L、1/9 mol/L、1/10 mol/L、1/12 mol/L、1/14 mol/L 葡萄糖溶液,1/12 mol/L、1/13 mol/L、1/14 mol/L、1/16 mol/L、1/18 mol/L NaCl 溶液。

【实验原理】

细胞膜在不断变化的环境中,必须保持自身的稳恒状态才能生存。细胞膜能允许一些物质的通透,也能降低甚至阻挡一些物质的通透,所以细胞膜具有选择通透性(图 15-5)。水分子可以自由通过细胞膜,当细胞处于低渗液中时,水分子会大量渗到细胞内,使细胞膨胀,进而破裂,血红蛋白因此释放到介质中,由不透明的红细胞悬液变为红色透明的血红蛋白溶液,这就是溶血现象。溶血现象可作为测量物质进入红细胞速度的一种指标。

将红细胞置于乙二醇、丙三醇(甘油)、葡萄糖等摩尔浓度的高渗液中,乙二醇、丙三醇、葡萄糖等分子会进入红细胞,使红细胞内的渗透性活性分子的浓度大为增加,继而导致水的渗入,使细胞膨胀,细胞膜破裂,发生溶血。溶血现象发生的快慢与进入细胞的物质的相对分子质量的大小有关。相对分子质量大的物质进入细胞慢,发生溶血所需时间长。

非极性化合物易溶于脂溶剂,但在水中溶解度很小。碳链越长,脂溶性越大。一种化合物在脂溶剂中的溶解度与其在水中的溶解度之比,称为分配系数。各种非电解质溶液,只要单位面积中所含的分子数相同,就具有相同的渗透压。在电解质溶液中,若 NaCl 与葡萄糖分子数相等,NaCl 产生的渗透压要大得多。具有相同渗透压的某非电解溶液与某电解质溶液浓度之比,称为等渗系数,用 i 来表示,$i=$ 葡萄糖的等渗物质的量浓度/NaCl 的等渗物质的量浓度。发生溶血的为低渗液,所以发生溶血的前一管溶液的浓度近似视为红细胞等渗。

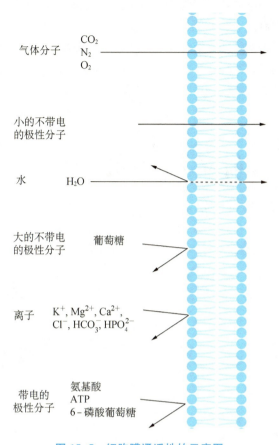

图 15-5 细胞膜通透性的示意图

【实验方法】

一、相对分子质量大小对细胞膜通透性的影响

1. 在有编号的 3 支试管中,分别用吸管加入 2 mL 的 1 mol/L 乙二醇、1 mol/L 丙三醇和 1 mol/L 葡萄糖高渗液。
2. 分别在 3 支试管中用注射器加入 2 滴血液,用手指按住管口倒置 1 次。
3. 观察溶血时间,最长 10 min。
4. 将实验结果填入表格中。

二、脂溶性大小对细胞膜通透性的影响

1. 在有编号的 3 支试管中分别加入 2 mL 3 mol/L 的甲醇、乙醇、丙醇溶液。
2. 分别在 3 支试管中用注射器加入 2 滴血液,用手指按住管口倒置 1 次。
3. 观察溶血时间。
4. 将实验结果填入表格中。

三、电解质和非电解质溶液对细胞膜通透性的影响

1. 将试管编号,注明溶质名称及物质的量浓度。

2. 按编号分别在试管中加入不同浓度的葡萄糖和 NaCl 溶液 2 mL。
3. 每管各加入 2 滴血液，用手指按住管口倒置 1 次。
4. 室温下放置 15 min，观察发生溶血的浓度，确定等渗浓度。
5. 记录实验结果。
6. 计算等渗摩尔系数。

【思考题】

1. 造成细胞膜对不同物质通透性不同的原因是什么？
2. 根据你所学的知识阐述细胞膜通透性对机体的作用。

实验十　细胞的凝集反应

【实验目的】

1. 了解膜表面结构和膜糖的功能。
2. 掌握凝集素作用于细胞凝集反应的基本原理。

【实验用品】

一、仪器

显微镜、粗天平、载玻片、滴管(2支)、离心管(2支)。

二、材料

土豆块茎、4.2%的红细胞悬液。

三、试剂

PBS缓冲液。

【实验原理】

膜蛋白和膜脂可与寡糖链结合为糖蛋白和糖脂分子,糖蛋白和糖脂分子的分枝状寡糖链在质膜表面可形成细胞外被(糖萼)。细胞间的分子识别、细胞的生长和分化、免疫反应和肿瘤发生等均与细胞外被有关。凝集素是一种天然糖蛋白,能与细胞表面的特殊糖蛋白或糖脂的寡糖链结合,参与不同细胞的识别和黏着,具有凝集细胞和刺激细胞分裂的作用。

【实验步骤】

1. 土豆去皮切块,加5倍PBS缓冲液浸泡2 h。浸出液中含可溶性植物凝集素。
2. 无菌抽取兔静脉血(1%肝素抗凝)0.5 mL,加4 mL生理盐水2 000 r/min离心5 min,洗涤3次,配成2%红细胞悬液10 mL。
3. 载玻片上滴1滴凝集素和1滴红细胞悬液,充分混匀,静置20 min,低倍下观察凝集现象。
4. 载玻片上滴1滴PBS缓冲液和1滴红细胞悬液作为对照。
5. 观察实验结果并做记录。

【思考题】

1. 图示细胞凝集原理。
2. 试述设置实验组和对照组的意义。

实验十一　细胞的原代培养

【实验目的】

1. 了解原代细胞培养的基本原理和操作过程。
2. 熟悉原代培养细胞的观察方法。

【实验用品】

一、仪器与用具

CO_2 培养箱、倒置显微镜、超净工作台、高压锅、恒温水浴箱、离心机、解剖剪、解剖镊、眼科剪、眼科镊、蜡盘、血细胞计数板、离心管、培养瓶、纱布、培养皿、微量加样器、吸管、移液管、酒精灯、酒精棉球、试管架等。

二、材料

新生乳鼠或孕鼠。

三、试剂

1. RPMI-1640 培养基:90％RPMI-1640、10％小牛血清、双抗(青霉素、链霉素)100 单位/mL,以上溶液用 7.4％$NaHCO_3$ 调至 pH＝6.8～7.0,培养液须过滤灭菌。
2. D-Hanks 液(无 Ca^{2+}、Mg^{2+} 的 Hanks 液)。
3. 0.25％胰蛋白酶消化液:称 0.25 g 胰蛋白酶干粉,加 D-Hanks 液 100 mL,溶解后过滤灭菌,调至 pH＝7.4,置 4 ℃冰箱密封保存。

【实验原理】

用直接从机体中获取的细胞进行培养,称为原代培养(图 15-6)。原代培养过程主要是采

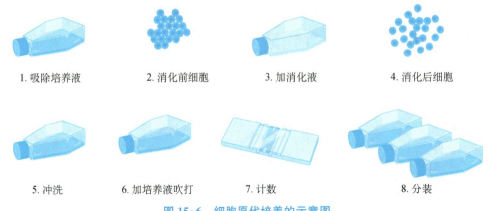

图 15-6　细胞原代培养的示意图

用无菌操作的方法,把组织(或器官)从机体中取出,经酶消化处理,使其分散成单个细胞,然后在人工条件下培养,使单个细胞不断地生长和繁殖。原代培养是建立各种细胞系的第一步。由于原代培养的细胞刚从活体组织中分离出来,所以在一定程度上能反映生物体内的生活状态。利用原代培养技术可以在体外进行各种类型细胞的增殖、遗传、变异、分化和脱分化、恶变与去恶变等研究。原代培养方法分为组织块培养法和消化法两种。

【实验方法】

一、处死动物

将出生 2~3 天的乳鼠用拉颈椎的方法处死。

二、取肾

用自来水浸湿处死后乳鼠背部的被毛,并将其背部向上钉在蜡盘中,用碘酒棉球擦拭其腰部两侧的被毛,再用酒精棉球擦拭碘酒擦过的部位。在乳鼠腰部的后缘,用解剖镊提起皮肤,再用解剖剪剪开皮肤,将剪开的皮肤拉向两侧,用碘酒与酒精棉球擦暴露的肌肉,再换一把无菌解剖剪及解剖镊,剪开背部的肌肉,暴露出腹腔,即可见肾脏(一般右肾略低于左肾)。用弯头眼科镊取出肾脏,置无菌培养皿中。该步骤须在无菌室或超净工作台中操作。

三、剪肾

用灭菌的眼科剪和眼科镊将肾膜剪破并剥向肾门,剪去肾膜和脂肪,用 D-Hanks 液洗涤 1 次,放入另一培养皿内,换一把灭菌的眼科剪和眼科镊,纵向剪开肾脏,去掉肾盂部分,将肾剪成数块,用 D-Hanks 液洗涤 1 次,把肾块移入无菌的离心管中。用灭菌的眼科剪将肾剪成 1 mm^3 大小的块,再用 D-Hanks 液洗 2~3 次,直到液体澄清为止。

四、消化及分散组织块

向上述清洗过的肾组织内加入 5~6 倍量的 0.25% 胰蛋白酶消化液,置 37 ℃水浴中消化,消化时间为 20~40 min,每隔 10 min 摇动 1 次离心管,以便组织块散开。消化至组织块变得疏松,呈黏稠状,并且颜色略变为白色为止。此时,从水浴中取出离心管,在超净台中吸去胰蛋白酶消化液,加入 5 mL 培养液,用吸管反复吹打组织块,直到大部分组织块分散成均匀的细胞悬液为止。将分散的细胞悬液经滤网过滤至另一个离心管中。

五、计数与稀释

从过滤的细胞悬液中取出 1 mL 滴在血细胞计数板上,按白细胞计数法进行计数。计数后用培养液稀释,稀释后的浓度一般以每毫升 30 万~50 万个细胞为宜。

六、分装与培养

将稀释好的细胞悬液分装于 60 mm 培养皿中,一般 3 mL/皿,细胞总量约 5×10^5,在培养皿上做好标记,置 37 ℃的 CO_2 培养箱中培养。

七、观察

每日观察细胞的生长情况,并检查是否被污染。培养物为紫红色,显示细胞生长不好;培养物为橘红色,显示细胞生长良好。经 1~2 天培养后,若生长较差或培养液变红,应在无菌操作下倒去原培养液,加入新的培养液或维持液(与培养液完全相同,只是所用的血清量为 5%)。此后,每隔 3~4 天更换一些维持液。待细胞基本长成致密单层时,即可进行传代培养。

【注意事项】

1. 培养材料应尽量选取胚胎或幼小的生物体组织或者繁殖能力较强的组织。
2. 实验过程要严格无菌操作,用具、器皿要高压灭菌。

【思考题】

1. 如何提高细胞原代培养的成功率?
2. 简述体外培养细胞的形态特征及其生长阶段。

实验十二　细胞的传代培养

【实验目的】

1. 熟练掌握贴壁细胞的传代培养。
2. 观察传代细胞贴壁、生长和繁殖过程中细胞形态的变化。

【实验用品】

一、仪器与用具

CO_2 培养箱、倒置显微镜、超净工作台、高压锅、水浴箱、离心机、血细胞计数板、离心管、培养瓶、微量加样器、吸管、移液管、酒精灯、酒精棉球、试管架等。

二、材料

HeLa 细胞或原代培养细胞。

三、试剂

RPMI-1640 培养基、小牛血清、0.25％胰蛋白酶消化液、D-Hanks 液、台盼蓝。

【实验原理】

离体培养的细胞群体增殖达到一定密度时,细胞的生长和分裂速度会减慢甚至停止,如不及时分离传代培养,细胞会逐渐衰老死亡。传代培养是指细胞从一个培养瓶以 1∶2 或其他比例转移,接种到另一培养瓶的培养。贴壁细胞的传代培养通常是指用胰蛋白酶把细胞分散成单细胞再传代,悬浮型细胞的传代培养是指用直接传代法或离心法传代(图 15-7)。

消化前细胞

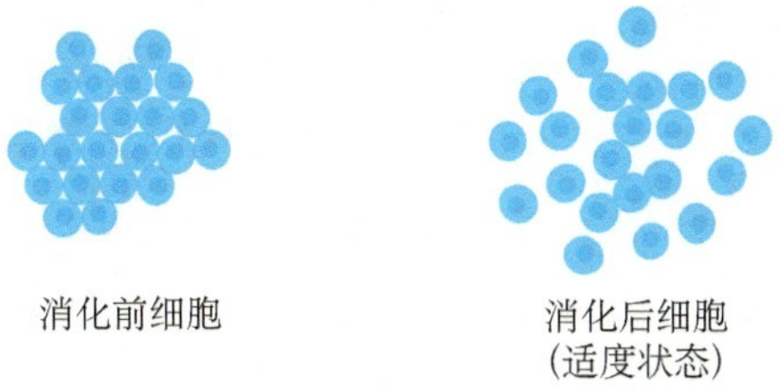

消化后细胞
(适度状态)

图 15-7　消化前和消化后细胞的示意图

【实验方法】

一、贴壁细胞(HeLa 细胞)的传代培养

1. 选取生长良好的 HeLa 细胞一瓶,在超净工作台的酒精灯旁,倒去瓶中的旧培养液,加入 2～3 mL D-Hanks 液,轻轻振荡漂洗细胞 1 次,以除去悬浮在细胞表面的碎片。

2. 加入 2 滴管 0.25％胰蛋白酶消化液,37 ℃消化 2～3 min,倒置显微镜下观察细胞,待细胞单层收缩突起出现空隙时,倒去酶消化液。如消化程度不够,可延长消化时间。

3. 用 D-Hanks 液洗 1 次,加入 1~2 滴管培养液,反复吹打细胞,使其成细胞悬液。如果发现消化过头,细胞已自行脱落时,则不能倒去消化液,可加少量培养液以中止消化,用吸管反复吹打成细胞悬液并转移到离心管,1 000 r/min 离心 3~5 min,用培养液再悬浮。

4. HeLa 细胞一般以 1∶2 或 1∶3 进行分装,1 瓶细胞可传为 2~3 瓶。

5. 分装好的细胞,应在培养瓶上做好标记,注明代号和日期,轻轻摇匀,置 37 ℃ CO_2 培养箱中培养。

6. 细胞培养 24 h 后即可观察培养液的颜色及细胞的生长情况,也可用 0.5% 台盼蓝染色,以确定死细胞和活细胞的比例。台盼蓝染液可特异性地使死细胞染成蓝色,而活细胞不被染色。

二、悬浮细胞的传代培养

因悬浮细胞不贴壁,所以细胞要经离心收集后再传代。其过程如下:

1. 取生长良好的细胞,在超净工作台中用无菌吸管把培养瓶中的细胞吹打均匀。

2. 将吹打均匀的细胞转移到无菌的离心管中,盖紧胶盖,平衡后 1 000 r/min 离心 5 min。

3. 在超净台中去上清液,加入适量新培养液,用吸管吹打细胞,制成悬液。

4. 以 1∶2 或 1∶3 进行分装,并在培养瓶上做好标记,注明代号和日期,轻轻摇匀,置于 37 ℃ CO_2 培养箱中培养。

5. 细胞培养 24 h 后即可进行观察,形态一般可用相差显微镜进行观察,生长良好的细胞,透明度大,细胞内颗粒少,没有空泡,细胞膜清晰,培养液看不到碎片。

【注意事项】

传代培养时要严格无菌操作并防止细胞之间交叉污染。

【思考题】

1. 贴壁细胞和悬浮细胞传代方法上有什么不同?
2. 为什么培养细胞长成致密单层后必须进行传代培养?

实验十三　细胞的冻存与复苏

【实验目的】

1. 了解细胞冷冻保存的原理和意义。
2. 掌握细胞冻存和复苏的方法，观察复苏细胞的成活情况。

【实验用品】

一、仪器与用具

CO_2 培养箱、倒置显微镜、超净工作台、高压锅、水浴箱、离心机、液氮罐、离心管、培养瓶、微量加样器、吸管、移液管、酒精灯、酒精棉球、无菌冻存管、线绳、标记用小牌等。

二、材料

HeLa 细胞或其他细胞株（系）。

三、试剂

RPMI-1640（或 DMEM）培养基、小牛血清、0.25％胰蛋白酶消化液、甘油或二甲基亚砜（DMSO）、D-Hanks 液、液氮、台盼蓝。

【实验原理】

细胞冻存是细胞保存的主要方法之一。在细胞培养过程中，为防止细胞株不断传代引起的细胞老化、支原体污染、染色体和基因的变异等现象的发生，可以通过冻存技术保存细胞，以便其在提供利用时，可快速繁殖。

在不加任何保护条件下直接冻存细胞时，细胞内外环境中的水会形成冰晶，导致细胞内发生一系列变化，如机械损伤、电解质浓度升高、渗透压改变、脱水、pH 值改变、蛋白质变性等，大的冰晶还会导致细胞膜、细胞器的损伤和破裂，最终导致细胞死亡。但如果在培养基中加入冰冻保护剂甘油或 DMSO，可使溶液冰点降低，加之在缓慢冻结条件下，细胞内水分透出，减少了冰晶形成，从而避免细胞受损。当前常使用的冰冻保护剂甘油或 DMSO 具有对细胞无毒、相对分子质量小、溶解度大、易穿透细胞等特点，使用的浓度范围在 5％～15％之间，常用 10％。

细胞冻存与复苏的一般原则是慢冻快融，这样可以较好地保证细胞的存活率。标准的冷冻速度开始为 $-1 \sim -2$ ℃/min，当温度低于 -25 ℃时可加速降温，冷冻速度可增至 $-5 \sim -10$ ℃/min，到 -80 ℃之后可直接投入液氮内。液氮是最理想和适用的冷冻剂，它的沸点是 -196 ℃，在此温度下，既无化学也无物理变化发生，对标本 pH 值无影响，汽化时不留沉淀，细胞在液氮中可长期保存。复苏细胞时须直接将装有细胞的冻存管投入 40 ℃热水中快速解冻，以防止小冰晶转变为大冰晶而造成对细胞的损害（图 15-8）。

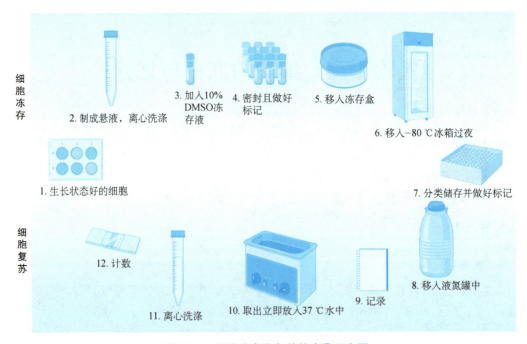

图 15-8　细胞冻存和复苏的步骤示意图

【实验方法】

一、细胞冻存

1. 选择形态良好、单层致密理想的细胞(对数生长期),在超净台中弃培养液,加入预温 37 ℃、0.25％胰蛋白酶消化液,消化分散细胞。
2. 弃消化液,加入新鲜培养液中止消化。
3. 用吸管吹打分散细胞,移入灭菌的带盖离心管中,800 r/min 离心 5 min,弃上清液。
4. 加入适量冻存液(10％甘油、90％培养基或 10％DMSO、90％培养基)制成细胞悬液,细胞密度为 3×10^6 个/mL 左右。
5. 将细胞悬液装入冻存管中,每管 1~1.5 mL,旋紧管盖,并在管上标明细胞的名称和冻存日期,最后放入纱布袋中冻存。纱布袋的一端系以线绳,末端扎有小牌,注明细胞的名称和冻存日期,以便日后查找。
6. 冻存管在 4 ℃下存放 30 min,转入 −20 ℃下 1.5~2 h,再转入 −70 ℃下 4~12 h 后即可转移到液氮内。

二、细胞复苏

1. 从液氮罐中取出冻存管,立即置入 40 ℃热水中,使细胞在 1 min 之内融化。
2. 用 75％乙醇擦拭消毒冻存管外壁,打开管塞,用吸管吸出悬液,注入离心管中,加入适量培养液,混匀后 1 000 r/min 离心 5 min。
3. 弃上清液,加入 5 mL 新鲜培养基,并用吸管轻轻吹打悬浮细胞。
4. 将细胞悬液装入培养瓶中,37 ℃静止培养,取少量细胞悬液进行细胞计数,计算冻存细胞存活率。

5. 待细胞贴壁后(4~6 h),换液再培养。
6. 细胞长满后可进行传代培养。

【注意事项】

因 DMSO 在室温状态下易损伤细胞,所以加入 DMSO 冻存液后,应尽快将细胞放入 4 ℃环境中。

【思考题】

1. 简述细胞冻存与复苏的原理。细胞的冻存与复苏应注意哪些关键步骤?
2. 观察冻存细胞的生长情况,计算细胞存活率。

实验十四　大鼠骨髓间充质干细胞的培养及其体外诱导分化

【实验目的】

观察骨髓间充质干细胞体外培养及诱导分化的特征。

【实验用品】

一、材料

SD 大鼠。

二、器械

细胞培养箱、超净工作台、倒置相差显微镜、荧光显微镜、Leica AF6000 活细胞工作站、离心机、微量移液器、电热恒温水槽、60 mm 细胞培养皿、100 mm 细胞培养皿、白色全透 6 孔板、白色全透 24 孔板、白色全透 96 孔板、15 mL 离心管、50 mL 离心管、手术器械 1 套。

三、试剂

低糖 DMEM(L-DMEM)、高糖 DMEM(H-DMEM)、胎牛血清 FBS、PBS、青-链霉素(双抗)、多聚-L-赖氨酸 PLL、胰蛋白酶、β-巯基乙醇(β-ME)、丁基羟基茴香醚(BHA)、β3-Tubulin (D71G9) XP Rabbit mAb♯5568、NeuN(D4G40) XP Rabbit mAb♯24307、Alexa Fluor-488 goat anti-rabbit IgG、Hoechst33342、Triton X-100、BSA、DEPC 水、RNase free dH_2O、无菌 ddH_2O、多聚甲醛。

【实验原理】

骨髓间充质干细胞是一类具有多向分化潜能的组织干细胞(图 15-9)。MSCs 因取材方便、对机体的损伤小、具有较强的传代增殖能力和免疫耐受性等特点，受到越来越多的关注。本实验的目的是利用 MSCs 具有分化潜能的特点，在体外诱导该细胞定向向神经方向分化。

【实验方法】

一、MSC 的分离培养

1. 脱颈处死 SD 大鼠，剃去大鼠双下肢毛发，浸泡于 75％乙醇中消毒皮肤。无菌条件下从 SD 大鼠双下肢外侧剪开两侧后肢皮肤，去掉肌肉，取股骨与胫骨，浸泡在装有含 10 mL PBS 的 15 mL 的无菌离心管中，预先在 PBS 中加入 1％双抗。

2. 用镊子取出骨头，置于一次性培养皿皿盖上，用剪刀剪掉骨头两端的骨骺，暴露骨髓腔，用 5 mL 的一次性注射器分两次共吸取 10 mLPBS，用针头插到骨髓腔的一端冲洗，然后换另一端继续冲洗。用 100 mm 培养皿接取骨髓冲出的细胞悬液，冲洗数次直至骨髓腔

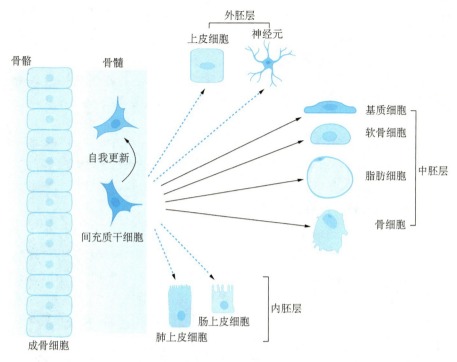

图 15-9　骨髓间充质干细胞的分化示意图

变白。

3. 用移液枪将冲出的细胞悬液全部吸到无菌离心管中,放入离心机,1 000 r/min 离心 5 min。

4. 离心后,去除离心管中的上清液,用移液枪每次吸取 1 mL 细胞生长液反复吹打细胞,使细胞重悬。

5. 因为 100 mm 的培养皿最多承载 10 mL 的液体,按浓度稀释,将细胞悬液分装到多个培养皿中。将培养皿放置在含 5% CO_2 的 37 ℃ 环境中培养。

6. 原代细胞培养 3 天后半量换液,以后每 2 天半量换液 1 次。细胞安静放置在培养箱中 3～5 天后可见大量贴壁细胞,继续培养至 10 天左右可见明显梭形细胞呈集落分布生长。待细胞生长至 80% 汇集时即可传代处理。

二、细胞换液

1. 从培养箱内取出培养皿,吸出培养皿内全部培养基舍弃,加入 2 mL PBS 冲洗 2 遍,吸掉 PBS。

2. 每个培养皿内加入新鲜完全培养基 10 mL,将培养皿放置在 37 ℃、5% CO_2 培养箱中常规培养。

3. 半量换液时,吸取培养皿内一半的培养基舍弃,并加入与吸出量相等的新鲜完全培养基,放入培养箱中继续常规培养细胞。

三、细胞传代

1. 从培养箱内取出培养皿,吸出培养皿内全部培养基舍弃,加入 2 mL PBS 冲洗 2 遍,吸掉 PBS。

2. 加入 1 mL 胰酶,适当摇晃均匀,将培养皿放入培养箱中等待 3 min。

3. 取出培养皿,放置在光学倒置显微镜下观察,若见细胞呈圆形和游离状态即可向培养皿内加入 1 mL 新鲜完全培养基,终止消化。

4. 用移液枪反复吹打细胞液,全部吸取加入 15 mL 离心管内。放入离心机中,1 000 r/min 离心 5 min。取出离心管,弃上清液,加入 2 mL 新鲜完全培养基,重悬细胞,反复吹打均匀。

5. 将 2 mL 重悬的细胞液平均分配至 2 个新的 100 mm 培养皿内,再向每个皿各加 9 mL 新鲜完全培养基至 10 mL,轻轻摇晃均匀。置于镜下观察,细胞数量良好。

6. 标记好两个培养皿,将培养皿放置在 37 ℃、5%CO_2 培养箱中培养。

四、诱导 MSC 向神经方向分化

1. 分化前准备:使用超声波振动器清洗圆形薄玻片,过夜,放入 75%乙醇中浸泡待用。在超净台中将清洗过的圆形薄玻片倾斜放入 24 孔板内,打开紫外灯照射,并打开超净台内的排风功能,20 min 左右吹干圆形薄玻片表面乙醇。在每孔的玻片上加 70 μL PLL,放入培养箱内 2~4 h。取出 24 孔板,D-PBS 清洗 3 次,最后一次冲洗保留 D-PBS 备用。

2. 接种细胞:将 MSCs 以 $5×10^4$ 个/cm^2 的密度接种到涂有 PLL 玻片的培养皿中。当细胞密度达到约 50%时,开始进行细胞神经方向分化培养。

3. 分化预诱导:将培养基换成含 1 mmol/L β-ME 和 20%FBS 的 L-DMEM,培养 24 h。D-PBS 清洗细胞碎片。

4. 分化正式诱导:换成含有 2 mmol/L β-ME、200 μmol/L BHA 和 2%DMSO 的无血清 L-DMEM,培养 5 h。

五、细胞免疫荧光检测

1. 取细胞爬片,吸掉培养板内的培养液,培养的 MSCs 细胞用 4%多聚甲醛固定 20 min。

2. 用含有 0.1% Triton X-100 的 2%BSA 封闭液封闭 1 h。

3. 玻片与指定的一抗(1∶1 000)在常温下孵育 90 min,经 PBS 冲洗 3 次后与相应的二抗(1∶1 000)在室温中孵育 1 h,再经 PBS 冲洗 3 次后与 Hochest33342(1∶1 000)在室温中孵育 30 min,再次经 PBS 冲洗 3 次后,甘油封片镜检。

六、统计学分析

所有数据以平均值±标准误表示,采用 Prime 软件进行统计分析。使用 t 检验确定不同实验组之间的统计学差异,显著性差异设置为 $P<0.05$。

【思考题】

1. 还有哪些方法可以诱导骨髓间充质干细胞向神经方向分化?
2. 骨髓间充质干细胞向神经方向分化的临床意义是什么?

实验十五　胚胎干细胞的培养

【实验目的】

1. 了解人胚胎干细胞的基本培养方法。
2. 了解饲养层细胞的作用。

【实验用品】

一、材料

H9 人胚胎干细胞系。

二、器械

离心管、培养皿、移液枪等。

三、试剂

PBS、DMEM-F12 培养基、胰蛋白酶、高糖 DMEM 培养基、胎牛血清、丝裂霉素、Serum Replacer、L-Glutamine、非必需氨基酸、b-FGF、胶原酶等。

【实验原理】

胚胎干细胞（又称 ES 细胞）是存在于早期胚胎，具有多向分化潜能和无限增殖能力的细胞（图 15-10）。具体地讲，胚泡的内细胞群和胚胎生殖细胞都可看成是 ES 细胞。ES 细胞具有巨大的分化潜能，能分化成机体任何组织的细胞。目前，ES 细胞可以应用于个体器官或组织的克隆。

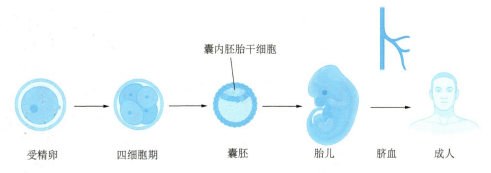

图 15-10　胚胎干细胞的分化示意图

【实验方法】

一、吸除小鼠胚胎成纤维细胞（mouse embryonic fibroblast，MEF）饲养层的旧培养基，用 PBS 清洗 2 次后,换新鲜的人胚胎干细胞培养基。

二、ES 细胞培养

1. 从培养箱中取出含有 hES 细胞的培养皿,吸去旧培养基,用 PBS 清洗 2 次后加入 1 mL 胶原酶溶液,孵育 5 min 左右。为了确定细胞从皿底分离,在显微镜下观察细胞表面。

2. 缓慢地上下移吸胶原酶溶液,洗涤表面的细胞,将细胞悬液留在培养皿中,直到整个培养皿完成。

3. 将含有部分解离的 H9 人胚胎干细胞细胞团的细胞悬液轻柔吹打几次,加到铺有 MEF 饲养层的 35 mm 培养皿中,移至 37 ℃ 培养箱中培养 3~4 天,每天观察换液可以看到巢状胚胎干细胞团。

4. 一般培养 4~5 天后可以消化、传代,视 ES 细胞巢密度转移到较大容积的培养皿或培养瓶中。如果看到较多已分化的细胞团,可以进一步克隆和纯化 ES 细胞。

【思考题】

1. 人胚胎干细胞培养过程中有哪些注意事项?
2. 人胚胎干细胞有何临床意义?

附录:实验报告的具体要求

(一) 实验名称

用最简练的语言反映实验的内容。

(二) 所属课程名称

(三) 学生姓名、学号及小组成员

(四) 实验日期和地点(年、月、日)

(五) 实验目的

目的要明确。在理论上,验证实验原理并使实验者获得深刻和系统的理解;在实践上,掌握使用实验设备的技能技巧和程序的调试方法。

(六) 实验原理

这是实验报告的重要内容,这部分要写明依据何种实验原理或操作方法进行实验,必要的话可附详细理论计算过程。

(七) 实验设备与材料

(八) 实验步骤

需要写主要的操作步骤,不要照抄实习指导,要简明扼要。可以画出实验流程图(实验装置的结构示意图),再配以相应的文字说明,这样既可以节省许多文字说明,又能使实验报告简明扼要,清楚明白。

(九) 实验结果

实验现象的描述,实验数据的处理过程等。对于实验结果的表述,一般有三种方法:

(1) 文字叙述:根据实验目的将原始资料系统化、条理化,用准确的专业术语客观地描述实验现象和结果。

(2) 图表:用表格或画图的方式使实验结果突出、清晰,便于相互比较,尤其适合于分组较多,且各组观察指标一致的实验,使组间异同一目了然。

(3) 曲线图:曲线图可以将指标的变化趋势形象生动、直观明了地表达出来。

医学细胞生物学实验绘图方法与要求:在仔细观察的基础上,选择典型结构进行描绘,要求真实、准确(注意各部结构的比例关系)。用铅笔绘图,线条要明确清晰,图的深浅明暗一律以点的疏密来表示,点要圆而一致,不得涂暗影或进行其他美术加工。各部结构名称要在一侧引直线注明。各引线要平行,不得交叉。每幅图的大小、位置在纸面上必须安排合理并注意纸面的整洁。

(十) 讨论与思考题

根据相关的理论知识对所得到的实验结果进行解释和分析。如果所得到的实验结果和预期的结果一致,那么它可以验证什么理论?实验结果有什么意义?说明了什么问题?这些都是实验报告应该讨论的。但是不能用已知的理论或生活经验硬套在实验结果上;更不能由于所得到的实验结果与预期的结果或理论不符而随意取舍甚至修改实验结果,这时应该分析其异常的可能原因。如果本次实验失败了,应找出失败的原因及以后实验应注意的事项。不要简单地复述课本上的理论而缺乏自己主动思考的内容。另外,也可以写一些本次实验的心得以及提出一些问题或建议等。

(十一)结论

结论不是具体实验结果的再次罗列,也不是对今后研究的展望,而是针对这一实验所能验证的概念、原则或理论的简明总结,是从实验结果中归纳出的一般性、概括性的判断,要简练、准确、严谨、客观。

(十二)参考资料

详细列举在实验中所用到的参考文献和相关资料。

实 验 报 告

院系:_____ 年级专业:_____ 姓名:_____ 学号:_____
课程名称:_____ 成绩:_____
指导教师:_____ 组员:_____ 实验日期:_____

实验名称: __(用最简练的语言反映实验的内容)__

实验目的:

实验原理:(重要内容。写明依据何种实验原理或操作方法进行实验,必要的话可附详细理论计算过程。)

实验设备与材料:

实验步骤:(简要描述主要操作步骤,勿照抄实习指导。可画出实验流程图或实验装置的结构示意图,再配以相应的文字说明。)

实验结果:(描述实验现象、实验数据的处理过程等。对于实验结果的表述,一般有三种方法:文字叙述、图、表。)

例:

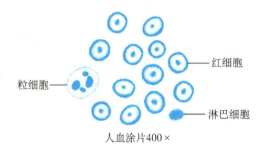

人血涂片400×

实 验 报 告

院系：_____ 年级专业：_____ 姓名：_____ 学号：_____
课程名称：_____ 成绩：_____
指导教师：_____ 组员：_____ 实验日期：_____

实验名称：_____

实验目的：

实验原理：

实验设备与材料：

实验步骤：

实验结果：

参 考 文 献

［1］杨恬. 医学细胞生物学［M］. 3版. 北京：人民卫生出版社，2014.
［2］安威. 医学细胞生物学［M］. 4版. 北京：北京大学医学出版社，2019.
［3］左伋. 医学细胞生物学［M］. 4版. 上海：复旦大学出版社，2008.
［4］陈誉华. 医学细胞生物学［M］. 5版. 北京：人民卫生出版社，2013.
［5］陈誉华，陈志南. 医学细胞生物学［M］. 6版. 北京：人民卫生出版社，2018.
［6］傅松滨. 医学生物学［M］. 9版. 北京：人民卫生出版社，2018.
［7］王金发. 细胞生物学［M］. 北京：科学出版社，2003.
［8］杨恬. 细胞生物学［M］. 2版. 北京：人民卫生出版社，2010.
［9］翟中和，王喜忠，丁明孝. 细胞生物学［M］. 4版. 北京：高等教育出版社，2011.
［10］余跃. 干细胞基础与临床［M］. 合肥：中国科学技术大学出版社，2008.
［11］龙敏南，楼士林，杨盛昌，等. 基因工程［M］. 3版. 北京：科学出版社，2014.
［12］高晓明. 医学免疫学基础［M］. 北京：北京医科大学出版社，2001.
［13］邹仲之，李继承. 组织学与胚胎学［M］. 8版. 北京：人民卫生出版社，2013.
［14］宋思杨，楼士林. 生物技术概论［M］. 4版. 北京：科学出版社，2014.
［15］西尔维恩 W. 勒潘，王勇. 英汉对照分子生物学导论［M］. 北京：化学工业出版社，2008.
［16］黄磊. 细胞生物学同步辅导及习题全解［M］. 4版. 北京：中国水利水电出版社，2015.
［17］夏强，钱睿哲. 生物医学PBL教学案例集［M］. 北京：人民卫生出版社，2016.
［18］吴展羽，叶川. 干细胞在骨科多种疾病治疗中的应用：问题及前景［J］. 中国组织工程研究，2018，22（17）：2775-2782.
［19］孙明帅，范重山，李凯杰，等. 骨关节炎中软骨细胞自噬的作用及其靶向治疗［J］. 中国组织工程研究，2021，25(35)：5688-5693.
［20］比尔·布莱森. 人体简史［M］. 闾佳，译. 上海：文汇出版社，2020.
［21］KARP G. Cell and Molecular Biology：Concepts and Experiments［M］. 3rd ed. N. John-Wiley，2002.
［22］ALBERTS B，BRAY D，HOPKIN D，et al. Essential Cell Biology［M］. New York and London：Garland Science Publishing Inc，2009.
［23］SCHMIDT V，WILLNOW T E. Protein sorting gone wrong-VPS10P domain receptors in cardiovascular and metabolic diseases［J］. Atherosclerosis，2016，245：194-199.
［24］BHUIN T，ROY J K. Rab proteins：the key regulators of intracellular vesicle transport［J］. Experimental Cell Research，2014，328(1)：1-19.
［25］PERIC A，ANNAERT W. Early etiology of Alzheimer's disease：tipping the balance

toward autophagy or endosomal dysfunction[J]. Acta Neuropathologica, 2015, 129 (3): 363-381.

[26] GRAHAM S F, KUMAR P K, BJORNDAHL T, et al. Metabolic signatures of Huntington's disease (HD): 1H NMR analysis of the polar metabolome in post-mortem human brain [J]. Biochimica et Biophysica Acta-Molecular Basis of Disease, 2016, 1862(9): 1675-1684.

[27] FARG M A, VINOD S, SULTANA J M, et al. C9ORF72, implicated in amytrophic lateral sclerosis and frontotemporal dementia, regulates endosomal trafficking [J]. Human Molecular Genetics, 2014, 23(13): 3579-3595.

[28] TOPP J D, GRAY N W, Gerard R D, et al. Alsin is a Rab5 and Rac1 guanine nucleotide exchange factor [J]. Journal Biological Chemistry, 2004, 279(23): 24612-24623.

[29] RIDLEY A J. Rho GTPase signalling in cell migration [J]. Current Opinion in Cell Biology, 2015, 36: 103-112.

[30] BARANWAL S, ALAHARI S K. Rho GTPase effector functions in tumor cell invasion and metastasis [J]. Current Drug Targets, 2011, 12(8): 1194-1201.

[31] ONISIM A, ACHIMAS-CADARIU A, VLAD C, et al. Current insights into the association of Nestin with tumor angiogenesis [J]. Journal of the Balkan Union of Oncology, 2015, 20(3): 699-706.

[32] PEREZ M, SANTA-MARIA I, TORTOSA E, et al. The role of the VQIVYK peptide in tau protein phosphorylation [J]. Journal of Neurochemistry, 2007, 103(4): 1447-1460.

[33] KNOWLES M R, LEIGH M W, OSTROWSKI L E, et al. Exome sequencing identifies mutations in CCDC114 as a cause of primary ciliary dyskinesia [J]. American Journal of Human Genetics, 2012, 92(1): 99-106.

[34] LEE M F, HSIEH N T, HUANG C Y, et al. All trans-retinoic acid mediates MED28/HMG box-containing protein1(HBP1)/β-catenin signaling in human colorectal cancer cells [J]. Journal of cellular Physiology, 2016, 231(8): 1796-1803.

[35] DESAI P, HASAN S M, ZAMBRANA B L, et al. Bone Mesenchymal Stem Cells with Growth Factors Successfully Treat Nonunions and Delayed Unions [J]. HSS Journal, 2015, 11: 104-111.

[36] JOHNSON K, ZHU S, Tremblay M S, et al. A stem cell-based approach to cartilage repair [J]. Science, 2012, 336(6082): 717-721.

[37] Jeon H, Im G I. Autophagy in osteoarthritis[J]. Connect Tissue Res, 2017, 58: 497-508.

[38] LIANG X H, JACKSON S, SEAMAN M, et al. Induction of autophagy and inhibition of tumorigenesis by beclin1 [J]. Nature, 1999, 402(6762): 672-676.

[39] DEGENHARDT K, MATHEW R, BEAUDOIN B, et al. Autophagy promotes tumor cell survival and restricts necrosis, inflammation, and tumorigenesis [J]. Cancer Cell,

2006, 10(1): 51-64.

[40] CHILDS B G, BAKER D J, WIJSHAKE T, et al. Senescent intimal foam cells are deleterious at all stages of atherosclerosis [J]. Science, 2016, 354(6311): 472-477.

[41] HUANG J, CHEN L. IL-1β inhibits osteogenesis of human bone marrow-derived mesenchymal stem cells by activating FoxD3/microRNA-496 to repress wnt signaling [J]. Genesis, 2017, 55(7): 23040.

[42] SOTTILE J. Regulation of angiogenesis by extracellular matrix [J]. Biochimica et Biophysica Acta-Reviews on Cancer, 2004, 1654(1): 13-22.

中英文名词对照索引

2 型糖尿病(type 2 diabetes，T2D) ······ 194
β-原肌球蛋白(β-tropomyosin) ······ 111
β 淀粉样蛋白(amyloid β-protein，Aβ) ······ 063

A

阿尔茨海默病(Alzheimer's disease，AD) ······ 042
癌干细胞(cancer stem cell) ······ 179
癌胚抗原(carcinoembryonic antighen，CEA) ······ 048
艾滋病(acquired immune deficiency syndrome，AIDS) ······ 034

B

白细胞介素(interleukin，IL) ······ 032
白血病干细胞(leukemic stem cell，LSC) ······ 179
苯丙酮尿症(phenylketonuria，PKU) ······ 145
表观遗传学(epigenetics) ······ 229

C

操纵子(operon) ······ 137
常染色体显性遗传病(autosomal dominant disease) ······ 046
常染色体隐性遗传病(autosomal recessive disease) ······ 084
沉默子(silencer) ······ 138
成人早老综合征(Werner's syndrome，WS) ······ 193
成体干细胞(adult stem cell，ASC) ······ 176
创伤愈合(wound healing) ······ 219
促肾上腺皮质激素(adrenocorticotropic hormone，ACTH) ······ 083

D

DNA 甲基转移酶(DNA methyltransferase) ······ 140
单纯型大疱性表皮松解症(epidermolysis bullosa simplex，EBS) ······ 119
单克隆抗体(monoclonal antibody，McAb) ······ 008
蛋白质二硫键异构酶(protein disulfide isomerase，PDI) ······ 068
低密度脂蛋白(low density lipoprotein，LDL) ······ 046

凋亡(apoptosis) ··· 017
动力蛋白(dynein) ··· 109
动脉粥样硬化(atherosclerosis,AS) ··· 040
多能细胞(pluripotent cell) ··· 168

F

发夹结构(hairpin structure) ··· 015
反面高尔基网(trans-Golgi network) ··· 071
反式作用因子(trans-acting factor) ··· 138
泛素化(ubiquitination) ··· 068
非编码RNA(non-coding RNA,ncRNA) ··· 015
非整倍体(aneuploid) ··· 144
分化抑制(differentiation inhibition) ··· 175
分拣蛋白(sortilin) ··· 098
分解(代谢)物激活蛋白(catabolite activator protein,CAP) ··· 137
负性调控(negative regulation) ··· 136

G

干扰素(interferon,IFN) ··· 032
干细胞(stem cell) ··· 173
功能性消化不良(functional dyspepsia,FD) ··· 063
骨矿密度(bone mineral density,BMD) ··· 082
骨肉瘤(osteosarcoma) ··· 164
骨质疏松症(osteoporosis,OP) ··· 082
胱氨酸尿症(cystinuria) ··· 046
过氧化物酶体增殖物激活受体δ(peroxisome proliferators-activated receptors δ,PPARδ)
··· 061

H

合子(zygote) ··· 167
核酶(ribozyme) ··· 017
核糖体RNA(ribosomal RNA,rRNA) ··· 016
亨廷顿舞蹈症(Huntington's disease,HD) ··· 103
红细胞生成素(erythropoietin,EPO) ··· 033
环磷腺苷效应元件结合蛋白(cAMP-response element binding protein,CREB) ··· 236
活性氧(reactive oxygen species,ROS) ··· 086

J

基因表达(gene expression) ··· 004

基因座控制区(locus control region, LCR) ······ 169
基质金属蛋白酶(matrix metalloproteinase, MMP) ······ 196
吉非替尼(Gefitinib) ······ 236
急性髓细胞性白血病(acute myeloid leukemia, AML) ······ 179
集落刺激因子(colony stimulating factor, CSF) ······ 032
脊髓肌肉萎缩症(spinal muscularatrophy, SMA) ······ 103
家族性高胆固醇血症(familial hypercholesterolemia, FH) ······ 046
甲胎蛋白(alpha fetoprotein, AFP) ······ 048
假性甲状旁腺功能减退症(pseudohypoparathyroidism, PHP) ······ 235
间充质干细胞(mesenchymal stem cell, MSC) ······ 179
减敏(desensitization) ······ 047
碱性亮氨酸拉链(basic leucine zipper, bZIP) ······ 139
阶段特异性(stage specificity) ······ 136
痉挛性截瘫(hereditary spastic paraplegia, HSP) ······ 103

K

抗生素(antibiotic) ······ 006
可变剪接(alternative splicing) ······ 173
空间特异性(spatial specificity) ······ 136
空泡化(vesiculation) ······ 081

L

类风湿性关节炎(rheumatoid arthritis, RA) ······ 032
磷酸化(phosphorylation) ······ 055
卵泡刺激素(follicle-stimulating hormone, FSH) ······ 033
螺旋-环-螺旋(helix-loop-helix, HLH) ······ 139
螺旋-转角-螺旋(helix-turn-helix, HTH) ······ 139

M

慢性髓细胞性白血病(chronic myelogenous leukemia, CML) ······ 236
模板链(template strand) ······ 015

N

囊胚(blastula) ······ 167
囊性纤维化(cystic fibrosis) ······ 046
囊性纤维化跨膜转导调节因子(cystic fibrosis transmembrane conductance regulator, CFTR) ······ 046
脑苷脂沉积病(cerebrosidosis) ······ 084
内含子(intron) ······ 017

内胚层(endoderm) ………………………………………………… 167
内细胞团(inner cell mass) ………………………………………… 167
内质网超负荷反应(endoplasmic reticulum overload response,EOR) ……… 082
拟胚体(embryoid body,EB) ……………………………………… 178
逆向运输(retrograde transport) …………………………………… 100
黏多糖贮积症(mucopolysaccharidosis,MPS) ……………………… 084

P

帕金森病(parkinson diesase) ……………………………………… 082
胚层(germ layer) …………………………………………………… 167
胚后发育(post embryonic development) …………………………… 007
胚胎发育(embryonic development) ………………………………… 007
胚胎干细胞(embryonic stem cell,ESC) …………………………… 147
胚胎抗原(fetal antigen) …………………………………………… 048
胚胎移植实验(grafting experiment) ……………………………… 168
胚胎诱导(embryonic induction) …………………………………… 175
葡萄糖转运蛋白(glucose transports protein,GLUT) ……………… 161

Q

启动子(promoter) …………………………………………………… 080
器官发生(organogenesis) …………………………………………… 167
前脂肪细胞(preadipocytes) ………………………………………… 194
驱动蛋白(kinesin) ………………………………………………… 109
趋化因子(chemokine) ……………………………………………… 032
全能性细胞(totipotent cell) ……………………………………… 167
缺失(deletion) ……………………………………………………… 144

R

Rothmund-Thomson综合征(Rothmund-Thomson syndrome, RTS) …… 193
染色体病(chromosomal disorder) …………………………………… 143
染色体易断裂区(breakpoint cluster region,BCR) ………………… 236
染色质重塑(chromatin remolding) ………………………………… 140
人类基因组(human genome) ………………………………………… 017
人类免疫缺陷病毒(human immunodeficiency virus,HIV) ………… 195
人生长激素(human growth hormone) ……………………………… 033
溶酶体贮积症(lysosomal storage diseases,LSD) ………………… 084
乳糖操纵子(lac operon) …………………………………………… 137
软骨发育不全(achondroplasia,ACH) ……………………………… 145

S

奢侈基因（luxury gene） ... 169
神经鞘磷脂沉积病（sphingomyelin lipoidosis） ... 084
神经微管（neurotubule） ... 119
神经原纤维缠结（neurofibrillary tangle, NFT） ... 103
肾性糖尿（renal glycosuria） ... 046
生长因子（growth factor, GF） ... 029
生殖质（germ plasm） ... 168
时间特异性（temporal specificity） ... 136
适应性表达（adaptive expression） ... 137
受体病（receptor disease） ... 046
水通道蛋白（aquaporin, AQP） ... 054
顺式作用元件（cis-acting element） ... 138
顺向运输（anterograde transport） ... 100

T

泰-萨克斯病（Tay-Sachs disease） ... 084
唐氏综合征（Down syndrome, DS） ... 144
糖原贮积症 II 型（glycogen storage disease type II） ... 084
特纳综合征（Turner syndrome） ... 144

W

外胚层（ectoderm） ... 167
外显子（exon） ... 141
威斯科特-奥尔德里奇综合征（Wiskott-Aldrich syndrome, WAS） ... 120
微小 RNA（microRNA, miRNA） ... 174
未折叠蛋白反应（unfold protein response, UPR） ... 082
胃食管反流病（gastroesophogeal reflux disease, GERD） ... 063
稀有碱基（rare base） ... 016
系统性红斑狼疮（systemic lupus erythematosus, SLE） ... 032

X

X 连锁显性遗传病（X-linked dominant hereditary disease） ... 145
X 连锁隐性遗传病（X-linked recessive hereditary disease） ... 145
细胞毒性 T 淋巴细胞（cytotoxic T lymphocyte, CTL） ... 188
细胞决定（cell determination） ... 168
细胞谱系（celll ineage） ... 170
细胞融合（cell fusion） ... 030

细胞衰老(cell aging) ··· 004
细胞死亡(cell death) ··· 002
细胞外囊泡(extracellular vesicles,EVs) ···························· 218
细胞相关分泌表型(senescence-associated secretory phenotype,SASP) ···· 218
细胞增殖(cell proliferation) ·· 004
细胞周期蛋白(cyclin) ··· 142
先天性溶酶体病(inborn lysosomal diseases) ························ 084
纤黏连蛋白(fibronectin,FN) ··· 047
线粒体病(mitochondrial disease) ···································· 085
线粒体医学(mitochondrial medicine) ································ 078
线粒体遗传学(mitochondrial genetics) ······························ 086
消化性溃疡(peptic ulcer disease,PUD) ····························· 063
小干扰RNA(small interfering RNA,siRNA) ·························· 174
心手综合征(Holt-Oram syndrome,HOS) ······························· 142
锌指结构(zinc finger) ·· 139
信号转导(signal transduction) ······································ 004
信号转导通路(signaling pathway) ··································· 217
信使RNA(messenger RNA,mRNA) ······································· 016
血栓黏合素1(thrombospondin 1) ····································· 220
伊马替尼(Imatinib) ··· 236

Y

Y连锁遗传病(Y-linked hereditary disease) ························ 145
胰岛素(insulin) ·· 033
乙酰化(acetylation) ·· 126
抑素(chalone) ·· 175
易位(translocation) ·· 144
诱导(induction) ·· 137
原肠胚期(gastrula stage) ·· 167
原发性纤毛不动综合征(primary ciliary dyskinesia,PCD) ··········· 119

Z

增强子(enhancer) ··· 138
真核起始因子(eukaryotic initiation factor,eIF) ·················· 142
整倍体(euploid) ·· 144
正性调控(positive regulation) ······································ 136
脂沉积症(lipoidosis) ·· 084
质子泵(proton pump) ·· 060
中胚层(mesoderm) ··· 167

中心法则(central dogma) ……………………………………………………………… 003
肿瘤坏死因子(tumor necrosis factor, TNF) ……………………………………… 032
肿瘤特异性抗原(tumor specific antigen, TSA) ………………………………… 048
肿瘤相关成纤维细胞(tumor-associated fibroblast, CAF) ……………………… 220
肿瘤相关巨噬细胞(tumor-associated macrophage, TAM) …………………… 221
肿瘤相关抗原(tumor associated antigen, TAA) ………………………………… 048
重复(duplication) …………………………………………………………………… 144
周期蛋白依赖性激酶(cyclin-dependent kinase, Cdk) ………………………… 157
周期蛋白依赖性激酶抑制因子(cyclin-dependent kinase inhibitor, CKI) …… 159
转化生长因子(transforming growth factor, TGF) ……………………………… 167
转录激活蛋白(transcription activating protein) ………………………………… 139
转录因子(transcription factor, TF) ………………………………………………… 007
阻遏(repression) ……………………………………………………………………… 093
组成性表达(constitutive expression) ……………………………………………… 137
组蛋白密码(histone code) …………………………………………………………… 140
组蛋白脱乙酰酶(histone deacetylase, HDAC) …………………………………… 140
组蛋白乙酰转移酶(histone acetyltransferase, HAT) …………………………… 140
组合调控(combinatory control) …………………………………………………… 170
组织特异性基因(tissue-specific gene) …………………………………………… 169

思考题二维码

 第一章思考题　　 第二章思考题　　 第三章思考题

 第四章思考题　　 第五章思考题　　 第六章思考题

 第七章思考题(一)　　 第七章思考题(二)　　 第八章思考题

 第九章思考题　　 第十章思考题　　 第十一章思考题

 第十二章思考题　　 第十三章思考题(一)　　 第十三章思考题(二)

 第十四章思考题　　 思考题答案

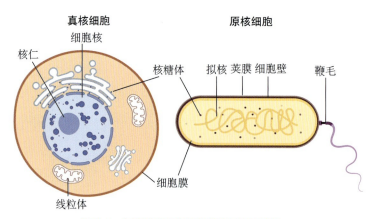

图 1–1　原核细胞和真核细胞的比较示意图

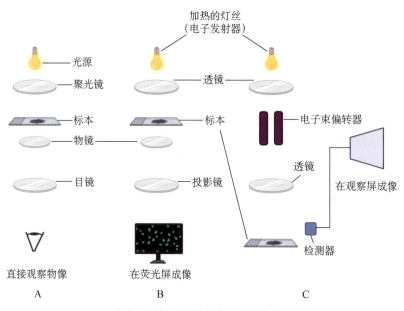

A. 光学显微镜　B. 透射电镜　C. 扫描电镜
图 3–1　几种显微镜的成像原理示意图

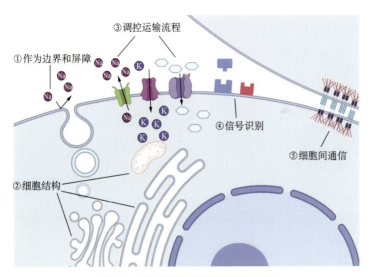

图 4-1　真核细胞生物膜的功能示意图

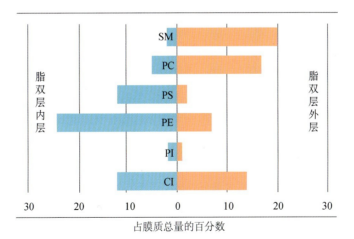

SM. 鞘磷脂　PC. 磷脂酰胆碱　PS. 磷脂酰丝氨酸　PE. 磷脂酰乙醇胺　PI. 磷脂酰肌醇　CI. 胆固醇

图 4-2　人红细胞中几种膜脂的不对称分布示意图

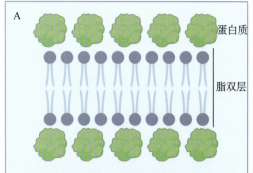
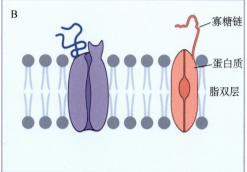
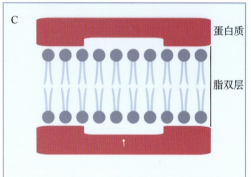
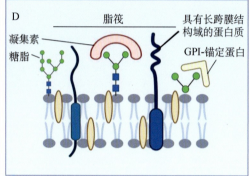

A. 片层结构模型　B. 单位膜模型　C. 流动镶嵌模型　D. 脂筏模型

图 4-3　细胞膜的多种分子结构模型模式图

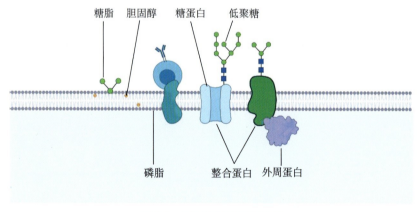

图 4-4　质膜的化学成分示意图

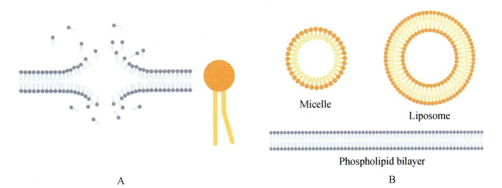

A. 磷脂分子的亲水头部和疏水尾部 B. 磷脂双分子层形成的脂质体
图 4-5　磷脂分子的基本结构特性和脂质体示意图

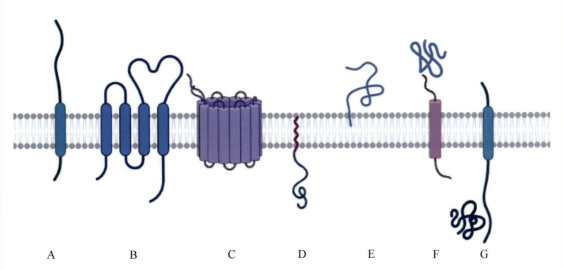

A、B、C. 跨膜蛋白　D、E. 脂锚定蛋白　F、G. 膜周边蛋白
图 4-6　膜蛋白以各种方式与脂质双层结合示意图

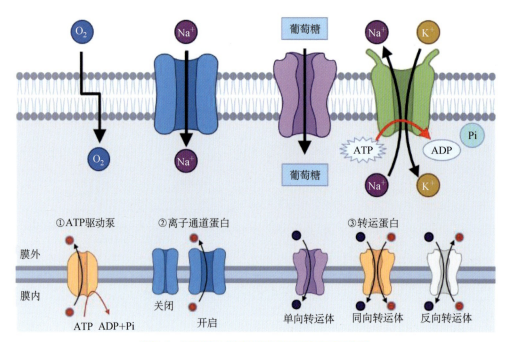

图 5-1　离子和小分子物质的跨膜运输方式示意图

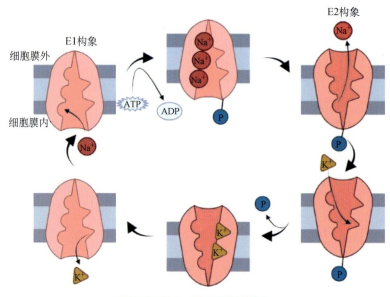

图 5-2　Na^+-K^+ 泵活动示意图

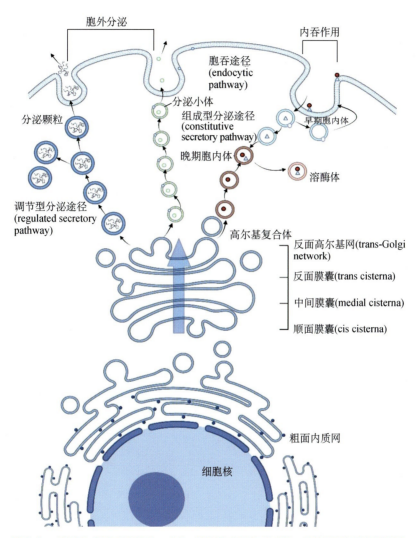

图 6-1 内质网、高尔基复合体、内体、溶酶体和囊泡构成的一个协同工作单位示意图

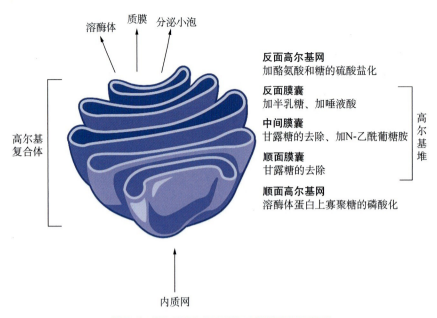

图 6-2 高尔基复合体结构和功能区室化示意图

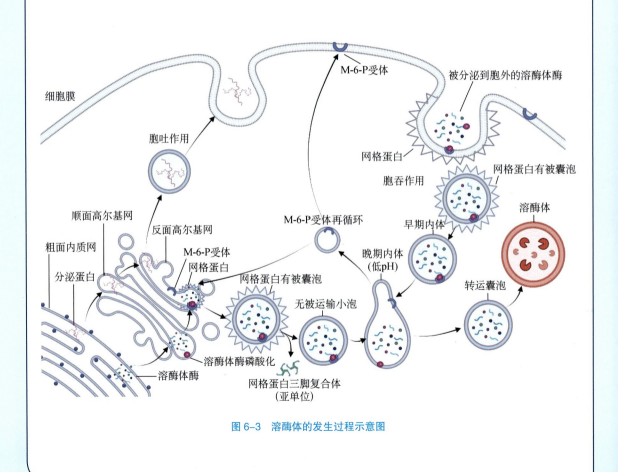

图 6-3 溶酶体的发生过程示意图

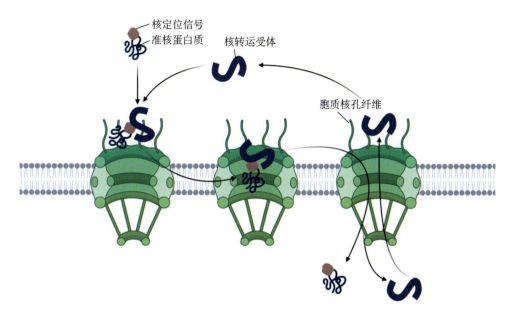

图 7-1 核孔复合物 NPC 作为分子进出细胞核通道的示意图

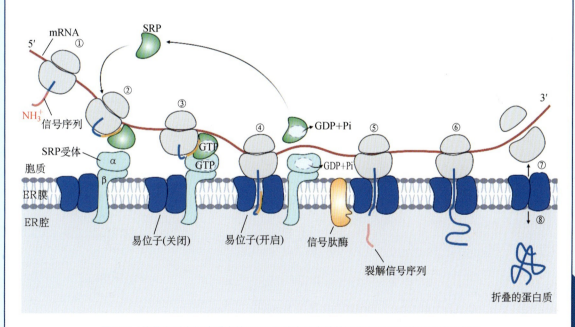

图 7-2 信号序列由细胞质中的 SRP 和结合位点的转运蛋白进行双重识别的示意图

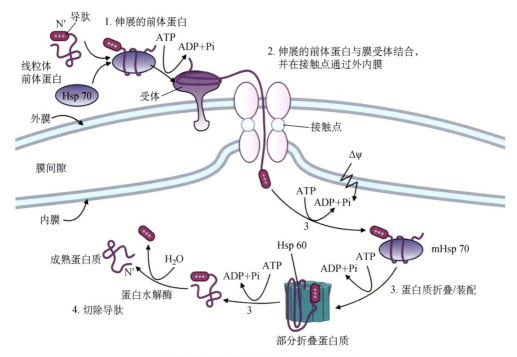

图 7-3 线粒体蛋白跨膜转运过程示意图

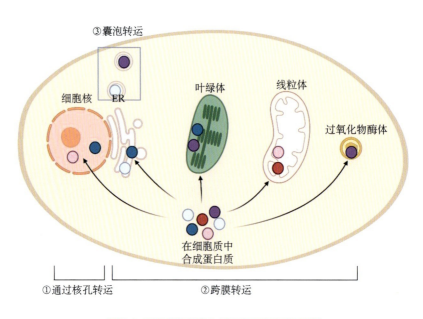

图 7-4 膜被细胞器输入蛋白质的机制的示意图

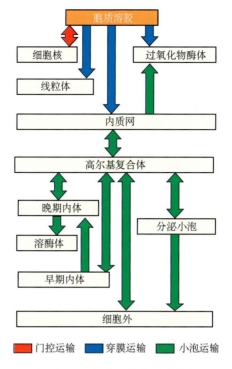

图 7-5　蛋白质胞内运输途径示意图

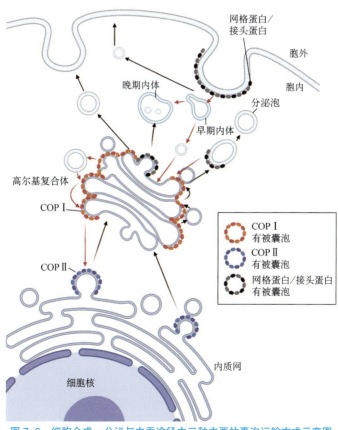

图 7-6　细胞合成－分泌与内吞途径中三种主要的囊泡运输方式示意图

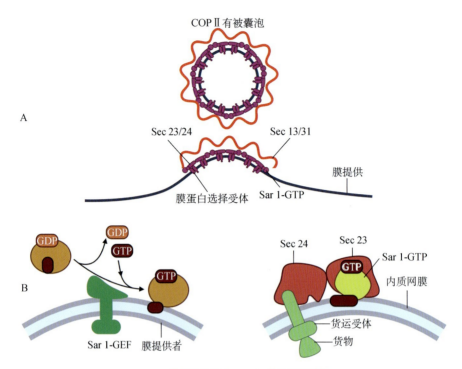

A. COPⅡ的结构组成 B. COPⅡ的组装激活

图 7-7　COPⅡ有被囊泡的形成及物质运输示意图

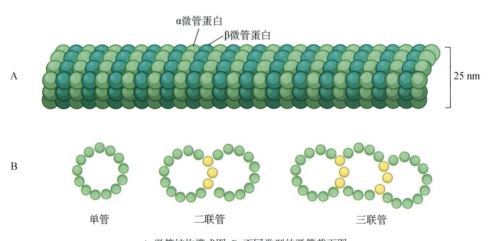

A. 微管结构模式图 B. 不同类型的微管截面图

图 8-1　微管的结构与类型示意图

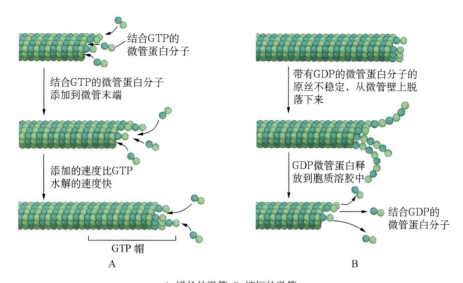

A. 增长的微管　B. 缩短的微管

图 8-2　GTP 与微管聚合的示意图

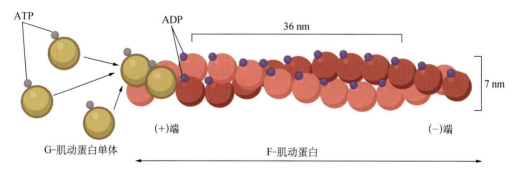

图 8-3　肌动蛋白亚单位构成微丝的示意图

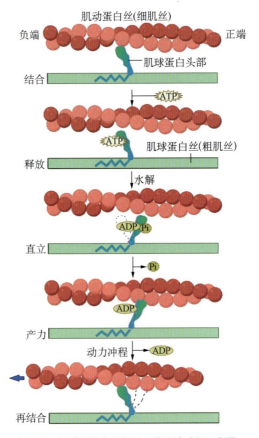

图 8-4　肌球蛋白在细肌丝上的移动过程示意图

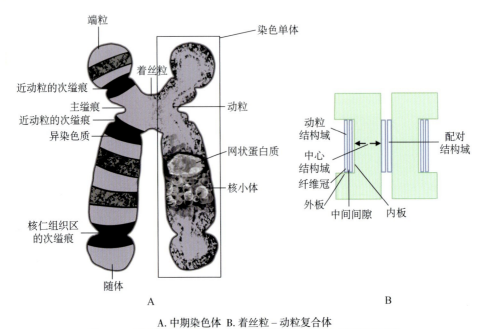

A. 中期染色体　B. 着丝粒－动粒复合体

图 9-1　中期染色体的结构特征以及着丝粒－动粒复合体结构示意图

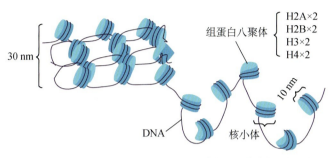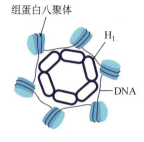

图 9-2 染色质组装的多级螺旋模型示意图

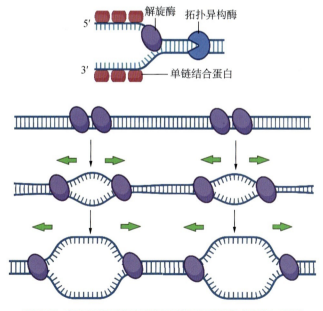

图 9-3 复制叉的形成以及 DNA 的双向及多起点复制示意图

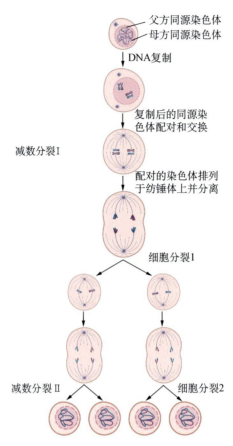

图 10-1 减数分裂示意图

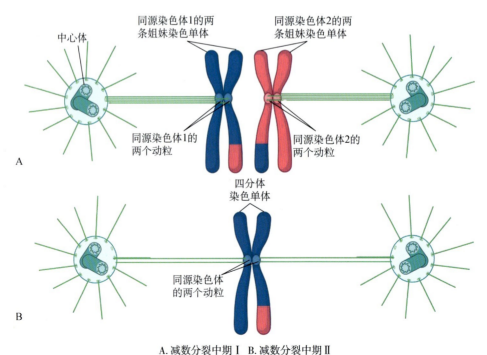

A. 减数分裂中期Ⅰ　B. 减数分裂中期Ⅱ
图 10-2　减数分裂中期Ⅰ与减数分裂中期Ⅱ中动粒与纺锤体的联系示意图

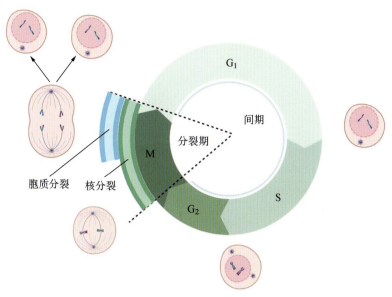

图 10-3　细胞周期及其进程示意图

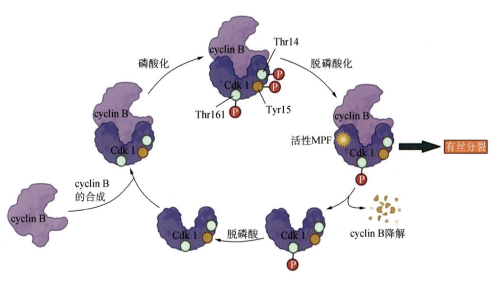

图 10-4　MPF 的调控作用示意图

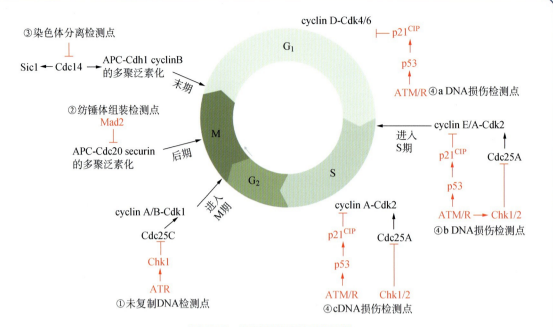

图 10-5　细胞周期检测点的示意图

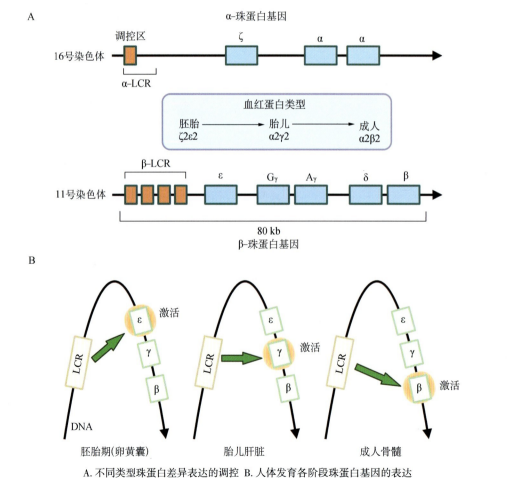

A. 不同类型珠蛋白差异表达的调控　B. 人体发育各阶段珠蛋白基因的表达

图 11-1　LCR 控制的 β-珠蛋白基因活化的可能机制示意图

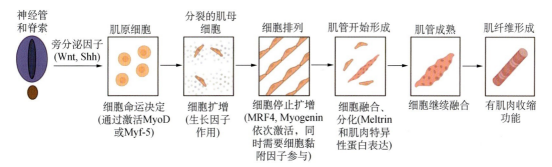

图 11-2 脊椎动物骨骼肌细胞分化机制示意图

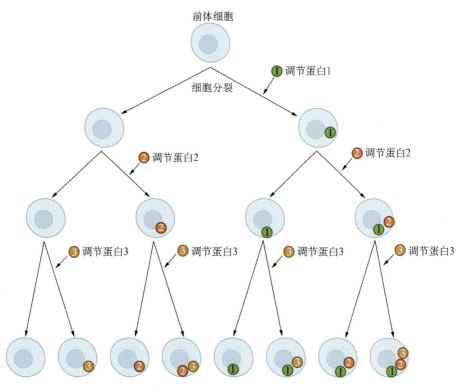

图 11-3 基因调节蛋白的组合调控产生不同细胞类型的示意图

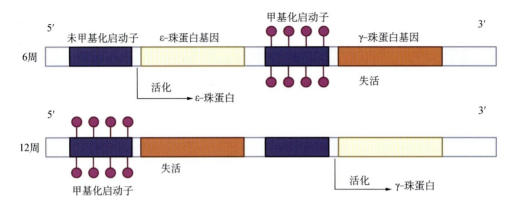

图 11-4　人类胚胎红细胞中珠蛋白基因的甲基化示意图

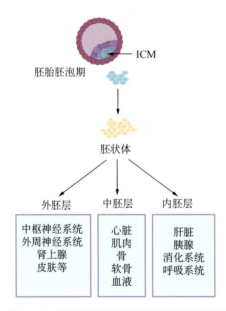

图 11-5　胚胎干细胞的来源与早期分化示意图

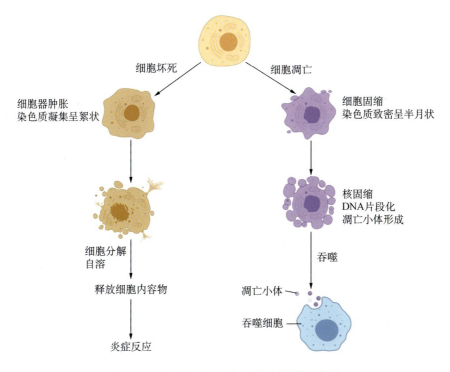

图 12-1　细胞凋亡与细胞坏死的形态比较示意图

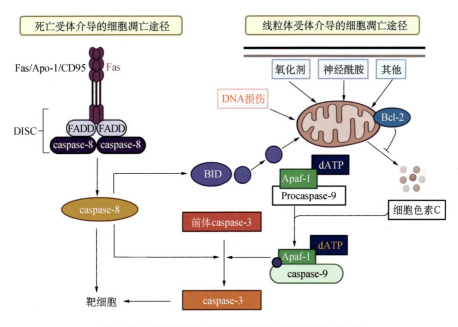

图 12-2　哺乳动物细胞凋亡的主要信号转导通路示意图

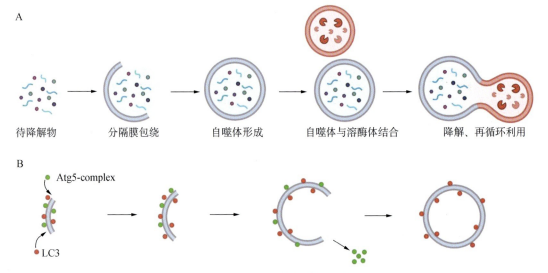

A. 细胞自噬　B. 自噬体（膜）形成
图 12-3　细胞自噬过程示意图

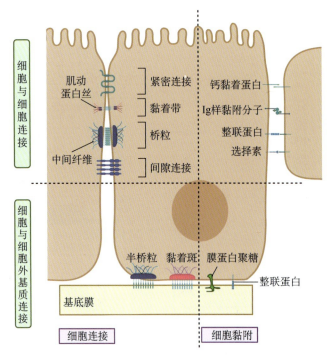

图 13-1　细胞连接、细胞黏附和细胞外基质的示意图

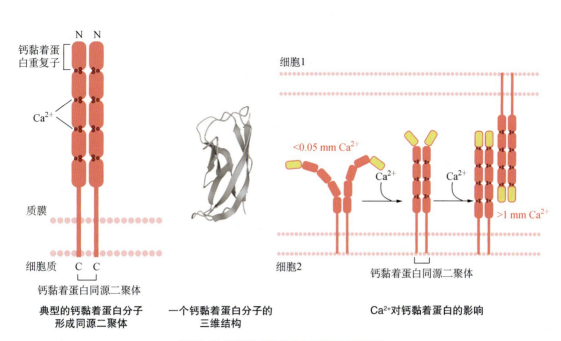

图 13-2　钙黏着蛋白结构与细胞黏着示意图

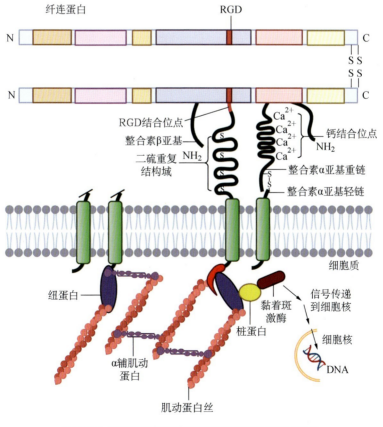

图 13-3　整联蛋白与纤黏连蛋白 RGD 序列结合示意图

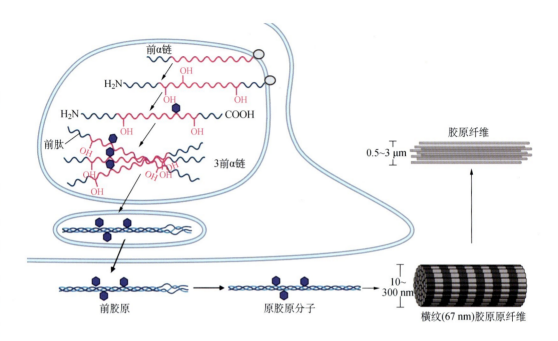

图 13-4 胶原纤维形成过程中在细胞内和细胞外的变化示意图

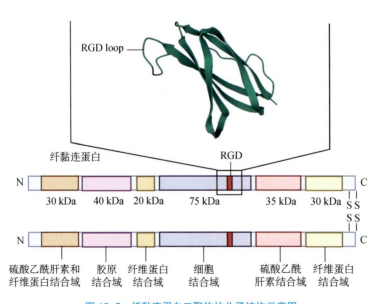

图 13-5 纤黏连蛋白二聚体的分子结构示意图

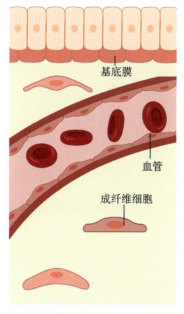

图 13-6　基膜的分子结构模型示意图

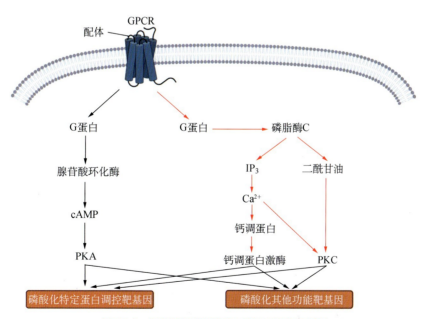

图 14-1　G 蛋白偶联受体介导的信号通路示意图

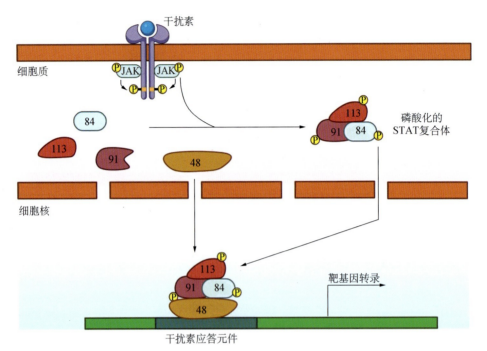

图 14-2　干扰素诱导 JAK、STAT 复合体及调节基因转录机制示意图

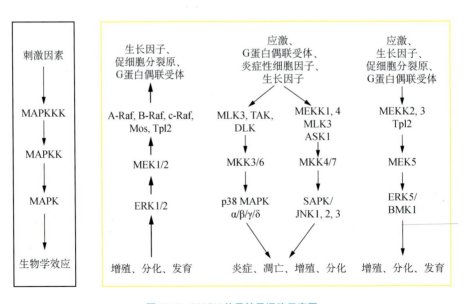

图 14-3　MAPK 信号转导通路示意图